U0295742

中国经典医学的
身体观与认知特征

朱晶 著

上海三联书店

图书在版编目(CIP)数据

中国经典医学的身体观与认知特征/朱晶著.—上海:上海三联书店,2020.10
　ISBN 978 - 7 - 5426 - 7233 - 9

Ⅰ.①中…　Ⅱ.①朱…　Ⅲ.①中医学—研究　Ⅳ.①R2

中国版本图书馆 CIP 数据核字(2020)第 203233 号

中国经典医学的身体观与认知特征

著　　者／朱　晶

责任编辑／吴　慧
装帧设计／徐　徐
监　　制／姚　军
责任校对／张大伟　王凌霄

出版发行／上海三联书店
　　　　　(200030)中国上海市漕溪北路 331 号 A 座 6 楼
邮购电话／021 - 22895540
印　　刷／上海惠敦印务科技有限公司

版　　次／2020 年 10 月第 1 版
印　　次／2020 年 10 月第 1 次印刷
开　　本／890×1240　1/32
字　　数／255 千字
印　　张／11.375
书　　号／ISBN 978 - 7 - 5426 - 7233 - 9/R・120
定　　价／60.00 元

敬启读者,如发现本书有印装质量问题,请与印刷厂联系 021 - 63779028

目　录

绪论
认知科学与知识社会学
视角下的中医实践

　　无论是过去还是当下,疾病和治疗一直是人类关注的首要问题。在过去的两百年中,传统医疗概念、中草药、疗法与现代药物和治疗技术,在中国被平行使用,中医和生物医学[1]共同享有合法的医疗地位,同时被用于治疗疾病和维护健康。从在中草药青蒿中成功提取抗疟药物青蒿素,[2]到从含砒霜的中药复方中发展

[1] 国际上关于中医的表述,有三种形式: traditional Chinese medicine、Chinese medicine 以及 classic medicine。而与之相对照的现代医学,也存在三种不同的表述形式:modern medicine、western medicine、biomedicine。按照字面理解,以及国内惯常的用法,中医对应的就是 Chinese medicine,而 traditional Chinese medicine 是 1949 年以后我国为了区别现代医学,凸显东方的古代智慧,所以在对外发言中,在用英文表述中医时加了"traditional"作为英文标签,从而使得它更容易被接受和使用。此后这一说法出现在西方的文本中,成为固定用法。为了作出限定,当需要特别区分时,本研究使用经典医学 (classical medicine)指 1949 年以前的中医,而不是 1949 年之后经典医学和现代生物医学产生了一定程度融合之后的中医。用生物医学(biomedicine)指基于现代科学,特别是建立在现代生物学、化学等基础之上的现代医学,而不用西医(western medicine),因为西医也可以指早期希腊医学。此外,古代中国的医疗保健或者对身体的照料形式除了基于理论的经典医学,还有民间疗法等,但是本研究着重讨论的是经典医学。

[2] Y. Tu. The discovery of artemisinin (qinghaosu) and gifts from Chinese medicine. *Nature Medicine*, 2011. 17: 1217 - 1220.

出用三氧化二砷来治疗急性早幼粒细胞白血病[1]等研究成果的出现，中药的现代价值日益受到关注。特别是在青蒿素及其衍生物、复方的应用为全球疟疾耐药性难题提供了有效的解决方案，中国药学家屠呦呦由此获得 2015 年诺贝尔生理学或医学奖之后，中医在引起国际科学界对它逐渐增强兴趣的同时，也遭遇了它和生物医学之间是否存在以及存在何种程度鸿沟的新一轮争议。[2]

　　中医在现代化过程中遭遇争议，一方面是因为中草药和矿物药的毒性对健康的威胁，[3]更重要的是中医和生物医学在药物组成、诊断、证明有效性的方式，乃至关于什么是疾病和健康等理论和概念上呈现出的差异。[4]中医被认为是补充与替代医学的典型代表，基于千百年来的观察和经验积累，其药物多为天然的、复合的植物、矿物药乃至动物药等。而生物医学基于科学理论以及受控临床试验的检验，所用药物为高纯、组分单一的化合物。即便有青蒿素的发现，三氧化二砷被欧洲白血病专家委员会认定为治疗急性早幼粒细胞白血病最具生物学活性的化合物，对于医学和人类健康事业作出了重要贡献，中国科学家从传统知识中获得了启发，但是依然有质疑未解决：这两种药物的提取、开发和使用，

---

[1] X. Zhang, X. Yan, Z. Zhou, et al. Arsenic trioxide controls the fate of the PML-RARα oncoprotein by directly binding PML. *Science*, 2010, 328(5975): 240 - 243.

[2] D. Normile. Nobel for antimalarial drug highlights East-West divide, *Science*, 2015, 350(6258): 265.

[3] J. Han, X. Pang, B. Liao, et al. An authenticity survey of herbal medicines from markets in China using DNA barcoding, *Scientific Reports*, 2016, 6: 18723.

[4] P. Tian. Convergence. Where West Meets East, *Nature*, 2011, 480(7378): S84 - S86.

特别是机理研究,在多大程度上与古代医学之间存在着联系呢?一方面,有科学家认为,生物医学究竟如何从中医方剂中获益,包括中医如何从最容易处理的疾病这方面为现代医学提供启示,等等这些问题都尚未得到阐明。如果对一些已经在使用的中药进行严格的科学检验和研究,还可能会有更多发现,拓展其有效性和针对性。[1]另一方面,生物医学的新视角,如系统生物学等,是否能够为中医提供科学基础?中医现代化过程中是否应该采取与现代医学完全相同的基于双盲对照实验的黄金程序?[2]此外,研究者还担心,一旦科学研究方法和手段介入中医,是否将完全改变中医的认知?中医的哲学和文化内涵是否应该得到保留?

潜藏在这些争论之下更为一般的问题是:如果中医是传统的,为什么它没有随着传统医学社会的消失而消失?如果它是科学的,是否挑战了科学哲学对于科学和非科学的划界标准?如果中国医学的吸引力是潜藏在中国文化与哲学之下,它如何能够在亚洲之外获得广泛的受众,而这些受众对中国文化仅仅只有粗浅的理解?生物医学究竟如何一方面拒斥中医参与对健康的维护,另一方面又同时成功地将中药纳入它的网络之中?如果中医和生物医学一样,跨越了时空限制,为什么我们将它称之为中国的?中医为什么能够很好地适应文化和环境,延续了两千多年,这和中医本身的有效性之间有何种联系?这些正是本研究所关注问题的出发点。

---

[1] 饶毅、黎润红、张大庆:《化毒为药:三氧化二砷对急性早幼粒白血病治疗作用的发现》,《中国科学:生命科学》2013年第8期。

[2] Z. Xu. Modernization: One step at a time. *Nature*, 2011, 480(7378): S90 - S92.

在探讨这些问题之前,先梳理关于中医现代化以及中医境遇的讨论及其研究视角,进而说明本研究为何要借鉴认知科学和医学人类学的进路和技术手段,来探讨经典医学中认识论和行动本体论,从而刻画经典医学的认知特征。

1. 还原论进路下的中草药研究及其困境

以生物医学的框架作为参照,发掘中国经典医学的现代价值,是中医现代化的努力方向。但是这种努力,大多是技术层面的。通过利用药物分离、提取、临床试验等多种方式,对中药的有效性以及治病机理进行研究,并开发新药,目标是试图将中国的经典医学还原为生物医学。

这种研究进路引起了国内外学术界的广泛关注和积极参与。我们以"traditional Chinese medicine"为主题词,将时间年限限定在 1982 年到 2019 年,在 Web of Science 数据库平台中对 SCI、SSCI、A&HCI 三大数据库收录的文献源期刊进行检索,共检索到23563 篇文献。研究领域按照收录文献数从高到低排列,前 10 个领域分别是药理与药剂学(6210 篇)、综合性补充医学(5470 篇)、化学医学(3272 篇)、化学分析(2682 篇)、植物科学(2557 篇)、生物化学与分子生物学(1911 篇)、医学研究实验(1633 篇)、化学多学科领域(1421 篇)、生物化学研究方法(1237 篇)、肿瘤学(1185篇)、普通内科医学(1048 篇)。可见,中医研究引起了国际医学、化学和生命科学领域的广泛关注。不仅如此,在 Web of Science数据库收录的 1995 年到 2012 年间发表的 3809 篇有关中医的论文中,美国在补充与替代医学领域占据主要位置,中国科学院在合作领域参与最多,且研究领域主要分布在药物学、化学、补充医学、植物学以及化学生物学、分子生物学等领域。[1] 这些都说明，国际上对中医的研究集中于用生物医学为基础的现代科学的研究方法对其进行探讨，而从社会、心理、哲学、认知、文化等维度对中医进行的研究则比较少见。

这类基于临床与科学证据支撑的生物医学研究不仅自身存在局限，中医在理论和实践层面还遭遇了跨文化的挑战。而这种挑战，正是中西医在对疾病和治疗在概念、理论和方法上的理解沟壑所引发的。虽然新药开发研究对中草药的兴趣逐渐增加，[2] 而且新近很多研究表明部分中草药是有效和安全的，但很难像具有单一组分的现代药物那样去解释中草药的有效性，分离单个具有生物活性的化合物这种还原论的进路并不总是适合中草药研究。[3] 相比丰富的中药库而言，从中药药方中分离出具有生物活性的单个化合物、证实其有效性并将其写入西方药典的案例已有很多，如从麻黄中提取的麻黄素、从青蒿中提取的青蒿素、从薏苡仁中提取的康莱特，以及从黄耆中提取的"Xue Bao PG2"；多种从人参中提取的人参皂苷化合物已经被识别；[4] 使用基因组和代谢物组学的

[1] K. Gao, G. Tian, Q. Ye, et al. Papers published from 1995 to 2012 by six traditional Chinese medicine universities in China: A bibliometric analysis based on science citation index. *Journal of Traditional Chinese Medicine*. 2013,33(6): 832 - 844.

[2] R. Yuan, Y. Lin. Traditional Chinese medicine: An approach to scientific proof and clinical validation. *Pharmacology & Therapeutics*. 2000,86(2): 191 - 198.

[3] T. Xue, R. Roy. Studying traditional Chinese medicine. *Science*. 2003,300 (5620): 740 - 741.

[4] J. Lu, Q. Yao, C. Chen. Ginseng compounds: An update on their molecular mechanisms and medical applications. *Current Vascular Pharmacology*. 2009,7(3): 293 - 302.

进路辅助传统方法来研究天然产物、发掘抗菌药;[1]不少中草药被发现具有强的抗氧化活性,含有更高水平的酚,可用来抗癌。[2]不过,虽然从传统植物提取来发掘新药引起了国内外学术界越来越强的兴趣,但是从中药典籍中寻找针对专一疾病的有效药物,或者是从中获得应该寻找哪种植物的线索,依然非常困难。[3]从中药出发开发新药这一方向是否足够有用,方向依然不是特别清晰。[4]另外,传统中医药着眼于病的症状,对症下药,针对病人的具体情况提供治疗,但是现代医学着眼于疾病的生理原因,用随机、双盲对照的临床试验测试可能的药物。制药商对传统中医药感兴趣,但是他们采取的是典型的现代方法——试图发现传统草药制剂的有效成分。传统中草药含有多种化学物质,它们相互之间以及这些物质与人体之间存在着复杂的相互作用。即便是当前成为研究热点的系统生物学,相比单纯对中草药中的单一组分提取、实验而言,更加考虑中医的整体性思维,试图通过研究药物各成分之间的相互作用从而理解药物的功能,科学家试图通过调查基因、蛋白质和代谢产物,从而找到受中国草药影响的代谢路径,

---

[1] A. Harvey, R. Edrada-Ebel, R. Quinn. The re-emergence of natural products for drug discovery in the genomics era. *Nature Review Drug Discovery*. 2015, 14(2): 111-129.

[2] Y. Cai, Q. Luo, M. Sun, et. al. Antioxidant activity and phenolic compounds of 112 traditional Chinese medicinal plants associated with anticancer. *Life Sciences*. 2004, 74(17): 2157-2184.

[3] D. Normile. Asian medicine: The new face of traditional Chinese medicine. *Science*. 2003, 299(5604): 188-190.

[4] A. Harvey, R. Edranda-Ebel, R. Quinn. The re-emergence of natural products for drug discovery in the genomics era. *Nature Review Drug Discovery*. 2015, 14(2): 111-129.

进而整合系统生物学与中医,但是这种整合依然忽略了中国的经典医学理论与生物医学背后的文化沟壑,无法回避中医自身所具有的传统性和社会文化相关性等特征。[1]以生物医学为参照的实证主义进路,利用生物医学的概念平台对经典医学中的知识进行建构时,无法还原经典医学中的医疗活动展开的场域,及其该场域所处的社会文化体系。

正是因为药物组分和疗法的复杂性,中医现代化的诸多研究中,对有效性的考察在科学方法上还需要探索。虽然天然产物是现代研究开发的宝贵资源,现有的中医研究有效性分析的系统综合方法,在选题、方法和技术设计等方面被认为存在欠缺,如上呼吸道感染、老年痴呆和抑郁作为中医治疗的主要疾病,相应的干预如何转变为实践,尚未得到探讨。[2]在长期的临床实践中,特别是在基础研究中,中药对于促进公众健康和有效控制疾病等方面的贡献在增加,同时证据质量却相对比较薄弱。[3]再者,还原论进路下的中医药开发在面临国际规范时,也存在科学规范不一致的瓶颈。而中国还面临着中药的生物剽窃。世界卫生组织的评估发现,传统疗法每年能够产生不少利益,但是本土机构包括中国却获利很少。对辅助食疗安全问题所产生的关切,也使得发达国家的管理者对辅助食疗持更加怀疑的态度。对发达国家而言,他们

[1] J. Qiu. Traditional medicine: A culture in the balance. *Nature*. 2007,448: 126–128.

[2] J. Wang, M. Cui, H. Jiao. Content analysis of systematic reviews on effectiveness of Traditional Chinese Medicine. *Journal of Traditional Chinese Medicine*. 2013,33(2): 156–163.

[3] X. Chen, L. Pei, J. Lu. Filling the gap between traditional Chinese medicine and modern medicine, are we heading to the right direction? *Complementary Therapies in Medicine*. 2013,21(3): 272–275.

也希望为挑选和使用传统药物注入更为科学的元素。[1]

因而,利用生物医学进路对中医进行的还原式研究,除去文化和哲学层面缺失的争论,仅仅从现代科学的研究范式上来看,也存在诸多困难,特别是中医研究的现代进路是否符合生物医学研究的黄金准则(双盲受控实验),如何从器官、分子和基因水平阐明中药和治疗的有效性和安全性。

2. 科学划界视角下中医疗法的有效性和规范

中医是否可划归为科学,补充与替代医学(complementary and alternative medicine)是否是科学等问题,在国际范围内也引起广泛讨论。在科学划界的实践议题中,针灸常常作为中医的代表,被用来探讨科学和非科学之间的划界问题。

在国际上,针灸流行于公众和诸多诊所,按照普遍接受的常规科学证据,补充与替代医学的有效性依然很弱,或者有些实践存在争议。[2]有研究认为,对于慢性颈椎疼痛,针灸的有效性是中性的,而对于哮喘则无效。[3]有研究者甚至认为,针灸治疗头疼的效果仅仅是依靠安慰剂效应,并且使得实践者踏入了一个逻辑陷阱。[4]不过,也有大量对针刺镇痛的有效性和机理按照生物医学

[1] P. Basu. Trading on traditional medicines. *Nature Biotechnology*. 2004,22: 263–265.

[2] L. Tesio. Alternative medicines: Yes; Alternatives to medicine: No. *American Journal of Physical Medicine & Rehabilitation*. 2013,92(6): 542–545.

[3] R. W. McCarney, B. Brinkhaus, T. J. Lasserson, et al. Acupuncture for chronic asthma. *Cochrane Database of Systematic Reviews*. 2004,1.

[4] BE. McGeeney. Acupuncture is all placebo and here is why. *Headache*. 2015,55(3): 465–469.

的现代规范进行的探讨。比如韩济生院士在针刺镇痛领域所做的大量研究工作，按照生物医学的研究规范进行双盲多中心对照实验，发现除了心理安慰作用以外，针刺镇痛确实可以产生明确的生理效应，而且从神经生物学上阐明作用机制，找到了确切的物质基础，即在确定临床效果之后，将临床效果加以实验研究，阐明作用机制，再返回临床，提高疗效。[1]

　　中医因为关涉健康与公众的现实生活，如何对其进行划界，亦需考虑到其实践层面。如何区分科学与非科学的问题，自 20 世纪初提出后一直是科学哲学领域最引人注目、讨论持久且最棘手的问题。对于补充与替代医学是否是科学，讨论者多从它们是否能够接受生物医学中的标准临床实验的程序检验来进行判断。随着科学划界标准的持续讨论，科学哲学家从哲学、历史、社会学、认知科学和心理学的进路提出了各种划界标准，从可证实和可否证的一元标准，到萨伽德(Paul Thagard)和邦格(Mario Bunge)的多元标准，再至劳丹(Larry Laudan)的消解标准，虽然对划界问题的讨论一直不乏新的进路，科学哲学家仍未解决划界问题。正因为此，补充与替代医学的支持者提出，将评价医疗的标准临床实验程序，用于非常规治疗是不可行的，用现代医学的黄金准则来考察他们对补充和替代医学的信念是不合理的。但因为包含中医在内的补充与替代医学能否以及是否应该接受科学程序的审查等问题，为科学划界的必要性以及如何划界等提供了实践层面的新要求与挑战，[2]因而有研究者提出，可以使用多种临床实验的标准来考察、

---

[1] 韩济生：《关于针刺研究的思考》，《科技导报》2019 年第 15 期。

[2] D. Resnik. A pragmatic approach to the demarcation problem. *Studies in History and Philosophy of Science*. 2000,31(2): 249 - 267.

评价、补充及替代医学。[1] 在这种情势下,对中医的科学性,特别是有效性的探讨,亦要求在新的框架内予以审视。

对中医进行划界的部分结果是,由于传统医学知识的产生过程并不符合默顿(Robert Merton)所提出的现代科学的精神气质[2]框架,当下的中医从业人员采取了一种实用主义的策略。亦即,关注已经被证明有效的疗法,回避中医理论与概念分析。[3] 这种实用主义的策略将来自现代科学的挑战搁置一旁,并不能调和科学文化对传统文化渗透而带来的矛盾。

3. 比较视角下的中医史研究

中医关于健康与治疗的知识与传统,与中国古代对自然、身体、社会及其相互关系的认识密切相关。中医极大地依赖古代的记录和传统实践,因而关于中医特殊性的讨论,常被置于中西文化的大背景下去进行。

李约瑟(Joseph Needham)等研究者探讨中国古代科学与技术,有着宏大的视野,试图通过比较来回答其提出的关于现代科学的诞生与中国等问题。然而,李约瑟将中国古代对自然的各种关注还原为现代科学的各个条目,比照现代生物医学来衡量中医的

---

[1] J. Jepkert. Why alternative medicine can be scientifically evaluated: Countering the evasions of pseudoscience, In Massimo Pigliucci and Maarten Boudry ed: *Philosophy of Pseudoscience: Reconsidering the Demarcation Problem*, Chicago: The University of Chicago Press, 2013. pp. 305 - 320.

[2] R. K. Merton. *The Sociology of Science: Theoretical and Empirical Investigations*. Chicago: University of Chicago Press, 1973, p. 268.

[3] S. R. Quah. Traditional healing systems and the ethos of science. *Social Science & Medicine*. 2003,57(10): 1997 - 2012.

成就。医学史家大量重建了中医最主要的成就,描述了中国在医学领域取得发现的优先性,如天花的预防、针灸及其外传,并对大量医学实践进行了考察。[1] 这种解释方式固然吸引人,但却是对中国传统科学的偏爱,过多关注现代医学成就的中国起源。比较这种方法能够发掘更多的信息,但是就中西科学成就先后与多少的简单比较,诸如中西医学、天文学的成就多少,并不能告诉我们期望得到的一种文化或者另一种文化的任何信息。我们所期望获得的,不仅仅是不同文明在不同时期中科学发展的先后,[2] 而是还原中医本身的面貌。

席文(Nathan Sivin)对李约瑟的研究路径进行了修正,在他看来,古代文明中没有我们今天理解的现代科学,但是有类似的探索活动——对各种现象的理解、解释和预测。研究者的任务是探讨这些活动开展的形式,以及古代研究者如何评价他们的工作、他们对自己工作的定位和目标的自我意识如何,等等。中国古代文明,因有着不同于欧洲、伊斯兰以及印度的经验传统,其故事丰富且特别吸引人。重要的是,我们现在能够基于不同文明的文化理念以及社会组织,开始比较不同文明的科学传统,能够通过历史去理解科学与文化、科学与社会、科学与政治、科学与个人意识等之间的普遍联系。罗维(Geoffrey E. R. Lloyd)和席文的研究将视野扩展到认知、建制、文化、心理等不同层面,进行跨文化研究,既有社会

---

[1] J. Needham, G. D. Lu, N. Sivin. *Science and Civilisation in China*, Volume 6, Biology and Biological Technology; Part 6, London: Cambridge University Press, 2000.

[2] 朱晶:《李约瑟问题难以求解但具引导性》,《中国社会科学报》2012 年 2 月 27 日第 8 版。

文化的维度,又有认识论的维度,既强调专家的社会关系,又不忽视各类科学应用于自然现象的模式。比如,不同时期和地点的人,亦即不同文化群体在对自然和人之间的关系的考量上有什么异同;他们有什么样的概念架构、什么样的实践和价值反映在这种架构中;他们如何形成复杂的技术实践;外部世界的经验如何构成专业化的知识、影响知识形成的社会组织以及他们的学习动机是什么;不同群体的认知能力与推理模式有什么异同,物理、生物、心理、文化、意识形态等方面的因素如何多维度地影响着他们的认知能力,等等。对于医学而言,它是一种关照患者的技艺。基于此,席文和罗维从方法论的视角探讨中国古代和古希腊在医学等领域的研究目标和方法的异同。[1]也有从不同流派的宇宙论出发,考察中国古代医学反映出的宇宙论中的身体性,以及身体与自然之间的关系,特别是从身体感知方式的差异来对比中国与古希腊的医学。[2]

　　尽管这些比较研究做了大量有益的工作,极大丰富了我们对中医的理解,其研究的基本界定依然是:现代科学和医学首先出现在以古希腊为指向的西方。不管中医被视作一个综合体系还是经验上有用的理论和实践的集合,不管它被想象成封闭的还是开放的,不管它被描述成整体的还是还原论的,这些都不能客观地体

[1] G. R. E. Lloyd, N. Sivin. *The Way and the Word: Science and Medicine in Early China and Greece.* New Haven/London: Yale University Press, 2002; G. R. E. Lloyd. *Ancient Worlds, Modern Reflections: Philosophical Perspectives on Greek and Chinese Science and Culture.* New York: Oxford University Press, 2004.

[2] S. Kuriyama. *The Expressiveness of the Body and the Divergence of Greek and Chinese Medicine.* New York: Zone Books, 2002.

现中医自身的客观性,而是成了其他事物的参照。

4. 科学知识社会学视角下的现代中医

医学不同于科学,医学本身还是一种社会活动,其目标与医学知识建立的内部目标一致,都是试图通过预防或者治疗疾病促进人类健康,而科学的外部目标往往还需要借助技术来体现。然而,由于现代医学共享着自然科学理论的系统性和专业性及其中心地位,因而运用建构主义对植根于社会制度和文化中的特定医学理论与实践进行个案研究,成为医学知识社会学的重要进路之一。在这种背景下,科学知识社会学的进路被用于考察近现代中医,并为考察作为实践的中医提供了新的视角。不仅医学与现代科学不同,中医与现代医学亦存在区别,研究者还在后殖民、科学翻译、现代构成等理论概念和情境下探讨现代中医。

医学知识在科学知识社会学的框架中,被看成实践的表达。但是在后殖民时代的语境中,中医知识意味着什么? 如何看待中医和生物医学知识之间的融合和交互作用? 林文源和劳(John Law)通过中医诊疗的观察,探讨了台湾的中医,发现中医从业人员将中医和生物医学的术语混合在一起,从而进行了含混的转变;用中医实践中的某个时刻来阐明相关性推理的特征,说明相关性推理是如何受控并模糊地掌控中医与生物医学在本体论上的异质性,从而重新阐释现代中医实践的特征。[1] 雷祥麟以拉图尔(Bruno Latour)的现代构成(modern constitution)理论为基础,以

---

[1] WenyuanLin, John Law. A correlative STS: Lessons from a Chinese medical practice. *Social Studies of Science*. 2014,44(6): 801–824.

社会技术网络视角下的药物常山为例,讨论中医是如何从现代性的对立面转变为中国在探索自身的现代化过程中最强有力的符号,并提出常山的发现并非将中药从传统的社会技术网络中剥离、孤立,转而将之吸收、同化至西医的社会技术网络中,相反,是多层次的再网络化过程。特别是西医坚守自己的社会技术网络拒斥中药,而且存在着一个重要的障碍来阻止将中药同化到这个网络之中。在这个过程中,科学合作、个人领地以及网络边界等得到了凸显。个人经验在常山的发现中起到了重要作用。[1] 从科学技术与社会的研究视角,雷祥麟还考察了 19 世纪末至 20 世纪初中国现代医病关系之理想的诞生过程,医病关系如何新生,以及中西医师的论争如何影响医家与病人权力的消长,进而探讨这种过程和争论是如何形塑现代中国的病人。中医的现代史给科技与社会研究提供了思考相对被忽略的现代性问题的案例,特别是现代科学和非西方知识传统之间的关系。[2] 此外,在医学与社会的视角下,努内斯(Miguel Baptista Nunes)等还考察了今天以病人为中心的中西医医疗合作,分析了中西医合作在知识共享方面存在的障碍。[3]

早期的西方历史学家曾将中医的发展看成历史的决裂,亦即对社会变革的持续评判,对外来知识的持续同化,以及永无休止的

［1］ S. H. L. Lei. From Changshan to a new anti-malarial drug: Re-networking Chinese drugs and excluding Chinese doctors. *Social Studies of Science*, 1999,29(3): 323-358.

［2］雷祥麟:《负责任的医生与有信仰的病人——中西医论争与医病关系在民国时期的转变》,《新史学》2003 年第 1 期。

［3］ L. Zhou, M. B. Nunes. *Knowledge Sharing in Chinese Hospitals: Identifying Sharing Barriers in Traditional Chinese and Western Medicine Collaboration.* Springer-Verlag Berlin Heidelberg, 2015.

身份认同。中医被塑造成内化自我的过程,在渴望和抗拒外来事物之间保持着紧张。中医被刻画成在建制和医疗实践方面具有多样性的、维护健康的社会组织,而且关于医疗多元性的观念被广泛应用于考察中医与不同的医学传统碰撞时是如何合作和竞争的。舍依德(Volker Scheid)从医学人类学的视角出发,认为多样性和多元性都无法解释中医本身,而仅仅是将中医作为一般意义上的目标进行建构。[1] 基于在北京和上海的田野考察,他综合医学人类学与科学社会学的研究进路来分析知识、技术与社会,提出中医可见的多元性并不是一个整体,并不能还原为一个单独的文化逻辑或者过程,而现代中医是一个各种多元因素同时出现和消失的动力模型。构成人类的,往往是自然的身体和环境、技术工具和机器,以及社会文化的语言概念和实践的混合体,因而现代中医的综合可以分为内部和外部的综合。中西医之间的交互作用使得中医传统在渐变和突变中得以保持下来。"看病"是中医实践中的重要环节。冯珠娣(Judith Farquhar)用人类学的方法对现代中医的看病实践进行了田野考察,展示了中医的日常治疗如何拓展古代已有的大量丰富的治疗经验,从医生的内部视角描述了诊断的逻辑,并发现这种集体经验的积累是通过学者、教学以及治疗而获得的具身技巧而实现的。其中,中医的理论和文本资料与临床诊断、治疗交织在一起。[2] 冯珠娣和张其成通过对北京市民养生实践的田野调查,考察了北京居民对养生的理解以及具身化的日常生活

---

[1] Volker Scheid. *Chinese Medicine in Contemporary China*: *Plurality and Synthesis*. Durham: Duke University Press Books, 2002.

[2] Judith Farquhar. *Knowing Practice*: *The Clinical Encounter of Chinese Medicine*. Boulder: Westview Press, 1994.

实践。[1]

利用科学社会学与人类学视角对现代中医的考察,从中医本身、研究者亲历的一手材料出发,既未用现代科学的视角审视中医,又未将自然与文化、科学与传统进行区隔,也没有将中医看作一种异质文化,而是从多种角度还原并呈现了现代中医在临床、建制化、新知识的建构等方面现代境遇。

5. 人类学视角下的中医有效性

不论是用现代科学的实证主义进路发掘中医资源,还是有关中医是否科学的划界争论,其核心问题之一,是中医的有效性,即中医是否有效,以及如何解释中医的有效性。不仅是中医史,整个医学史研究领域中,最受忽视的就是疗效,而疗效以及对疗效的解释的合理性正是中西医争论的焦点。医学人类学从人类学的观点来审视包括生物医学在内的不同文化中的疾病和治疗状况,不再仅仅以生物医学为框架或参照,从实用主义的视角去关注中国经典医学中的药物或者治疗中有现代价值的部分,而是将不同地方的不同医疗体系看作独特的文化现象,探讨这个社会文化中的成员们共享的思考、判断和行动模式。

部分研究依然关注中医史,从社会文化等维度试图阐释中医疗法、观念或者理论的形成与变迁,关注民俗疗法,考察精神紊乱与抑郁症,在中国并非作为一种职业医生的特殊工作。如戈尔德施米特(Asaf Goldschmidt)考察了宋代皇帝、官员以及专门的官

---

[1] Judith Farquhar, QichengZhang. *Ten Thousand Things：Nurturing Life in Contemporary Beijing*. New York Zone Books, 2012.

药局和国家资助的医学机构是如何整合早期的医学理论和实践的。[1] 费侠莉(Charlotte Furth)从性别与医疗的视角探讨了中国妇女和生育的医学照料。[2] 汉森(Marta Hanson)对 17 到 19 世纪中国南方医学知识的形成的考察,[3]格兰特(Joanna Grant)对《石山医案》的探讨,[4]均从医学与社会的视角促进了我们理解医学实践的社会情境。巴勒斯(Linda L. Barnes)从跨文化交流出发,探讨了 16 世纪到 18 世纪西方人对中国经典医学的治疗的翻译和诠释。[5] 海姆斯(Robert Hymes)从地方志中关于精英医生从医典故的记载出发,研究了宋代儒医的出现及其形象。

还有一类研究针对的是当下的中医实践。医学人类学家发现,现代实验室里的疗法产生的结果,不同于原始社会和环境里用同样的药物或同样的操作所产生的结果。人类学近些年的研究成果表明,对病人康复和治疗的支持是医生工作的重要部分,其重要性并不亚于物理治疗和化学治疗工作,并表明治疗的成功更多地取决于对病人整个生理的、情感的和精神状况的理解,而不是采用

[1] Asaf Goldschmidt. *The Evolution of Chinese Medicine：Song Dynasty, 960 - 1200*. London/New York：Routledge, 2009.

[2] Charlotte Furth. *A Flourishing Yin：Gender in China's Medical History, 960 - 1665*. Berkeley：University of California Press, 1999.

[3] M. Hanson. *Inventing a Tradition in Chinese Medicine：From Universal to Local Medical Knowledge in South China, the Seventeenth to the Nineteenth Century*, Ph. D. dissertation, History and Sociology of Science, University of Pennsylvania, 1997.

[4] J. Grant. *A Chinese Physician. Wang Ji and the 'Stone Mountain Medical Case Histories'*. Needham Research Institute Series, 2, London：RoutledgeCurzon, 2003.

[5] Linda L. Barnes. *Needles, Herbs, Gods, and Ghosts：China, Healing, and the West to 1848*. Cambridge：Harvard University Press, 2005.

高级技术。凯博文(Arthur Kleinman)对精神疾病的人类学考察和跨文化研究表明,当医疗问题涉及感觉,以及对患者解释疾病时,一个文盲巫医竟然比一位医学博士更灵验。[1] 要理解医疗的有效性,除了治疗技术之外,我们还得理解社会和文化环境,包括治疗者与患者之间的真实关系、他们相互作用的特征、家人或其他在场者的角色,等等。而这种文化原则,相比于严苛的生物学知识,更具有文化上的普遍性。张艳华综合人类学研究中的微观分析以及临床资料,考察了中医的有效治疗是如何通过多维度的临床实践来进行磋商的。在情志病的治疗中,医生和病人之间面对面的交流过程,对于在中医中认为是起源于情绪失调的疾病,调和病人对现实的感知以及社会关系在调理过程中都显得格外重要。为此,张艳华提出有效性应该不仅仅理解为草药引起的生理上的变化,更多的是通过临床诊疗的医患互动而出现的变化,中医的临床诊疗所起的作用设定疾病转变了病人的情绪和经验。[2] 还有研究探讨了台湾地区癌症病人对中医的信任是如何建立的,并发现病人的信任是通过自身的文化背景以及他们自己和家人使用中医建立的。而病人对中医的信任还通过常规医学医生对中医的推荐以及医生和病人的沟通而增强。不仅如此,常规医学和中医部门之间的合作,医院的制度监管和声誉等,也会增强病人对中医的信任。[3]

[1] A. Kleinman. *Patients and Healers in the Context of Culture: An Exploration of the Borderland between Anthropology, Medicine, and Psychiatry.* Berkeley: University of California Press, 1980, pp. 361 - 363.

[2] Y. Zhang. Negotiating a path to efficacy at a clinic of traditional Chinese medicine. *Culture Medicine and Psychiatry.* 2007,31(1): 73 - 100.

[3] C. Liu, W. Tang, H. Wang. How cancer patients build trust in traditional Chinese medicine. *European Journal of Integrative Medicine.* 2013,5(6): 495 - 500.

　　值得注意的是,当我们注意到任何有关疾病和治疗的理论都是某个文化体系的一部分,社会文化因素会影响疾病和治疗时,我们解释和重新理解中医在古代的持续性便开启了一个新的视角。哈珀(Donald Harper)提出马王堆出土的《五十二病方》中的道教仪式和经典疗法具有同样的医疗效力。[1]席文从治疗的意义响应和自主响应出发,探讨了11世纪中国的医疗保健得以实现的基础。他发现,经典医学对于整体人群的小病而言,起着非常小的直接作用。除了医生,他认为还有大量其他治疗师等为大众提供医学照料。而这些照料之所以有可能帮助病人,除了药物,治疗的仪式和环境激发并鼓励病人的意义响应和自主响应也不容忽视。而专一信赖特定疗法的科学检验的生物医学的标准,只能对前现代有价值的治疗提供非常少的可靠信息。[2]

　　我们看到,舍依德等的研究回答了中医在现代能够继续存在的原因,是因为中医内部本身以及中医与西医交互作用的结果。劳等人的工作进一步说明这种交互作用过程中,相关性推理被用于现代中医的实践之中,个人经验与科学研究程序等社会网络同时在药物的发现中发挥作用。而中医有效性问题的解决,特别是经典医学的有效性问题,如果从治疗依赖于身体对体内平衡的响应、病人对符号和个人关系的响应,以及对技术的响应等方面出发,而不是将传统的对疾病的描述翻译成生物医学语言,则会为我

---

[1] D. J. Harper. *Early Chinese Medical Literature*: *the Mawangdui Medical Manuscripts*. London/New York: Kegan Paul International; New York: Distributed by Columbia University Press, 1998.

[2] N. Sivin. *Health Care in Eleventh-Century China*. Springer, 2015, pp. 31 - 49.

们思考中医知识内容中的认识论,考察中医的普遍性、有效性和持续性等问题提供新的启发。

6. 认知科学视角下的科学史与中国文化研究

20世纪50年代出现的认知科学为许多学科提供了新的研究方法和思路,促进了心理学、人类学、语言学等众多学科的发展,极大地丰富了我们对于人类自身如何获得感官和知觉印象、形成概念、思考,以及使用语言、行动等的理解。从此我们可以开始以科学的方式去研究感觉、知觉、概念、思想、语言使用、行动等。不仅如此,新近兴起的认知史的研究,将科学史与认知科学联合起来,打破以往对科学实践的知识建构中将文化因素与认知因素进行二分的做法,将参与科学实践的研究者作为形成和参与认知文化系统的自主体,这些系统包含人、人造物、过程,探讨人类创造、交换与交流他们对自然进行表征的思维实践。[1]通过考察人类探索自然、构建理论和实验思维时应用的认知工具,试图重建这一过程中的认知维度,将历史上的问题与在认知科学中执行的问题结合起来,关注人类如何推理、判断、表征以及理解实践。[2]

认知科学对历史进行探讨的视角,已经开始触及中国古代,研究者将中国传统文化置于当代认识论与认知科学的框架中重新审视和理解。皮亚杰(Jean Piaget)在探讨心理发生与科学史的共同

---

[1] N. J. Nersessian. The Cognitive-Cultural Systems of the Research Laboratory. *Organization Studies*. 2006,27(1): 125 – 145.

[2] N. J. Nersessian. Opening the black box: cognitive science and history of science. *Osiris*. 1995,10: 194 – 211.

机制时，提及中国古代的认知方式。[1] 俞宁从认知语言学的理论视角对中国传统文化中语言和认知的具身性以及意义的身体基础进行了探究，特别是分析了"心是身体的统治者"这一隐喻的认知和文化意义。森舸澜（Edward Slingerland）近年来运用当代认知科学的思想和方法来看待、解释中国传统文化中的一些认知特征，如隐喻和体认，[2]以及儒家伦理学的工作。[3] 除了一般所认为的东西方思维方式的突出差异——东方人倾向于整体性思维，西方人倾向于分析性思维之外，研究者还揭示了即使在现代，中国人倾向于使用具体的、语义表征，而美国人倾向于使用抽象的、功能表征；[4]东亚人更关注循环的趋势，而北美人则更关注线性趋势。[5] 也有对中医"象"的思维进行的文化解释，认为"象"思维不仅是一种逻辑艺术以及自然整体观，还代表着中医知识系统中最重要的认知模式，概括性地提及"象"作为一种思考方式应用于各种推理类型之中，如关联、隐喻、比较、符号化和类比等。[6]

[1] J. Piaget. *Psychogenese et Histoire des Sciences*. Flammarion，1983.

[2] E. Slingerland. Metaphor and meaning in early China. *Dao：A Journal of Comparative Philosophy*. 2011,10(1)：1－30.

[3] E. Slingerland. *Effortless Action：Wu-wei as Conceptual Metaphor and Spiritual Ideal in Early China*. Oxford：Oxford University Press，2003；Slingerland E. *Trying Not to Try：The Ancient Chinese of Art and Modern Science of Spontaneity*. Crown，2014.

[4] P. L. P. Rau, Y. Y. Choong, G. Salvendy. A cross cultural study on knowledge representation and structure in human computer interfaces. *International Journal of Industrial Ergonomics*. 2004,34(2)：117－129.

[5] X. Gao. Cultural differences between east Asian and north American in temporal orientation. *Review Of General Psychology*. 2016,20(1)：118－127.

[6] J. Mao, C. Wang. Cultural interpretation on xiang thinking. *Journal of Traditional Chinese Medicine*. 2013,33(4)：545－548.

这些研究不仅为从认知的视角来考察中医提供了有益的启示,将中医作为历史研究的个案进行认知分析,还可以反馈于认知科学,应用于发展更丰富的现实认知模式,并回答是否以及在何种程度上,人类认识是被历史—文化情境所形塑的这一开放问题。该问题正是最近认知心理学家与认知人类学、科学史和科学哲学家的研究所关注的。

7. 本研究的视角和目标

上述关于现代中医或者经典医学的六个方面的研究进路,都有其研究重点和闪光点,极大地丰富了我们对医学的理解。将经典医学生物医学化的还原论进路,有助于发掘经典医学中的理性与经验检验的标准,拓展从作为物质的、有生命的生物体的人体来理解疾病和治疗。科学划界标准中对临床实践的倡导,为经典医学中的疗法在现代社会中的持续发展开启了新的窗口。不过,仅仅从还原论和科学划界的视角考察现代中医或者经典医学的独特性,不仅在社会文化层面遭遇困境,且无法对中医的有效性给出解答。从科学知识社会学与医学人类学的视角考察作为实践的现代中医或经典医学,综合了哲学与社会文化与心理维度,从而更好地理解中医的有效性和持续性,并在不丧失中医的社会文化蕴含的前提下讨论中西医之间的融合问题。这种实践维度的考察,既避免了还原论进路对社会文化环境的忽视、比较进路对文化普遍性的忽视,又为科学划界的实践进路提供了启发。为在现代情境下理解中医,进而思考中医知识的认识论与行动本体论提供了有益的视角。不过,这些进路都没有专门、细致地突显经典医学认知方式的"独特性"。经典医学而非现代中医的认知方式的发掘与现代整合,仅仅从现代科学或传统文化的视角出发,均有所缺失。认知科学、人类学、社会学、科学哲学与科学史研究进路的结合,可以综合历史分析与认知科学两重维度,为我们探讨经典医学的有效性和持续性等问题带来新的切入点和解答。

中国的经典医学与西方医学自古代开始,在疾病诊断与治疗的理论与实践方面就存在差异。到了现代,中医是否以及为何有效仍是极具争议的议题。因此,从人类的认知具有普遍性和差异性这一前提出发,探讨经典医学的认知特征,对于理解传统知识和现代科学在认识论上的差异,对于整合传统与现代的知识系统,尤其是将历史分析作为认知科学的补充,具有重要的理论意义和研究价值。特别是,任何对治疗的历史考察,不管何时何地,如果调查者知道生物化学、物理和临床实践,他们将会从中获益。但是直接将传统的对疾病的描述翻译成生物医学语言,常常会导致不充分的理解。不以现代生物医学为标准来解读古代文献,亦不以现代医学为准则来批评或彰显古人的医学成就,而是还原古代的医学典籍和实践到其历史情境中,已成为医学史、医学社会学和医学人类学研究的共识。

为此,本研究要关注的对象是清代及其之前的经典医学,或者是还没有受到现代医学影响或融合的经典医学。本研究试图采取的立场,既不是要去为经典医学的合理性进行辩护或者试图去合理化经典医学体系,也不赞同将所有的疾病和治疗都还原为器官、分子或者基因水平的生理现象的生物医学进路,而是持互动主义的立场,认为有关疾病和健康的医学,是由不同层次的现象构成的,既有如器官、细胞、分子和基因等水平的生理现象,这些生理现象又会对思维、文化和社会功能起到约束作用,同时思维和社会文化也会影响到生理现象。从"生物-心理-社会"模式去理解疾病和治疗，整合生物医学和经典医学，而不是彼此替代，这是本研究试图努力的方向。

除了回复到历史情境本身，本研究还将回到药物使用的实践之中，对经典医学进行考察。在学术界已有研究成果的基础上，不仅从实证的角度，还从多学科的视角，将每个问题的智识(intellectual)维度和社会维度视作一个整体的组成部分，进一步分析潜藏于中国经典医学之中的认知意义。为此，本研究将药物秋石的药用知识形成、药用实践与疗效、药用知识的论证与传承、药用知识的扩散等问题，置于其具体的社会与文化情境之中来考察。本研究还将借用医学知识社会学、医学人类学对自然与人、文化之间如何进行交互的理论框架，借用认知科学哲学中对身心关系、分类、模型、描述与推理等认知任务和符号工具等问题的已有理论，在这些理论的基础之上来分析以下问题：经典医学探索自然和身体、构建理论、治疗实践时应用的认知工具，经典医学如何寻找关于生命及自然问题的答案，如何推理判断并表征知识，如何看待疾病、身体与自然之间的关系，以及经典医学治疗中的医患关系和病人体验等，从而发掘经典医学的独特性与现代价值。

具体而言，本研究将通过考察早期医学知识的形成、药物药用理论与药用实践的出现、本草中药物的分类与药物学理论、疾病和治疗的本质、经典医学理论和治疗中的医患关系与社会关照、经典医学中的经验与效验、经典医学中知识的传承与评价等八个主题，试图揭示：

（1）身体观与早期药物和治疗知识的形成

早期药物知识形成的源头有哪些？用作药物的依据是什么？

新药物出现后如何获得承认和使用？经典医学中的身体关注哪些方面？身体观是如何与他们的思想结构以及感官认知联系在一起的？作为思维方式的身体与作为认识客体的身体，在经典医学理论和药物使用上如何体现？不同流派中的思想观念是如何分别体现并整合到具体的药物知识，特别是药物的实际应用之中的？

（2）药物和治疗知识的理论化及其辩护

药物理论化的过程中，多大程度依赖于经验？关于药物和治疗的系统化的理论知识是如何形成的？身体、自然、药物和治疗之间的关系是如何建立的？医学理论形成后所带来的关于认识身体和世界的本体论是如何产生并发生变化的？药物获得承认并能用于养生和治疗疾病的本体论原则与认识论基础是什么？

（3）经验、理论论证与效验

经典医学关注哪些经验现象？如何处理知觉材料？如何对经验现象进行表达、抽象和解释？语言和知觉在经典医学知识的工具来源方面是否具有特别的重要性？经典医学理论的解释基础与形成机制是什么？经验在理论形成和治疗中的位置以及理论与治疗之间建立起联系的内在机制是什么？理论在治疗这种技术干预过程中，是如何使用和评价的？经典医学是如何检验、修正并发展其理论的？

（4）分类、推理与判断、解释

经典医学如何看待"自然类"（natural kinds）？分类在多大程度上与有效的推理是结合在一起的？本草中的概念、分类与药物治疗的解释之间有什么关系？这种分类、推理和解释与生物医学有什么不同？

（5）疾病和治疗的本质

谁决定治疗的有效性？医学上的有效能不能简单地归于特定的药物或者手术过程？病人的体验和主观视角，特别是慢性病中的体验，是否应该成为医学有效性的核心问题？对医学有效性的考察，还需要询问更进一步的问题：什么是疾病？医学的本质是什么？临床实践认为医学是治疗病人的过程，即治疗命题（curative thesis），是否是医学的本质？医学治疗的核心是什么？

（6）看病过程与参与式治疗的医学价值

经典医学独特的看病过程，其中体现的参与式治疗与以病人为中心、医病关系、医学照料和家庭照料等，是如何在治疗上发挥作用的？治疗过程中，作为治疗主体的个体的身体感受、治疗个体病人的医生的临床经验，是如何共同作用于治疗效验的检验、经验的积累和治疗方式的修正的？

（7）经典医学中知识与技艺的传承和评价

经典医学中的文本知识和技艺性知识是如何传承和评价的？经典医学中药物和治疗知识的多样性与不同类型的传承方式之间存在何种关系？经典医学中的经验在文本知识和技艺性知识中发挥着何种作用？经典医学知识的认知、传承和评价之间存在着何种关联性？

（8）认知与社会文化

人类认知在多大程度上是被历史形塑的？社会因素如何影响药物和治疗知识获得承认和辩护？传统的自然观念与医学的认知之间存在何种关联？经典医学认知方式的优势和不足是什么？当代中医与生物医学结合时，如何才能做到既能够检验其有效性，从病理学上解释治疗的疗效并针对性地提高其疗效，又不丧失经典医学认知方式上的优势？

　　需要特别说明的是，本研究在讨论经典医学的有效性时，并非否定或者降低生物医学评判有效性的黄金准则的科学性，也并不是要否定生物医学在疾病的诊断和治疗中的重要价值，生物医学在今天依然是最为科学和严格的。从以病人为中心的医患关系与关照来讨论经典医学的有效性，也并不是说明经典医学的有效性仅仅在于它以病人为中心的医学关照和医患互动所产生的身心效应，更不是为了说明经典医学缺乏药物或者治疗本身带来的物理和技术响应，或者否定中药及其疗法产生有效性的物质基础。相反，经典医学的有效性能够而且需要用生物医学的方法进行检验。本研究对有效性的讨论路径，是为了说明当我们对经典医学或者现代中医进行考察时，应该关注它独特的社会文化蕴含，以及这种社会文化蕴含对于治疗和看病的独特意义，从而突显经典医学认知方式的独特性。

第一章
从经验到数术的身体：
早期医学知识的形成

　　经典医学的源头在哪里？早期药物知识形成的源头有哪些？经典医学中的身体观念是如何分别体现并整合到具体的药物知识，特别是药物的实际应用之中的？我们将首先以药物秋石为例来进行考察。

　　秋石的特殊性，不仅在于它被中国古人使用长达千年之久，既可用于疾病的治疗，还可用于养生，更在于炼制秋石原料的特殊性，它以人体的排泄物——尿液作为主要原料，[1]经过各种炮制程序而获得，有时甚至对尿液来源和操作有非常繁复的要求。古人为何想到选取来源于人体自身的尿液作为原料来制备药物？历史上尿液本身就是一味药物，为何还要将它进行炮制？尿液与身体和治疗之间存在何种关系？经典医学的身体，在这里既是认知的主体，又是认知的客体，具有双重性。由此，以具体的、长时间被使用的、非直接源于自然界的药物秋石为例，可以从认知的视角，对于研究经典的身体观念和身体感受，作为认知主体和客体以及

---

[1] 秋石之名在不同时期所指有别，以人尿炼制的秋石在今天已基本消失，被以食盐炼制的秋石所取代。具体参见朱晶：《秋石名称考》，《清华大学学报（哲学社会科学版）》2012 年第 3 期。

对其间之中介认识方法，乃至身心关系，提供多重的考察。

尿液用于治疗疾病，现存的最早记载是马王堆汉墓出土的《五十二病方》，也就是一般所认为的经典医学形成之时。那么，一个更为基本的问题是，尿液最早被用作药物的依据是什么？早期医学如何从人体的排泄物入药来认识人体自身以及疾病？为此，我们将首先以尿液的药用起源为例，来探讨尿液药用以及从尿液到秋石的理论与实践层面的过渡，试图为分析中国早期医学关于药物知识的形成、身体观念的变化，特别是为支撑健康和疾病观念的概念化理论的出现和变迁，提供动态理解。

1. 药物炼制的多重思想源流

有关秋石的最早记载，出现在魏伯阳的《周易参同契》"章第四十"中对还丹的论述，他提到了淮南王和秋石，[1]不过淮南王有没有炼秋石、用什么原料炼秋石已不可考。但自魏伯阳起，直至唐代，丹经中开始出现对秋石具体指何种物质的论述。通过考察发现，唐代和宋初的秋石一般是矿物丹药，并且在不同时期和不同丹经中，对秋石名称的解释各异。如唐代梅彪的《石药尔雅》指出秋石是礜石的别名，[2]唐代成书的《悬解录》认为"秋石"是用地霜炼制而成的矿物，[3]唐代伪托阴真君之名撰成的《阴真君金石五相类》更是明确指出秋石就是消石。[4] 郑思远所著《真元妙道要略》

---

[1] 魏伯阳：《周易参同契》，收入《道藏》第20册，文物出版社、上海书店、天津古籍出版社，1988年，第78页下。
[2] 梅彪：《石药尔雅》，《道藏》第19册，第62页下。
[3] 《悬解录》，《道藏》第19册，第316页上。
[4] 《阴真君金石五相类》，《道藏》第19册，第94页下。据陈国符考证，该丹经应为唐代道士假托阴真君（汉阴长生）而作。

则认为将桑木燃烧后的灰份再加水煎取，所得到的固体物叫秋石。[1]

尿液作为药用，在中国有很长的历史。早在公元前 300 多年成书的《五十二病方》中就已经出现，也偶有见到认为饮小便能致长生的记载。[2] 现存最早论述人尿的本草书籍是陶弘景的《本草经集注》，专门论述了人溺，[3] 但皆为直接服用或外用小便，未见加工炮制小便的记载。而秋石作为一种药物，最早被本草类书籍收录，出现于唐慎微在 1086—1098 年编著的《经史证类备急本草》。[4]

考察秋石的炼制史，发现秋石炼制方法与原料的转变与炼丹术发展史上内外丹的兴衰密切契合。在五代之前，外丹术较盛行，秋石作为外丹药，一直都是以矿物药炼制。而到了唐末或者五代，内丹理论兴起，同时也出现了以小便炼制的丹药，但是并不都叫作秋石。至于宋初，以小便为原料炼制秋石的活动逐渐增多，但是并不为内丹家所接受。虽然如此，以小便炼制的秋石却渐渐随着炼丹术向医药转化的潮流，慢慢变为民间广泛使用的药物，炼丹术典籍中反倒不再记载秋石炼法，秋石在医学领域流传了下来。及至明代中期，医家的努力使得秋石的炼制理论短暂地转向养生。清代中期之后，炼丹术的发展接近尾声，食盐炼制的咸秋石逐渐增多，乃至在清末民国初年逐渐取代用小便炼制的秋石，并被沿用至今。

---

[1] 郑思远：《真元妙道要略》，《道藏》第 19 册，第 291 页中。
[2] 范晔：《后汉书》，上海商务印书馆，1958 年，第 22 页。
[3] 陶弘景著，尚志均、尚元胜辑校：《本草经集注》，人民卫生出版社，1994 年。
[4] 朱晶：《秋石方的早期记载新考》，《中药材》2012 年第 1 期。

　　至于为何要从人尿炼秋石，宋代及其之后的医家对此有一套补充性解释。医学解释以疾病的治疗出发，以尿液及尿液的沉淀物——人中白的药性和作用为基础，而炼丹术从补养、补益出发，这是两者的最大区别。以后天补先天不足的治病理论是早期医家对人尿炼秋石的解释，这种理论仍保留了一定的内丹术渊源。部分医家认为人自出生开始，真元之气的量已固定，元气消耗之后应该补充元气。尿中含有人的真元之气，经过炼制，可以提取尿液中的精华，所以秋石可以还补元气。《宝庆本草折衷》即有"续说云：秋石者，出于人之真元，夫本元之斫耗，若又以本元者复以补之，犹窗纸破补以纸，身衣破补以衣之义耳"的记载。[1]《世医得效方》也有同样的说法："如竹器损以竹补之，金器损以金补之。"[2]这都是源于以后天补先天不足的医学理论。而人部药与草木药相比，有其特殊性，为骨肉有情之品，可以温养身体的气血，如咳嗽、呼吸喘促等症是因为人体内的津液枯竭所致，所以要用秋石来引出人体内的膏脂，续汁液。由于与"无情之草木差别悬殊"，秋石相对人尿，还可用于养生，有长生之效。《养生类要前后集》认为："见秋石有功于人者大矣，此秋石则宜频服，服久则传经络，入心养血，入肝明目，入脾长肉，入肾生精，饵之自效至圣至灵，日久而归乎长生之道，呜呼唉哉。"[3]所以用人尿炼秋石的目的之一是为了补人的元气，继而长生。

[1] 陈衍编，郑金生整理：《宝庆本草折衷》，收入《南宋珍稀本草三种》，人民卫生出版社，2007年，第110页。

[2] 危亦林：《世医得效方》卷8，台湾商务印书馆影印文渊阁四库全书本（后文统一简称"文渊阁四库全书本"）。

[3] 吴正伦：《养生类要前后集》（前集），齐鲁书社影印四库全书存目丛书本。

认为人中白污浊是后世医家用人尿炼制秋石的另一原因。南宋张杲认为："（人中白）盖秋石之类，特不多用火力，治药时勿使其人知，恐其以秽浊不肯服此方。"[1]医家认为人中白与秋石差异不大，甚至认为人中白就是秋石。[2]同样，李时珍也认为："古人惟取人中白、人尿治病，取其散血、滋阴降火、杀虫解毒之功也。王公贵人恶其不洁，方士遂以人中白设法煅炼，治为秋石。"[3]李时珍之后的医家大都引述他的观点来说明用人中白炼制秋石的原因。既然将人中白炼制秋石只是为了去除污秽，有医家认为秋石与人中白的药性功效大致相同，或者认为秋石即人中白。

人尿炼秋石第三方面的原因，是想通过炮制药物来克服药物的偏性。由于中药大多数来源于自然界的植物、动物和矿物，其气、味常具有一定的偏性，药物的偏衰可以致病。古人认为人尿性味太寒，通过加工炮制为秋石，使人尿的气与味因炮制方法的不同而改变，不至太过或不及，克服药物的"偏性"而达"适中"，利于发挥药物疗效，相应地扩大药物的作用范围。中药通过炮制，改变了药物原有性味，产生了不同的疗效变化，更好地适应不同病证和病程不同阶段进行辨证用药的需要。《药性通考》中有"淡秋石可以多用，童便不可以多吞，气凉未免损胃……或问人有服自己之小便者，名曰返元汤。亦有益乎。曰吐血之症，其气必逆，用返元汤以逆而平，其逆也服之有功，倘未尝失血，其气原无逆症，服之反动

---

[1] 张杲：《医说》卷4，第15页，文渊阁四库全书本。
[2] 朱震亨：《丹溪先生心法》卷2，上海古籍出版社，2011年。
[3] 李时珍：《本草纲目》卷52，第20页，文渊阁四库全书本。

逆，与童便之功实有不同耳"的说法。[1] 由于童便咸寒，多服对胃不利，经火煅炼成秋石之后，可以去除童便的咸寒，转为温补，因而"温而不燥，润而不滞，清不损元，降不败胃，为滋阴降火之药"。此外，对于血症，服用小便后会引发气逆，而服用秋石则不会如此。由于小便性偏寒，脾胃虚寒及阳虚无火以及食不消者不适合服用，但是小便经过炼制之后可以转寒为温，扩大应用范围。

由此，从已有的炼丹术与医学典籍对秋石的直接论述来看，从人尿出发炼制秋石，至少有四个方面的线索。首先，唐末、五代内丹术的兴起与秋石的炼制原料由矿物转为小便，在时间上有契合之处。从秋石名称及其所指的变化来看，从尿液出发，而不是从金石矿物或者草木出发来炼制秋石，还受到社会因素的影响，即可能受到内外丹派别势力的消长和博弈的影响。[2] 其次，医家认为作为药用的尿液，秉赋人体先天之气，所以炼制后的秋石可以后天补先天不足。再者，尿液比较污秽，炼成秋石后可去除污秽，扩大使用面。最后，尿液性味寒凉，通过炮制炼成秋石，可克服寒凉之偏性，增强药效。因而我们看到，秋石的发明和炮制，既受到古典医学的影响，也可能会受到道教、民间治疗观点的影响。因而，对身体的认识也会受到多重因素的影响。

在简单勾勒秋石的起源之后，有许多问题依旧没有得到解决。首先，尿液为什么会用作一种药物？其次，既然早期的秋石一词并非都是今天研究者们所讨论的以人尿炼制的秋石，而是礜石、桑木

---

[1] 刘汉基等：《药性通考》卷6，上海古籍出版社影印文渊阁续修四库全书本，第31页。

[2] 朱晶：《中国传统医学中的身体与信念：以丹药秋石为例》，《华东师范大学学报(哲学社会科学版)》2014年第5期。

灰煎煮后的固体、硝石等,或是人体内炼养的内丹,而且在五代或者北宋初期始有记载以尿液炼制的丹药,叫铅汞或还丹,而非秋石;那么,炼丹术的内部转变与秋石的出现是否仅仅是简单的时间上的契合?第三,从尿液炼秋石是如何从道家的炼丹进而过渡到医学的?第四,医家为什么要重新阐释秋石?第五,除了医家的解释,人尿炼制秋石的原因与道家之外的社会文化风土有何种密切的关系?其中蕴含的根本问题是,既然从尿液出发炼制秋石有不同的理论来源,那么,在不同时期以及不同源流中,不同的思想是如何认识和看待其所指的身体的?经典医学又是如何整合不同源流中的身体观的?不同身体观及其变化背后的理论基础又是什么?

2. 身体观、身体感与身体图式

有关身体的理论和经验研究,在过去二十多年,受到明显关注。对身体的研究涉及人类学、文化研究、认知科学、性别研究、社会学、心理学、科学的社会研究等诸多不同领域。这些研究包括,从认知理论到现象学传统中的具身性,从对脑部的神经生物学和神经心理学考察到人工生命的计算模拟,从医学社会史中的身体与国家到人类学中的苦痛体验,从女性主义的性别研究到日本动漫中对残缺的艺术表征。这些研究均从不同程度涉及身体与环境或身体与文化。

从生物医学的视角,健康或者疾病在世界上任何地方,对于人的身体而言都是一样的。但这并不意味着在其他环境或者其他时期,人们以同样的方式经历着健康、疼痛、疾病、感官满足以及身体活力。早期的医生或者其他治疗者用不同于今天生物医学的方式,对他们的所见进行描述以及推理。中国文化中的身,既可以指身体,也可以是一种社会良心,而且不仅仅限于此,甚至在医学中,身、体、形、躯等并没有在身体以及各种脑部、精神或者社会事物上作出明确区分。即便如此,一个中国人在数千年之前就能够区隔对不同意义的身体,能够表明他在讨论的是一个流血的伤员,而不是"受伤的"道德上的主张。[1] 中国文化与中国医学中的身体,除了健康或疾病的身体,还可以指皮肤、活力、情绪以及道德,而且它们对于身而言都是同等重要的。

对中医身体的考察,可分为以身体观和身体感为对象来分类的两类研究,且对中国医学中的身体观的研究为多,对中国文化中身体的考察也会涉及经典医学中的身体观。对身体观的这类研究多以经典医学的文本为基础,从文字表述和图像分别入手。第一种,是从经典医学的文献讨论医学观念的形成与变迁,例如气、阴阳、五行、心与气的关系等。有提出长期支配传统医学对人体本质的掌握、认识的是一种"流动中心的身体观"。有从身体观的视角出发,认为经典医学的身体观以身体为落脚点,身体本身参与了思考。[2] 有指出中国的思想是一种具体性的身体思维,提出通过身体进行思考这种特殊的思维方式。身体思维是弥漫于身体中的思想,身体既非客体,也非具体的身体。有以《黄帝内经·素问》为中心考察古代思想传统中的身体观念,提出无论是《黄帝内经》还是《黄庭内景经》所建构的身体认识,不外是作为认识主体的人,以观

[1] N. Sivin. *Health Care in Eleventh-Century China*. Springer,2015,p. 18.
[2] 张桂赫、王春红、郭伟:《中西文化映照之下的中医身体观》,《医学与哲学》2007年第10期。

念的形式反映并再现所认识的客体：身体。[1] 第二种，是从经典医学中的图像入手，通过与身体相关的图解来分析经典医学观看身体的方式，例如对经典医学望诊相法的研究来了解医学论述及其文化脉络。这类研究结合宗教观、宇宙论、知觉与文字表现等，考察了中国古代哲学本身包含的丰富的关于身体的思想，以及身体与自然的关系。

此外，身体观的历史是将身体作为一个客观的考察对象，但是我们研究身体感受和体验的历史则不同。认识身体与照顾身体，是不同文明共有的关注点。我们的范畴、概念、推理和心智是由我们的身体经验所形成的，身体与外在事物的各种关系反复作用于我们的身体，在记忆中形成丰富的意象。大脑从这些意象中抽象出同类意象的共同本质，形成意象图式。意象图式是我们经验和知识的抽象模式，身体经验提供日常推理的认知基础。这意味着，思维产生于身体经验。如栗山茂久（Shigehisa Kuriyama）从身体感知的方式差异来探讨古中国与古希腊医学的差异。[2] 他认为，对于身体的看法不但依赖于思考方式，同时也与各种感官作用有关。主体经验与医学论述之间有一层很密切的关系，也就是说，身体观和身体感两者有一层很密切的关系，即互相依赖。在研究古代人的身体观念时，不但是在研究他们的思想结构，也是在研究他们的感官认知。事实上，地方性的生理学强调，医学或身体的知识影响个人的主观体验，反过来说，身体的感知也会形塑医学知识，

---

[1] 蔡璧名：《身体认识：文化传统与医家——以〈黄帝内经素问〉为中心论古代思想传统中的身体观》，《中国典籍与文化论丛》2000 年第 6 期。

[2] Shigehisa Kuriyama. *The Expressiveness of the Body and the Divergence of Greek and Chinese Medicine*. New York：Zone Books，2002.

不同文化对主要感官知觉有不同的注重而呈现差异。[1] 将认知与文化结合起来，将中国传统文化置于当代认识论与认知科学的框架中去重新审视和理解，为扩展我们对中医身体观和身体感，特别是中医身心关系的研究，提供了新颖的视角。比如前文所提到的"心是身体的统治者"这一隐喻的认知和文化意义，[2]以及中国文化中的体认。[3]

而且，认知与文化进化的研究为认知的普遍性和差异性提供了在时间和地域上大尺度的解释。在认知与文化进化的研究中，有学者将人类进化分为四个不同的认知阶段。其中，第一次大规模的文化中，古埃及和古巴比伦时期的数学问题与生产情境紧密相关，并没有出现特殊的抽象术语以及与这些术语可能对应的抽象领地。同样，巴比伦的法律文本，与社会功能密切相关，堪称是一种稳健的形式结构，最后被应用到复杂的思维形式之中，从而特征化了狩猎—采集文化时期的社会形态。人类进化的不同阶段中，第三个层次的进化最先出现在早期的理论文化中，比如古希腊、中国和印度。这个阶段与文字语言有关，与基于这种语言的文

[1] S. Jette, P. Vertinsky. Exercise is medicine: Understanding the exercise beliefs and practices of older Chinese women immigrants in British Columbia, Canada. *Journal of Aging Studies*. 2011,25(3): 272 - 284; Sinnott J D: "A time for the condor and the eagle to fly together": Relations between spirit and adult development in healing techniques in several cultures. *Journal of Adult Development*. 2011,8(4): 241 - 247.

[2] N. Yu. Chinese metaphors of thinking. *Cognitive Linguistics*. 2003,14(2 - 3): 141 - 165; N. Yu. The Chinese heart as the central faculty of cognition. *Applications of Cognitive Linguistics*. 2008,7: 131 - 168.

[3] E. Slingerland. Metaphor and meaning in early China. *Dao: A Journal of Comparative Philosophy*. 2011,10(1): 1 - 30.

学有关,与实践或者幻术等并无直接联系,但是同样可以被刻画成特殊理论领地的出现。有的以自足的理论体系而存在,如数学,哲学等。这些领地产生了特殊的建制、体系化的知识,以及传递理论知识和社会行为的复杂形式,并将知识应用于日常经验中。也就是说,人类文化和历史认知具有共同的基础,但是存在差别,特别是东方和西方在推理论证方面的不同形式。[1] 人类社会中存在着跨文化的普遍的核心认知结构,但是在知识的具体内容和具体类型上存在差异。[2] 虽然已有的研究并未专门从认知科学的视角对具体的药物或者治疗出发来探讨中医的身体,但是这些研究均为考察经典医学中身体的特殊性提供了理论支撑和借鉴。

　　另外,经典医学文本中的身体、道教的身体、养生的身体等有一套有差异的身体观,这些不同思想之间的区别是什么? 经典医学、儒家、道家、阴阳家、兵家等不同流派有不同的身体观,但是这些不同的观念是如何分别体现并整合到具体的药物,特别是药物的实际应用之中的? 作为思维方式的身体与作为认识客体的身体,在经典医学的理论和药物使用上有何体现? 经典医学中的身体关注哪些方面? 经典医学对待人的身体观念,是如何与他们的思想结构以及感官认知联系在一起的? 为此,我们将从不同的"身体"所指,通过具体分析尿液药用,以及从尿液炼秋石的原因,来探讨不同思想源流中的身体观及其在具体药物中如何实现整合。

---

[1] V. V. Glebkin. The problem of cultural-historical typology from the four-level-cognitive-development theory perspective. *Journal of Cross-Cultural Psychology*. 2015,46(8): 1010 - 1022.

[2] 郦全民:《中国传统知识生成和传承的认知取向》,《河北学刊》2015 年第3 期。

3. 尿液药用：非脏腑与非气化的身体

已有对中国古代思想中身体观的考察，多认为中国古代身体观的一大特色，是除了五脏六腑的系统外，还有一种气-经脉的系统，而且这种身体观以气为核心，或认为是气的医学思想。[1] 不过，中医关于气—身体的知识是如何产生的？这种观点是如何具体到药物的产生、炼制治疗过程乃至疾病的解释之中的？经典医学以对宇宙、社会和人体的综合理解为基础，因而其传统不仅基于看待人体的特殊方式，以及看待宇宙和社会的方式，还包括思考这三者之间变化的所有可能性。经典医学中的身体观，与古人看待宇宙和社会的方式结合在一起。那么，气—经脉系统存在的基础以及论证方式是什么？是否以早期的治疗，如针砭等经验为基础？尿液与身体和疾病之间的关系，是否以及如何反映出这种认识基础？

我们尝试从现存最早的传世医书以及出土帛书医简等文物中，如医方书《五十二病方》、睡虎地秦简《日书》、张家山汉简、阜阳汉简、敦煌汉文文献等文献中有关疾病、生命礼俗、治疗、忌宜等描述出发，来讨论早期关于尿液、身体与医疗的关系。

出土的大量简帛佚籍中，数术方技一类的知识与技术占了相当比例，这为我们考察穴位与脉之间的关系等中国早期医学知识的起源，包括对药物、疾病和治疗的解释等提供了新的线索，这都涉及中国早期医学知识中的身体与知识之间的关系。关于穴位与脉之间的关系，学术界曾存在争论，争论的本质牵涉：早期中医知

---

[1] 杨儒宾：《中国古代思想中的气论及身体观》，台北巨流图书公司，1993 年，第 3 页。

识的形成，是基于经验还是先验的观念。山田庆儿认为脉从一开始就是脉，换句话说，是作为血和气这样的流体流动的管道，而不是像以往常常想象的那样，最初是许多穴位被发现，在穴位与穴位之联线的基础上产生了脉的概念。即脉被发现时已经是脉，而不是先有穴位，脉是用来连接穴位的。而李建民的研究则认为脉概念的成立，并不因穴位有无或者发展到一定数量才演变成脉。脉学的突破，不在于技术的突破、针具的精进，而是人与天关系的重新调整，李建民称之为"数术化"。马王堆两部脉书的脉序已经按照阴阳理论编排。这种编排的方式和基础是什么呢？是基于三阴、三阳脉与天地阴阳之气建立起来的联系。《阴阳脉死侯》中有"三阳，天气""三阴，地气"。[1] 不仅如此，他进一步推断，《五十二病方》中的"太阴""太阳"可能是人体腧穴，而不是脉。所以，马王堆方技书只有脉没有腧穴的假说无法成立，脉并非先于穴位而产生。而且，太阴、阳阳不是各自独立的术语。既然如此，气脉变化的动力和依据是什么？他得出的重要发现是，以天文数术[2]方技为基础。方术家所讲述的"阴阳"侧重两个方面：阴阳为天文星历之学的专称；阴阳是古代方术家切割空间与时间的一套思维方式。阴阳主要用以表达时气的变化、盛衰或消长。其思维方式即是"循环"，关键是有节律的时间循环。中国医学的阴阳观念分为两支：

---

[1] 李建民：《明堂与阴阳——以〈五十二病方〉"灸其泰阴泰阳"为例》，《"中央"研究院历史语言研究所集刊》1999 年第 1 期。

[2] 数术在公元前后包括天文、历谱、五行、杂占、形法等，到了 12 世纪，数术与天文算法形成对比，天文算法涵盖天文学和数学，数术只专注于占卜。文中所指的天文数术，包括了天文、算法和占卜。参见李建民：《明堂与阴阳——以〈五十二病方〉"灸其泰阴泰阳"为例》，《"中央"研究院历史语言研究所集刊》1999 年第 1 期。

太少阴阳与三阴三阳，两者都与时位的切割有关。一日昼夜变化与人身气的变量构成"四时—阴阳—脉法"的图式。马王堆《阴阳脉死侯》将阴阳类比于天气、地气。时间与人气所在的配属关系可以概括为下表（表1-1）：

表1-1　马王堆中的时间与人气所在[1]

阳	时间	一月、二月	三月、四月	五月、六月
	人气所在	肝	脾	头
阴	时间	七月八月	九月十月	十一月十二月
	人气所在	肺	心	肾

其中的时间切割，初看起来将一年进行了六分，其实仍然是将一年分割为四时，肝、脾、肺、心、肾五脏基本上是按四时方位排列。根据四时天气之气升降的规律和人身与之相应气所在不同，采取相应的针刺。因人体与宇宙有共同的节律，所以人气流注之四时，位于肝、脾、头、肺、心、肾等部位，并不是由针砭、按摩、导引等经验积累而得，而是靠推算。借用山田庆儿的观点，这是一种"计量的"（＝数术的）针刺法。也就是说，无论脉与穴位出现的先后顺序如何，气脉身体与四时和宇宙的对应依据，是数术，而不是基于对身体本身的观察。在人的体表与天地自然以及人体内部之间，根据数术建立联系，这是经脉体系发展的第一个阶段。

除了阴阳二分，医家还独创了三阴三阳说，即太阴、少阴、厥阴与太阳、少阳、阳明，其区分也是源自于分野。"人身三阴三阳之

[1] 李建民：《明堂与阴阳——以〈五十二病方〉"灸其泰阴泰阳"为例》，《"中央"研究院历史语言研究所集刊》，1999年第1期。

名，因部位之分列而定名，非由气血之特殊性以取义也"，[1]也就是说三阴三阳本义起于分野。而且，三阴三阳由分野之名转而表述气血之多寡。由于三阴三阳普遍用于空间与方位的切割，三阴三阳分割昼夜应为"六时"。三阴三阳除对外界之气进行量度之外，还用于诊脉不同时间中人气的阴阳盛衰。三阴三阳将时序三分、六分，又以三阴三气之气各主六十日，以终一岁之周。阴阳六气消长盛衰，而能为经脉作病。各经脉病症皆与时气消息有关，可以用"时令三阴三阳-病候"的图式解读《脉解》全篇。《易纬·通卦验》将一年切割为二十四节气，用来与人体二十四脉相应："凡此阴阳之云，天之云，天之便气也，坎、震、离、兑为之，每卦六爻，既通于四时，二十四气人之四支，二十四脉亦存于期。"[2]

三阴三阳在《通卦验》则表示时气与变量，其中的时令、政令与人的疾病有关。例如小满、芒种、夏至、小暑等节气与人体的疾病相对应。时气与人体经脉病候的对应关系不是机械性的配属，而是感应或同时性的关系。总之，古代方技家以二阴二阳或三阴三阳切割空间与时间，用以表达时气与变量。因为人身之盈虚消息，皆通于天地阴阳。这里的阴阳，既是天文星历学的专称，也是古代方术家切割空间与时间的一套方式。由此，经典医学的诞生无法离开数术方技，也就是阴阳五行之学。古代中国文人以及医疗人士将气、阴阳五行等概念延伸及运用到人体，从而形成了按照宇宙法则运行的身体观。

如此一来，我们可以发现，这种气—经脉的身体观是以自然界

---

[1] 周学海：《读医随笔》，江苏科学技术出版社，1983年，第60页。
[2] 郑玄注，常秉义编：《易纬》，新疆人民出版社，2000年，第163页。

的节律为基础，按照与时间和方位相对应的方式来排列身体，针灸疗法并非源于经验，而是形而上学的概念，身体脉的循行的节奏与天之宿度相感相动。而此后的《黄帝内经》，则更加细致地反映出五时、五脏与人体气血的对应关系。亦即，早期经典医学中的人体，以效法自然为基础，将人体视为经脉中血气的运行。气血的运行和流动有其规律，这种规律与天地的规律相同，其连通环节为形而上学的阴阳等概念。其中，阴阳以自然界的时间为基础，而身体的流动以基于脉的阴阳为基础，人体气血的盛衰受自然变化的影响。早期经典医学中的人体，并非以对客观的、物质的人体的经验探索和认知为基础，而是以中国古代对自然和天体的认识为基础，即宇宙观基础之上的身体观。人的死生、百病有象，在此基础上可以进行推理、预测、控制疾病与健康，数术宇宙观之下的身体体系，最后呈现的即是可计算的或可以控制的、合乎天道的形式。[1]

　　这种联系是否在古人对尿液的认识中得到体现呢？在睡虎地秦简《日书》这部流行于战国秦汉时期社会中下阶层的日常生活生产手册中，有一章为"病"，其中没有尿液药用的记载，也没有关于人体尿液的描述。不过，其中有用猪粪和狗粪来驱鬼的片段。刘增贵以《日书》中的出行礼俗史料为线索，运用数术原理，分析了《日书》出行宜忌，指出五行生克原理对行忌的影响，古人避忌出行之因。[2] 当时的人对"动土"宜忌的信仰，以及各神煞的数位原理

[1] 李建民：《发现古脉——中国古典医学与数术身体观》，社会科学文献出版社，2007年，第228页。
[2] 刘增贵：《秦简〈日书〉中的出行礼俗与信仰》，《"中央研究院"历史语言研究所集刊》2001年第3期。

等,都与当时已经非常成熟的五行生克有关。[1]猪粪和狗粪用以驱鬼,也体现出秦代的民间信仰与五行生克的交织,天、地、人、鬼的宇宙图式,以及原始的鬼神信仰通过五行学说的学术化,进而融入社会之中。

在《五十二病方》[2]中,有专门使用尿液来治疗疾病的方剂。其中,有对以"毒乌喙者"为病名的疗法,"毒乌喙者,炙□□,饮小童弱(溺)。若产齐赤,而以水饮□"。其中乌头汁在古代用来制造毒箭。《证类本草》卷十引陶弘景《本草经集注》:"八月采捣,筹茎取汁,日煎为射罔,猎人以傅煎射禽兽,中人亦死,宜速解之。"产齐赤,是一种药名。这段疗法表明,被涂有乌头汁的箭射伤后,可以饮用小童的小便。此外,被毒蛇伤的治法也是用童便,不过不是外敷,而是内服:"蚖,一,以堇一阳筑封之,即燔鹿角,以弱(溺)饮之。"堇,即堇菜,《新修本草》引《小名方》《万毕方》云:"除蛇蝎毒及痈肿。"在治疗"痔"方面,有一药方为"血痔,以弱(溺)孰(熟)煮一牡鼠,以气熨"。其中《名医别录》有牡鼠,陶弘景注:"牡鼠,父鼠也。"但无疗痔的主治。另外,还有用童便治疗疥癣类皮肤病,"加(痂):以少(小)婴儿弱(溺)渍殽羊矢,卒其时,以傅之"。另有治疗"加(痂)"的方法,"以小童弱(溺)渍陵(菱)扠(芰),以瓦器盛,以布盖,置突上五、六日,□傅"。"乾骚(瘙)方"中有"煮弱(溺)二斗,令二升;豕膏一升,治黎(藜)卢二升,同傅之"。尿液不仅作为药物,尿液的状态还作为描述病症和诊断的依据。《五十二病方》中,

[1]刘增贵:《睡虎地秦简〈日书〉〈土忌〉篇数术考释》,《"中央"研究院历史语言研究所集刊》2007年第4期。
[2]马王堆汉墓帛书整理小组:《五十二病方》,文物出版社,1979年。

每一题都是治疗一类疾病的方法，少则一二方，多的有二十几方。其中有以小便不利为主的病，称作癃，如石癃、血癃、膏癃，另有女子癃。以小便异常为主的病，有小便浑浊、粘稠一类症状，如膏溺等。如"弱（溺）囗沦者方"，即指小便白浊。"膏弱（溺）：是胃（谓）内复。以水与弱（溺）煮陈葵种而饮之，有（又）甫阳而羹之。"

表1-2 汉墓出土医书中的人尿

出处	用途	类别	论述
《五十二病方》	治疗	毒乌喙者	毒乌喙者，炙囗囗，饮小童弱（溺）。若产齐赤，而以水饮囗。
《五十二病方》	治疗	蚖	以堇一阳筑封之，即燔鹿角，以弱（溺）饮之。
《五十二病方》	治疗	痔	血痔，以弱（溺）孰（熟）煮一牡鼠，以气熨。
《五十二病方》	治疗	痔	取溺五斗，以煮青蒿大把二、鲋鱼如手者七，治桂六寸，干姜二颗，十沸，抒置罋中，埋席下，为窍，以熏痔，药寒而休。日三熏。
《五十二病方》	治疗	加（痂）	以少（小）婴儿弱（溺）渍殽羊矢，卒其时，以傅之。
《五十二病方》	治疗	加（痂）	以小童弱（溺）渍陵（菱）枝（芰），以瓦器盛，以布盖，置突上五、六日，囗傅。
《五十二病方》	治疗	干瘙	煮溺二斗，令二升；豕膏一升，治藜卢二升，同傅之。
《五十二病方》	病症、治疗	弱（溺）囗沦者方	膏弱（溺）：是胃（谓）内复。以水与弱（溺）煮陈葵种而饮之，有（又）甫阳而羹之。
《胎产书》	治疗	多女无男	一曰：以方咀时，取蒿、牡、蜱蛸三，冶，饮之，必产男。已试。一囗曰：遗溺半升，囗囗坚而少汁。

　　通过以上论述可以看到，人尿，特别是童便被用于治疗和诊断疾病，其中尿液的使用方式分为三类：直接饮用、浸泡其他药物、煎煮其他药物。尿液被认为可治疗的病症种类包括：中毒（乌喙、蛇毒）、痔、痂等可见的外伤病症，以及孕育男孩。值得注意的是，尿液的状态也被用于诊断，如膏溺，治疗时也用到了尿液来煎煮药物。遗憾的是，通过检索马王堆、武威、张家山等汉墓出土的与医书有关的内容，如房中和神仙《养生方》《杂疗方》《十问》《合阴阳》《杂禁方》《天下至道谈》《却谷食气》《导引图》，以及灸法文献《足臂十一脉灸经》《阴阳十一脉灸经》《脉法》《阴阳脉死侯》等，以及敦煌医学卷子、[1]英国探险家斯坦因（Aurel Stein）在新疆和田与甘肃敦煌等地发现的汉文文献、[2]阜阳汉简中的古药书《万物》、[3]居延汉简中的医学文献，[4]我们并未发现对尿液治病的方剂或理论的解释，仅有相应的利用小便来诊断或者治疗相应疾病的方剂（见表1－3）。

表1－3　汉代出土医书中与尿液相关的论述

来源	用途	类别	描述
威武汉代医简	判断治疗进程	不详	樊石二分半，牡蛎三分，禹余量四分，黄芩七分，蘗米三分，凡六物皆治合和以白密丸大，莫吞十一丸，服药十日，知小便数多，廿日愈。公孙君方。[5]

［1］丛春雨：《敦煌中医药全书》，中医古籍出版社，1994年。
［2］罗振玉、王国维：《流沙坠简》，中华书局，1993年。
［3］阜阳汉简整理组：《阜阳汉简〈万物〉》，《文物》1998年第4期。
［4］薛英群：《居延汉简通论》，甘肃教育出版社，1991年。
［5］李盛华、张延昌主编：《威武汉代医简研究集成》，安徽科学技术出版社，2014年，第37页。

（续表）

来源	用途	类别	描述
威武汉代医简	诊断与病症描述	男子七疾	白水侯所奏治男子有七疾方，何谓七疾一曰阴寒，二曰阴痿，三曰苦衰，四曰精失，五曰精少，六曰囊下养湿，□不卒，名曰七疾。令人阴口小，囊下养湿，□之，黄汁出□行小便时难溺口赤黄泔白，口便赤……[1]
阜阳汉简《万物》	病症		已癃以石韦与燕矢，石番之令弱（溺）不遗也。[2]

　　无论是威武汉简还是阜阳汉简，这三处提到的，都以小便数和小便状态作为治疗进程和疾病诊断的依据。那么，晚于这些出土医书的传世文献，特别是经典医书中如何论述尿液？另外，我们是否可以从同时代的其他文献，比如关于认识人体的文献中去寻找根源？大致形成于汉代的四大经典医书《黄帝内经》《神农本草经》《金匮要略》《伤寒论》，是否提供了相应解释？时至今日，《伤寒论》《金匮要略》在中医院校课程设置中仍是两门必修专业课。张仲景的原方，除了依然在今天的中国使用，日本、韩国以及东南亚国家的中医也依然在使用。在日本，凡仲景原方成药，无需经厚生审核即可上市。

表1-4　《黄帝内经》[3]中的尿液

出处	用途	论述
《素问·平人气象论》	诊断	溺黄赤安卧者，黄疸。已食如饥者，胃疸。

[1]李盛华、张延昌主编：《威武汉代医简研究集成》，第39—40页。
[2]阜阳汉简整理组：《阜阳汉简〈万物〉》，《文物》1998年第4期。
[3]牛兵占等：《中医经典通释·黄帝内经》，河北科学技术出版社，1994年。

（续表）

出处	用途	论述
《素问·宣明五气》	诊断	五味所入：酸入肝、辛入肺、苦入心、咸入肾、甘入脾，是为五入。五气所病：心为噫，肺为咳，肝为语，脾为吞，肾为欠，为嚏，胃为气逆为哕，为恐，大肠小肠为泄，下焦溢为水，膀胱不利为癃，不约为遗弱，胆为怒，是为五病。
《素问·刺热》	诊断	肝热病者，小便先黄，腹痛多卧，身热。热争则狂言及惊，胁满痛，手足躁，不得安卧。庚辛甚，甲乙大汗。气逆则庚辛死。刺足厥阴少阳，其逆则头痛员员，脉引冲头也。
《素问·气厥论》	诊断	胞移热于膀胱，则癃溺血。
《素问·欬论》	诊断	肾咳不已则膀胱受之，膀胱咳状，咳而遗溺。
《素问·刺腰痛》	诊断	散脉令人腰痛而热，热甚生烦，腰下如有横木居其中，甚则遗溲。
《素问·痹论》	诊断	肝痹者，夜卧则惊，多饮，数小便，上为引如怀。肾痹者，善胀，尻以代踵，脊以代头。脾痹者，四支解堕，发咳呕汁，上为大塞。肠痹者，数饮而出不得，中气喘争，时发飧泄。胞痹者，少腹膀胱按之内痛，若沃以汤，涩于小便，上为清涕。
《素问·厥论》	诊断	少阴之厥，则口干溺赤，腹满心痛。
《素问·奇病论》	诊断	帝曰：有癃者，一日数十溲，此不足也。身热如炭，颈膺如格，人迎躁盛，喘息气逆，此有余也。太阴脉微细如发者，此不足也。其病安在？名为何病？岐伯曰：病在太阴，其盛在胃，颇在肺，病名曰厥，死不治。此所谓得五有余，二不足也。
《素问·标本病传论》	诊断	肝病头目眩，胁肢满，三日体重身痛，五日而胀，三日腰脊少腹痛，胫酸，三日不已死。冬日入，夏早食。脾病身痛体重，一日而胀，二日少腹腰脊痛，胫酸，三日背（胂）筋痛，小便闭，十日不已死。冬入定，夏晏食。

（续表）

出处	用途	论述
		肾病少腹腰脊痛(箭)酸,三日背(胛)筋痛,小便闭,三日腹胀,三日两胁肢痛,三日不已死。冬大晨,夏晏晡。胃病胀满,五日少腹腰脊痛(箭)酸,三日背(胛)筋痛,小便闭,五日身体重,六日不已死。冬夜半后,夏日昳。
《素问·五常致大论》	诊断	暴热至土乃暑,阳气郁发,小便变,寒热如疟,甚则心痛;火行于槁,流水不冰,蛰虫乃见。
《素问·六元正纪大论》	诊断	初之气,地气迁,阴始凝,气始肃,水乃冰,寒雨化。其病中热胀、面目浮肿、善眠、鼽衄、嚏欠、呕、小便黄赤、甚则淋……四之气,寒雨降,病暴仆、振栗谵妄、少气嗌干、引饮,及为心痛、痈肿疮疡、疟寒之疾、骨痿血便。
《素问·至真要大论》	诊断	少阴在泉,客胜则腰痛,尻股膝髀腨(箭)足病,瞀热以酸,胕肿不能久立,溲便变。

从《内经》对尿液的论述(表1-4)可以发现,《内经》中仅仅将尿液的状态,如颜色、频次、状态以及是否自主小便等,看作判断健康以及诊断辨识疾病的一种方式。虽然《内经》谈到了疾病的起因和治疗的原则,如：

帝曰：治之奈何？岐伯曰：厥阴之胜,治以甘清,佐以苦辛,以酸泻之。少阴之胜,治以辛寒,佐以苦咸,以甘泻之。太阴之胜,治以咸热,佐以辛甘,以苦泻之。少阳之胜,治以辛寒,佐以甘咸,以甘泻之。阳明之胜,治以酸温,佐以辛甘,以苦泄之。太阳之胜,治以甘热,佐以辛酸,以咸泻之。[1]

---

[1] 牛兵占等：《中医经典通释·黄帝内经》,第494页。

但是《内经》并未涉及具体的药物和药方，以及药物和治疗之间的关系，仅有几处论及具体药物。《素问·刺法论》中在论述疫病的治疗时，提出了可以采用的方法，而且这种方法是来自于金丹：

> 又一法，于春分之日，日未出而吐之。又一法，于雨水日后，三浴以药泄汗。又一法，小金丹方：辰砂二两，水磨雄黄一两，叶子雌黄一两，紫金半两，同入合中，外固，了地一尺，筑地实，不用炉，不须药制，用火二十斤煅之也，七日终，候冷七日取，次日出合子，埋药地中七日，取出顺日研之三日，炼白沙蜜为丸，如梧桐子大，每日望东吸日华气一口，冰水一下丸，和气咽之，服十粒，无疫干也。[1]

根据这些论述，难以从《内经》中发掘利用尿液来治疗疾病的相关理论。仅《素问》有"帝曰：有癃者，一日数十溲，此不足也"，其中对癃的描述，与阜阳汉简《万物》中用石韦和燕矢（屎）来治疗的疾病症状描述一致。

由此带来的问题是，《内经》中与尿液有关的治疗和利用尿液来诊断，这两者之间有何关系？即便根据不正常的尿液可以判断出疾病，但经典医学仍认为尿液具有治疗效果，其中的原因何在？尿液药用的起源究竟与什么因素有关？

4. 禁忌与外在的身体：可观察与可养护

在思考尿液药用原因的同时，更为根本的问题是，经典医学的

---

[1] 牛兵占等：《中医经典通释·黄帝内经》，第480页。

身体观和用于治疗的药物的起源之间什么有关系？道格拉斯（Mary Douglas）在论述两种身体时，提到社会身体支配自然躯体，社会身体限制了肉体被感知的方式。通过社会范畴而被认识的肉体经验，总是受到社会范畴的修改，同时又支撑某种特定的社会观。这两种身体经验持续交换意义，因而强化彼此的范畴。[1] 从这种身体与风土的关系出发，我们试图寻找《内经》中经典化的身体观之前的风土，考察尿液药用的起源。

《五十二病方》中对人尿的使用方式，特别是用于治疗乌喙、蛇毒等急性病，以及痂（疮痂，是疥疮）、痔疮[2]等外表直接可见的疾病。在汉代至唐代的医书、方书以及笔记文集等中都有记载和使用尿液来解毒。不仅如此，人尿用来解急性毒和急救的种类还扩大到蜘蛛咬伤，蜜蜂螫伤，伤寒、病痛濒临死亡等。

表1-5　汉唐期间人尿用于解毒、急救的记载示例

出处	作者（成书年代）	急救类别	论述
《肘后备急方》	晋·葛洪（283—363）	卒中恶死	救卒死，或先病痛，或常居寝卧，奄忽而绝，皆是中死，救之方……又方：取牛马粪尚湿者，绞取汁，灌其口中，令入喉。若口已噤者，以物强发之，若不可强者，乃扣齿下。若无新者，以人溺解干者，绞取汁。
《肘后备急方》	晋·葛洪（283—363）	伤寒时气温病	又方，豉一升，小男溺三升，煎取一升，分为再服，取汗……若已六七日热极，心下烦闷，狂言见鬼，欲起走……又方，大蚓一升破去，以人溺煮，令熟，去滓服

[1] M. Douglas. *Natural Symbols*：*Explorations in Cosmology*. London：Routledge, 1996, p. 69.
[2] 杜勇：《〈武威汉代医简〉考释》，《甘肃中医》1998 年第 1 期。

出处	作者 （成书年代）	急救 类别	论述
			之。直生绞汁及水煎之。并善，又绞粪汁，饮数合至一二升，谓之黄龙汤，陈久者佳。
《齐民要术》	魏·贾思勰 （533—544）	马中谷	治马中谷方：手捉甲上长，向上提之，令皮离肉，如此数过。以铍刀子刺空中皮，令突过。以手当刺孔，则有如风吹入手，则是谷气耳。令人溺上，又以盐涂，使人立乘数十步，即愈耳。
《魏书》	北齐·魏收 （506—572）	风俗	又东北行十八日到其国，国有大水，阔三里……俗以人溺洗手面，头插虎豹尾，善射。
《外台秘要方》	唐·王焘 （752）	蜂螫	蜂螫方一十首：肘后疗蜂螫人方，取人溺新者洗之，瘥备急，文仲必效，删繁同。
《仙授理伤续断秘方》	唐·蔺道人 （846年前后）	外伤垂死	至真散：一名夺命散，治打破伤损，破脑伤风头疼，角弓反张。天南星炮七次，防风去芦叉。上等分为末，凡破伤风病，以药敷贴疮口。即以温酒调一钱服之，如牙关紧急，以童便调二钱服。垂死心头微温，童便调二钱并进三服。
《千金要方》	唐·孙思邈（652）	卒死	治卒死无脉无他形候、阴阳俱竭故也……又方：牛马屎绞取汁饮之，无新者，水和干者亦得。肘后方云，干者以人溺解之。此扁鹊法。

　　人尿为何能够解毒，不仅《五十二病方》中没有记载，在秦汉时期的方书和医书中也没有出现相应论述。在解释为何古人常用粪清解毒时，研究者有两种不同的说法：（1）当时医者已经认识到用寒凉药物来制约乌头的热性之毒。这些解毒药的作用基本上得到后

世医家或现代药理研究的肯定。（2）用粪尿的原因是因为这是令人作呕的肮脏物。可以根据"以毒攻毒"等来解释尿液或者人粪在古代的急救功能，因为尿液或者粪便污秽，污秽的东西有毒，其根据是《本草纲目》中的人屎条的"四灵无价散"："此为劫剂"，"乃以毒攻毒"。[1]

我们先看以凉的药物来制约热性之毒的第一类解释。这种解释引用了《日华子本草》中将小便的性味视作"凉"，还引用《医林纂要》的记载"凡跌打血闷欲死，灌此即苏"来说明药物的作用，并且总结出"当时用药已较好地将理论与实际结合在一起了"，[2]或者认为是古人在很早以前就对疾病有了某种认识，掌握了某些方法等。[3]用后世医学来解释药物的起源，固然是一种方法，但是这种说明仍带有循环论证的意味，而且依然是就医学而论医学，掩盖了药物的起源与其所处时代的社会文化之间的密切联系。首先，童便是"寒"性的论述到了晚期成书的《日华子本草》中才出现。其次，童便为什么是寒性，为什么能药用，我们在晚周秦汉时期的医书中依然找不到答案。

再看第二种解释。前文的论述中曾提到，认为人尿和人中白污浊是后世家解释用人尿炼制秋石另一原因。南宋张杲认为："（人中白）盖秋石之类，特不多用火力，治药时勿使其人知，恐其以秽浊不肯服此方。"[4]医家认为人中白与秋石差异不大。同样，李

---

［1］郑诗亮：《王家葵谈中国古典文学中的毒药和解药》，澎湃新闻，2017 年 7 月 30 日，http://www.thepaper.cn/newsDetail_forward_1743536。

［2］谈宇武、谈宇文：《〈五十二病方〉乌头中毒解救方药简析》，《中华医史杂志》2002 年第 4 期。

［3］万芳、钟赣生：《〈万物〉与〈五十二病方〉有关药物内容的比较》，《中国医药学报》1990 年第 5 期。

［4］张杲：《医说》卷 4，文渊阁四库全书本，第 15 页。

时珍也认为：

> 古人惟取人中白、人尿治病，取其散血、滋阴降火、杀虫解毒之功也。王公贵人恶其不洁，方士遂以人中白设法煅炼，治为秋石。[1]

只是因为人尿、人中白比较污秽，不用说王公贵族，普通人也会因其不干净而不肯服用，所以才将人尿或者人中白炼制成秋石。李时珍之后的医家大都引述他的观点来说明用人尿炼制秋石的原因，既然人尿炼制秋石只是为了去除污秽，所以有医家认为秋石与人中白的药性功效等大致相同，或者认为秋石即人中白。然而，遍检医书，仅有王肯堂的《证治准绳》中提到唯恐常服童便会恶心。也就是说，当我们从古代医书中检视对一种药物的描述时，除了考察这种说法的普遍性，还需要考察其根源，以及背后的原因。

在有关人尿和童便的药用记载以及古代文集和日记的记载中，几乎未提到其不洁或污秽或有毒，反倒用其来解毒，因此认为以毒攻毒的说法不成立。诚然，医学文化会塑造人们对童便的态度和想象，民国时期用现代医学对秋石童便等经典医学中常用药物的解释，也形塑了现代人对尿液的理解和心态，而今天我们对尿液和粪便的现代理解，也会塑造我们对它们污秽的想象力。民国时期中西医两种观点的冲击，加上猎奇、古怪等心态掺杂在现代人对尿疗的看法之中。而在古代，尿液药用是一件自然的事情，为何会成为一种符合古代医学文化认知的行为呢？

---

[1] 李时珍：《本草纲目》卷52，文渊阁四库全书本，第20页。

　　早期医学有一派引用两段出处来说明药毒相通的说法，一处是《素问·脏气法时论》中的"毒药攻邪，五谷为养，五果为助，五畜为益，五菜为充"，另外一处是唐代王冰的注："药谓金玉、土石、草木、菜果、虫鱼、鸟兽之类，皆可以祛邪养正者也。然辟邪安正，惟毒乃能，以其能然，故通谓之毒药也。"[1]如果按照这种说法，尿液能够作为毒药，也能够辟邪，那么，作为药用的尿液，是否与秦汉乃至此前人类社会对毒、邪等的理解有关？这也引发我们思考早期作为禁忌的身体。

　　禁忌是为了避免相信会带来灾害的事而产生的信仰。身体本身就存在着不少禁忌，其中血的禁忌尤为突出。[2]对出土简牍到传世文献中有关禁忌的考察可以获知，从汉初到东汉的禁忌中，都强调顺应自然之气，如春阳气萌发、万物始生，不可扰其生气。四时运行与五行代谢相关，还反映了当时的五行与方位信仰。在汉代的节日中，伏日这一天，"伏日万鬼行，故尽日闭，不干他事"。这一天因为万鬼通行，不可以出门，还需要吃汤饼来避除恶气，可见用来辟鬼邪的，不一定需要使用污秽的尿液。而且，在西汉关于人、物、时的禁忌中，并未出现尿液。倒是与月事、生子以及伤孕等相关的所有污血，以及胞衣，被认为不洁，为斋戒祭祀所忌，所以马王堆汉墓帛书中的《胎产书》《杂疗方》中有专门的埋胞衣之法。不过，与尿液不同，作为人体内在物质的血液，确实有相应的禁忌。血代表生命，无论是人或动物的血，都与信仰关系密切。血用于盟誓，又用于驱邪。血既是神圣的，又是不洁的。古代祭祀之前，主持祭祀的人都要斋戒，戒血肉荤腥，以沾血为不洁。四季值星等星

---

[1] 王冰：《补注黄帝内经素问》，中华书局，1991 年。
[2] 刘增贵：《禁忌——秦汉信仰的一个侧面》，《新史学》2007 年第 4 期。

宿之日忌出血,是指人的身体而言,出血为死亡之兆。而发、须、爪等不可抛弃,在一些场合中剪除它们需要择日。手与唾液被认为具有法力,不可用手指虹,也不可唾人,唾是对人的侮辱,又是诅咒的方式。这一时期的禁忌,是民间信仰与天人感应学说的复杂产物,既有原始的巫术思维与鬼神禁忌,又有规律的五行生克与神煞运行,体现出中国古代信仰的多面性。而人与天地的关系,天地自然与人的命运相关的信仰,也体现在疾病的治疗和对健康的维护上。通过顺应天地之气的运行,参与自然周期性的循环,进而维护健康。从另一方面来看,规律性的自然显示的不只是机械的宇宙观,只要掌握其规则,人们就拥有了可操作、选择与驱避的空间。尽管如此,人尿并没有出现在与禁忌相关的治法当中。

　　汉代经典《神农本草经》中记载了与人体或者排泄物相关的药物,有发髲、燕屎、天鼠屎,具体论述如下表(表1-6):

表1-6　《神农本草经》中的药物

药名	类别	性味	主治
发髲	上品药	味苦,温	主治五癃,关格不得小便,利小便,治小儿痫,大人痓,仍自还神化。[1]
燕屎	中品药	味辛、平	主治蛊毒,鬼注,逐不祥邪气,破五癃,利小便。生高山平谷。[2]
天鼠屎	中品药	味辛、寒	主面痈肿,皮肤洗洗时痛,腹中血气,破寒热积聚,除惊悸。一名鼠沄,一名石肝。生合浦山谷。[3]

[1] 尚志钧辑校:《神农本草经辑校》,学苑出版社,2014年,第118页。
[2] 尚志钧辑校:《神农本草经辑校》,第193页。
[3] 尚志钧辑校:《神农本草经辑校》,第193页。

从以上论述可见，燕屎与"鬼注"有关，天鼠屎可以"除惊悸"，而《神农本草经》中的人部药，仅仅只有发髲一种，并未出现当时已经药用的尿液、人脂等，尿液也未用作祛除鬼邪等。王家葵提出，《神农本草经》中未使用人部药，与汉代儒家思想中的"仁"有关，因为"身体发肤受之父母，不敢毁伤"，人部药物的获取就发生了困难。[1] 人发仍可以使用，是因为可用的头发仅取自受刑之人或者童男发。在后人对该书的注疏中有："据汉人说：发髲，当是剃刑人发，或童男发，本经不忍取人发用之，故用剃余也。"虽然《五十二病方》之后关于人溺或者童便的论述，最早出自于汉代张仲景的《金匮要略》，在"杂疗方第二十三"中有：

> 凡中暍死，不可使得冷，得冷便死，疗之方。屈草带，绕暍人脐，使三两人溺其中，令温。亦可用热泥和屈草。亦可扣瓦碗底，按及车缸，以着暍人。取令溺，须得流去。此谓道路穷，卒无汤，当令溺其中，欲使多人溺，取令温，若汤，便可与之。不可泥及车缸，恐此物冷。暍既在夏月，得热泥土，暖车缸，亦可用也。[2]

不过这种急救方法使用人尿的原因，主要是利用新尿的温热，温暖病人的脐部。而在《金匮要略》中，除了有"父母及身本命肉，食之，令人神魂不安"，[3] 人头垢、人粪汁（被用作吐利药）依然用来

[1] 王家葵：《论〈神农本草经〉成书的文化背景》，《中国医药学报》1994 年第 3 期。

[2] 张仲景著，刘蔼韵译注：《金匮要略译注》，上海古籍出版社，2010 年，第 330 页。

[3] 张仲景著，刘蔼韵译注：《金匮要略译注》，第 337 页。

入药。

马王堆汉墓出土的《杂禁方》,并未将尿液看成污秽之物;《日书》中用于驱鬼的是牛粪等,并未提及尿液;《神农本草经》中用于驱除鬼邪的,是发髪、燕屎等。种种驱避疾疫的活动、风俗与祈愿中并没有出现尿液。如果再往前回溯到商代,在商代的疾病与医疗中,殷人认为致病的原因,主要是天神或祖先降祸,因此治疗的方法多通过占卜,希望天神赐愈,以及祈祷祖先庇佑。[1] 即使在这种情况下,我们也尚未发现用人尿来进行占卜驱祸。这些均说明,人体的尿液并未被视为污秽之物或者有毒之物,相反,却被看成是珍贵之物。为什么尿液会具有这种特殊的性质? 与生命观念的变化有关。

关于生命的观念,到了春秋秦汉时期,发生了较大的变化。殷商和西周,祖先与宗族被视为个人生命的来源与主宰。到了春秋时代,个人生命的来源和主宰逐渐下移,继而发展为生命可以靠个人的努力来追求。[2]《五十二病方》中虽然有大量的杂禁方,但咒术的范围仍然以与精神有关的疾病、偶发性疾病为要。战国至汉初的养生家寻求精神内守、无所贪欲的身心状态,背后支撑他们的,是没有疾病、长寿高龄的境界。《内经》时代的病因论,除风雨等外邪伤人之外,还强调个人的嗜好、作息、生活习惯等内在因素而导致疾病。也就是说,生命是可以维护的。尿液来源于人体,必然也是珍贵的。那么,如何维护生命呢? 或者说,如何维护身体

---

[1] 李宗焜:《从甲骨文看商代的疾病与医疗》,《"中央研究院"历史语言研究所集刊》2001年第2期。
[2] 杜正胜:《从眉寿到长生——中国古代生命观念的转变》,《"中央研究院"历史语言研究所集刊》1995年第2期。

呢？我们从出土医书以及秦汉时期的医学经典可以看到，观察尿液的颜色、形态以及是否排出通畅，因为其外在性、容易观察，而且病人有着很明显的身体感受，所以容易成为诊断疾病的一个重要指征。观察身体、经验身体是最自然的想法和动力。身体成了可观察、可经验的，而且健康是可维护的。在殷代的甲骨文中，出现了头、眼、口、齿、舌、喉、鼻、腹、足、趾、尿之病与流行病，还有生育之事，这些都是基于对身体最直接和基本的观察。

山田庆儿通过分析《五十二病方》中的药剂类型后认为，可以称作汤液原型的药方登场，是作为尿路疾病（癃）的处方出现的。如"烹葵而饮其汁"，以及前文表 1-2 中所列出的"以水与溺煮陈葵种而饮之"。尿路疾患的治疗法中出现了汤剂的萌芽或原型，山田庆儿将它称之为第一种原—汤液，用水和尿液掺和来煮药物，暗示着人们承认在原—汤液与小便之间有类上的相似，即所谓的同类关系，与小便极其相似，从而属于同类的汤液。因为是同类的缘故，可以促进利尿，作为利尿剂发挥作用。[1] 也就是说，因为小便为液体，而煮制之后的汤液也是液体，同类可以发挥作用，汤液可以促进尿液的流动，从而起到药用的效果。而且，山田庆儿认为，当时的人一定是期待着在酒里煮能够出现水煮所不具有的效果，药物的煮汁似乎被视为最适合尿路疾患的药剂。而且正是因为加入了酒等原料来煮药物，才使得汤药所适用的病症超出了利尿剂这种狭隘的框架，在《伤寒杂病论》中，以汤药为主体的药物疗法实现了体系化。

---

[1] 山田庆儿著，廖育群、李建民编译：《中国古代医学的形成》，台北东大图书公司，2003 年，第 158—160 页。

不过，山田庆儿的解释仅能说明汤液为何能够利尿，而不能说明为何尿液能够药用，毕竟只有少数药用的汤液中加入尿液。如果循着同类相似这一思路，特别是制作汤药的原料除了水和尿液，还可以用酒、醋。固然酒的使用，增加了古人对药效的想象，但在《金匮要略》中，方剂多用水煎煮，而未出现用童便或者小便煎煮，也就是说，尿液药用并未受到张仲景的重视。而煮汤药时仅有一处用到酒，如"炙甘草汤方第四十三"中用到了"酒七升、水八升"。这样看来，在制备汤药时，在张仲景所处的时代，关键的辅助原料依然是水。从同类相似出发，无法解释用尿液来制作汤药，也无法解释这些汤药除了用于尿路疾病之外，还用于中毒、蛇咬伤、疮疖、疽等。也就是说，我们很难从现今传世的药学文本中寻得答案，并为后世的方药之学作全盘通释。对比秦汉时期及其早期尿液可以治疗的疾病，如中毒、蛇咬伤、疮疖、疽、中暍死等，发现它们有一个共同的特点，表现为明显的外部损伤或者情况危急。正如医学史家范行准所论，在中国最远古的时代，人类最早注意到的是两大类疾病：传染科与外科创伤。的确，《五十二病方》中记载的相关疾病也以外科病名为多，器械性所引起的外伤如"金伤"等占了很大部分，还有冻伤等。

既然如此，尿液为何药用，可能的合理解释有三点。第一点，作为需要养护、不可损伤的身体，源自于人体的尿液被认为具有珍贵的性质，而非污秽或者有毒。综合秦汉及其早期对尿液药用及其疾病的认识，我们可以推测，对身体的直接观察以及经验感受，构成了用尿液来进行诊断和判断治疗进程的基础；在殷周时代及汉代早期，述及人身，更多关注体表部位，而不是如东汉晚期般更加关注人体内部结构中五脏六腑。春秋时代对生命可以靠个人努力来追求的观点，使得源于人体的尿液具有特殊的性质。《五十二病方》中对源于人体药物的使用，除了人尿使用了八次，人发和头脂也分别使用了三次。《胎产书》中通过服用尿液来治"多女无男"，更是对尿液具有珍贵性质的药用想象。第二点，尿液具有易得、取用方便等诸多优点。在药用物质的起源以及后来药方发展中，简单易用、廉价、容易采集是药物能够获得广泛使用的一个基本准则。如葛洪的《肘后备急方》序中有："余今采其要约以为《肘后救卒》三卷，率多易得之药，其不获已须买者，亦皆贱价，草石所在皆有，兼之以灸，灸但言其分寸，不名孔穴。凡人览之，可了其所用，或不出乎垣篱之内，顾眄可具。"[1]也就是说，葛洪搜集医方时以简单易用的廉价药物为主。即便是孙思邈撰写的《备急千金药方》也提及，见到医方浩博，忽遇危机情况，要求一方也很难，因而方剂务必简要。事实上，后世方书、本草中对尿液用途的示例，确实多沿用《肘后备急方》中的记载，这也说明了方便易得是尿液药用的可能原因之一。第三点，由于对外在身体的关注，尿液多用于治疗外伤和急救。基于医疗实际的考量，尿液也被用于急救。对尿液的使用，沿袭了殷周时期对体表的关注而产生的治疗。通过解剖而正确了解人体内部器官是不为殷周时期乃至春秋时期的文化价值所允许的。在后世对尿液的使用中，因为尿液并没有表现出明显的现代意义上的毒性，从而被很好地延续下来，成为一种经验性的使用。古人对急性病或者紧急情况的治疗，我们无法用医学理论或经典医学的理论来进行细致地解释，这恰好说明医学经典化之前，存在不同的药用源流和身体观。而尿液与汤药因

---

[1] 葛洪：《肘后备急方》，人民卫生出版社，1982 年，第 3—4 页。

为同为液体,被用于可观察的外在的尿路疾病的治疗,从而成为后来汤剂的原型,这也体现了殷周时期对体表的关注而产生的治疗。

5. 经典医学的初步整合:节律与数术的身体

我们所推测的将尿液用于药物的解释,更多的是基于对外在的、体表的身体的观察,对生命的养护,以及尿液在获取上的简便。如此看来,对尿液的药用更多地是基于经验,而非数术化的身体观,这与早期脉学中理论先于经验的观点似乎有所冲突。当然,我们这里的经验不是今天实证主义意义上的经验观察和实验、计算等经验方法,而是对世界和自然的体验和观察。这就牵涉早期医学中的理论与经验之间的关系。经典理论如何看待和处理早期的经验? 反过来,医家在面对具体的病症时,如何使用其理论?

前文已经述及,经典医学中的身体所依赖的理论基础是阴阳数术。医学的理论化、体系化与数术之学的介入有关。[1] 及至汉代,我们可以清晰地看到天、身体与社会存在着相同节律的论述,因而效法自然、遵行自然秩序,成为维护身体健康的基本准则。《内经》根据阴阳四时消长变化推论疾病转变,以天地四时变化推知气血津液的活动规律,并作为诊断辨证的依据,以及用药论治要顺应四时节令。虽然《黄帝内经》中并未出现有关尿液及其治疗的理论论述,但是以《黄帝内经》为基础的后世医书,特别是本草类书籍中有关尿液的论述,却为我们考察药物知识的起源

---

[1] 李建民:《发现古脉》,第 102 页。

以及对药物的认识,特别是对药物认识的形成过程提供了可能性。

虽然与尿液相关的疾病描述和治疗理论的论述已出现在《黄帝内经》中,关于药物却涉及甚少。最早与尿液治疗相关的医学理论论述,出现在《本草经集注》。本草专攻调查并研究药物的名称、性质、效能、产地等,属于分类和记述的学问,记述其成果的书籍亦被称为本草。要使药物知识被称为本草,必须建立某种能够适用于所有药物的通用原理,并根据这些原理整理成知识,而不仅仅是经验性的描述。因而探讨本草中有关人尿的知识,可以探究经典医学对药物的认识,也就是如何在经验的基础上形成一般性知识。关于药物的知识与本草的起源不同,有经验性知识的积累,并不能说已经形成了本草。既然如此,有关人尿药用的经验,是如何形成一般性的知识的呢?

表1-7 宋代及以前本草医书对人溺与小便性味的论述

著作名称	朝代·作者 (成书年)	记载内容
《本草经集注》	梁·陶弘景 (500)	人溺,治寒热,头痛,温气,童男者尤良。溺白,治鼻衄,汤火灼疮。东向圊厕溺坑中青泥,治喉痹,消痈肿,若已有脓即溃。
《新修本草》	唐·苏敬等 (659)	人溺,疗寒热,头痛,温气,童男者尤良。
《千金翼方》	唐·孙思邈 (682)	人溺,疗寒热,头疼,温气,童男者尤良。
《本草拾遗》	唐·陈藏器 (739)	溺:寒,主明目,益声、润肌肤、利大肠、推陈致新,去咳嗽、肺痿、鬼气、瘆病,久停臭者佳。

（续表）

著作名称	朝代·作者（成书年）	记载内容
《日华子本草》	五代·日华子（10世纪）	小便，凉，止劳渴嗽，润心肺，疗血闷，热狂，扑损淤血晕绝，即困乏。揩洒皮肤，治皲裂，能润泽人。蛇犬等咬，以热尿淋患处。难产及胞衣不下，即取一升用葱姜各一分，煎三两沸，乘热饮，便下。吐血鼻洪，和生姜一分，绞汁，乘热顿饮瘥。
《证类本草》	宋·唐慎微（1086）	人溺，疗寒热头疼，温气，童男者尤良……日皲裂，能润泽人。蛇、犬等咬，以热尿淋患处。难产及胞衣不下，即取一升，用姜、葱各一分，煎三、两沸，乘热饮，便下。吐血、鼻洪，和生姜一分绞汁，并壮健丈夫小便一升，乘热顿饮，瘥。
《本草衍义》	宋·寇宗奭（1116）	人溺，须童男者，产后温一杯饮，压下败血恶物。有饮过七日者，过多，恐久远血藏寒。今人发带病，人亦不觉，气血虚无，热者尤不宜多服，此亦性寒，故治热劳方中亦用。
《宝庆本草折衷》	宋·陈衍（1244）	人溺，一名尿，一名小便，其儿童者，名童子小便。
《本草品汇精要》	明·刘文泰等（1505）	人溺，无毒，疗寒热，头痛，温气，用童子者佳。味咸，性寒，软。气，味厚于气，阴也。主明目，益生。

　　从表1-7可见，《本草经集注》对虫兽药物三品分类中，与人体有关的药物全部被列入上品，包括人乳汁、发髲、乱发、头垢、人屎等，其中马乳、牛乳、牡蛎等也并列为虫兽部分的上品。人溺被置于人屎门下，人溺和人乳汁、头垢一样，并未涉及药性，而发髲是"味苦、温、小寒"，乱发是"微温"，人便是"寒"。总的来看，人乳汁的作用是"主补五脏，令人肥白悦泽"，头垢也是用"悦泽人者"，其中或与养生有关。《新修本草》和《千金翼方》基本上原文辑录了

《本草经集注》中的内容。而到了《日华子本草》，首次将小便作为单独条目列出，而且将小便的药性定为"凉"，但并没有论述小便的味。后世本草书籍在论述小便或者人溺的治疗时，多沿用前代本草中的记述，即便到了明代的《本草品汇精要》，小便治疗的条目也是引用《名医别录》《日华子本草》《新修本草》中的论述。唯一不同的是，《本草衍义》中提到不宜久服人溺。通过对比不同本草中对人溺的论述，可以发现《本草经集注》奠定了历代人尿主治功用论述的基础，除治疗头痛外，还有"卒血攻心，被打内有淤血"，"症积满腹，诸药不差者服之，皆下血片肉块"。值得注意的是，《本草拾遗》中增加了人尿的药性是"寒"，在主治功用上增加了"主明目，益声、润肌肤、利大肠、推陈致新，去咳嗽、鬼气、瘅病"。那么，《本草拾遗》中将人尿药性定为寒的依据是什么？以及由此而增加的主治功用的依据是什么？

而医书方书中对人溺药用的记述，亦反映出这种变化（见表1-8）。人溺仍用于对卒死等进行急救、解毒，或者是被蜂螫等《肘后备急方》中所记载的情况，甚至是幼儿因"水痰鬼疰"而造成的不语等紧急情况。《魏书》中所载的异国风俗"以人溺洗手面"，到了《本草拾遗》中竟成了人尿润泽皮肤的功用。及至唐代末期，童便开始由直接饮用转变为专门炮制他药，如附子、牡蛎等，如《仁斋直指》中有多处用童便炮制香附。或者和酒一样，将童便作为引经药来煎取其他药物。有少量方剂中将童便作为一味单独的药物，和其他药物并列。宋代的方书中大量用到童便，从治疗的门类来看，童便多用于治疗妇科和外科疾病，特别是由于淤血或血行不通引起的产后疾病或者跌打损伤等。也就是说，人尿要么用于急救，要么用于辅助药物，从未以君药的形式出现在方剂或者治疗之中。

表1-8　唐宋时期本草医书对人溺药用的论述

著作名称	朝代·作者（成书年）	直接服用（次数）	炮制它药或引药（次数）	合药（次数）	记载内容/治疗门类
《千金要方》	唐·孙思邈（652）	1	0	0	卒死
《外台秘要方》	唐·王焘（752）	1	0	0	蜂螫
《仙授理伤续断秘方》	唐·蔺道人（846年左右）	1	1	0	破伤风病；除痕
《钱氏小儿直诀》	宋·钱乙（1032—1101）	0	3	0	疮
《博济方》	宋·王衮（1047）	0	1	0	治产后脐下疼痛不止
《苏沈良方》	宋·苏轼、沈括（1075）	0	1	0	治鹤膝风及腰膝风缩
《产育宝庆集》	宋·李师圣、郭稽中（1131）	0	1	1	初产后晕血，和气补虚压惊悸
《幼幼新书》	宋·刘昉（1150）	2	8	3	水痰瘈疭；惊潮狂困；睡惊；婴癇治癇；胎风中风；咳嗽诸疾；热蒸汗疸；寒痛逆；羸；耳聋；口唇喉齿；头疮冻沸；蜥蜴虫毒

（续表）

著作名称	朝代·作者（成书年）	直接服用（次数）	炮制它药或引药（次数）	合药（次数）	记载内容/治疗门类
《三因极一病证方论》	宋·陈言（1174）	1	6	1	产后败血不散;水肿;霍乱;难产;产后诸疾;血晕闷腹死胎绝胎中胞衣不下
《女科百问》	宋·齐仲甫（1220）	0	7	0	恶露未尽发渴面浮;产后气力虚羸;咳嗽月水不通;横生难产及催生;产后腹痛又泻痢者
《小儿痘疹方论》	宋·陈文中（13世纪中期）	0	3	0	炮制附子
《仁斋直指》	宋·杨士瀛（1264）	2	15	4	治暑风卒倒法;跌扑损伤;瘀血作腹痛;利膈化痰血;妇人诸虚百损;鼓腹胀如盆胀;产中风;血气不调;眼痛头目昏;疟痹
《类编朱氏集验医方》	宋·朱佐（1266）	0	1	0	腰腹内有败血
《急救仙方》	宋·佚名	0	6	5	产后血晕不知人,狂语颠倒,健忘失志,倒横难生或子死腹

那么，值得思考的问题是，为什么《本草经集注》奠定了本草的体例，但是并未论述人尿的性味？人尿的性味是如何界定的？为什么直到《本草拾遗》才论述人尿是"寒"，而《日华子本草》中将人尿的性味界定为凉？为何性味会发生变化？

前文曾通过对比《五十二病方》以及成书于东汉的《神农本草经》，发现《神农本草经》将《五十二病方》所用的以人体器官或者分泌物入药的溺、头脂、燔死人头、死人脂骨、人泥等十余种删除，仅仅留下了发髲一种。这种变化，与汉代儒家思想中的"仁"有关，因为"身体发肤受之父母，不敢毁伤"，人部药物的获取就发生了困难。[1]而到了陶弘景编撰《本草经集注》所处的时代，不仅人尿等人部药物恢复使用，还有一段关于身体禁忌以及与人尿相关的文字。虽然这段文字并未直接说明用人尿来治疗头痛的原因，但是用"月水涂刀"，是用污秽来破坏神气，亦说明了女性身体的禁忌。女性身体的污秽观以及妇女禁忌曾得到过现代学者的充分探讨，甚至包括明末战争中所使用的女性污秽法术。[2]《本草经集注》中的这段文字叙及用人身体的部位甚至是排泄物，亦提到了使用污秽的法术，同样也是用于战术，不同的是用于刀箭而不是火炮。这段文字亦说明人身体的皮肤，与粪尿一样，具有同类的性质。女性月水、屎溺等源自身体的药物，在陶弘景的时代，其药性得到了极大的想象。

《黄帝内经》涉及药的记述极少。在西汉末，针灸医学与医学

[1] 王家葵：《论〈神农本草经〉成书的文化背景》，《中国医药学报》1994 年第 3 期。
[2] 李建民：《"阴门阵"新论——明清身体的文化小史》，《东华人文学报》2012 年第 21 期。

基础理论确立之后，中国医学仍然有两大问题需要解决：一是记述药物并加以整理、分类，建立起药物学；一是将以药物疗法为基础的临床医学体系化、理论化。药物学的建立，是西汉末年，大约公元 5 年之际完成了被称之为《神农本草经》的最早本草书。《伤寒杂病论》将药物疗法与诊断学结合在一起。因此，要理解尿液作为药物的作用理论，还需要从《神农本草经》以及其后的典籍中寻找答案。

性味是用来反映药物属性和作用定位的理论，归经是药物对身体各部位的选择性作用方式，而且性味决定药物的归经。药性有寒热温凉之不同，称为四性。虽然一般认为四性最早出现在《神农本草经》中，其中将四性称为四气："药有酸、咸、甘、苦、辛五味，又有寒、热、温、凉四气。"经过比较《本草经集注》与《吴普本草》所引本草书，以及《黄帝》《医和》《雷公》等，发现《神农本草经》中多以五味以及有毒无毒的记述为主体，四气只是涉及少量药物的辅助性记载。初期本草书中没有表现出与《本草经集注》相同的倾向，其中，舍弃五味与毒之有无，全面地改为四气之记载的是三国时的李当之。《吴普本草》在传统的五味的方式上加上李当之对四性的论述，确立了药性记载的新方向。陶弘景在《本草经集注》中从《神农本草经》的文本中抹去有毒、无毒的记载，并代之以四气。那么，陶弘景是依据什么而写入四气的呢？山田庆儿认为是陶弘景整理《吴普本草》及其以后的本草书的记载，选择性地加以采用。[1] 另外，在初期本草中只有寒、温，没有热、凉之气。寒、温又被分为大寒、寒、小寒、平、小温、温、大温等七阶段。另外，只有《本草经集

---

[1] 山田庆儿著，廖育群、李建民编译：《中国古代医学的形成》，第 243 页。

注》中不言"小",而称"微"。早期的本草并没有表现出与本经相同的倾向。这些均说明,《本草经集注》中有关四气的记载不是源于包括李当之在内的初期本草书,而是依据晋代以后写成的本草书。接下来的问题是,陶弘景为什么会加入药物的四气来作为本草的准则?

另外,从《本草经集注》开始,五味与四气的论述体例开始形成,并且成为此后所有本草书的原型与核心。由于气在后来的使用中多表示气味,宋代的寇宗奭为了避免与药物的香臭之气相混淆,提出将药物之四气改称为四性:

> 序例,药有酸、咸、甘、苦、辛五味,寒、热、温、凉四气。今详之:凡称气者,即是香臭之气;其寒、热、温、凉,则是药之性。且如鹅条中云,白鹅脂性冷,不可言其气冷也,况自有药性。论其四气,则是香、臭、臊、腥,故不可以寒、热、温、凉配之。如蒜、阿魏、鲍鱼、汗袜,则其气臭;鸡、鱼、鸭、蛇,则其气腥;肾、狐狸、白马茎、近隐处、人中白,则其气臊;沉、檀、龙、麝,则其气香。如此则方可以气言之。其序例中气字,恐后世误书,当改为性字,则于义方允。[1]

这段论述表明,药物的气实际上是"性",不是药物自然的、可被嗅触的气,而是与四时之气相对应。那么,由此引出的两个问题是:四气分类与对应的理论基础是什么?药物从经验感知的气味与从经典医学理论所言的气之间有什么区别?也就是说,更为根

---

[1] 寇宗奭:《本草衍义》,中华书局,1985年,第3页。

本的问题是，如果无法从经验感知药物的气或性，超越经验之外的
依据是什么？

　　由于四性或者四气与五味常相对应，结合五味理论的形成并用
于本草的论撰体例，有助于我们更进一步理解早期药物理论的形
成。五味理论的形成，依据《吴普本草》中的药性记载，可见奠定于
汉代的通用原理，只有五味与寒温或毒性，而且在四气之前，《神农
本草经》中已经形成了以五味或有毒无毒为主体的记载方式。关于
五味的分类，《神农本草经》中有"药有酸、咸、甘、苦、辛五味"，但《神
农本草经》未对五味功能进行论述。一般认为，对五味的分类最初
来源于"古人很自然地将口尝滋味与作用联系起来，用滋味解释药
物的作用"，其依据多是"神农尝百草而知百药"，并认为在《黄帝内
经》中根据五行学说，将五味与自然界众多的事物、属性联系起来，
最早归纳了五味的基本作用。[1] 固然神农尝百草是本草家们后来
构造的神农传说以及本草家的形象，而在形象构造的背后，实则是
本草书籍的编撰者寻求知识的合法地位以及权威地位的努力。

　　撰写《神农本草经》者，不是修习神仙术的方士，而是采药者。
开始自称其知识与技术为本草的这些人，在借助神仙术之外衣使
其存在正当化、具有权威的过程中，将治病的本草与长生的神仙术
相对应，谋求理性领域中的自立化。采药者从汉代的经典医学理
论出发展开五味的药物学原理，并谋求知识的体系化。《本草经》
之"尝其五味，一日七十余毒"，出自《淮南子》。本草家们在"时多
疾病、毒伤之害""尝百草之滋味、水泉之甘苦""一日而遇七十毒"

---

[1] 大部分研究持有这种看法，如赵琰、屈会化、王庆国：《性味理论在组方配伍中
　　的意义》，《北京中医药大学学报》2005 年第 2 期。

这样的记述中,发现了适合他们的学问鼻祖的人物形象。为了使其著作更具有权威性,本草家们以《淮南子》为线索,创造神农传说。《神农本草经》的出现,不仅影响了采药者,在医者中间亦有反响。此后,各种各样的人接触到《神农本草经》,记述的内容不断扩大,随之而来的是混乱程度的增大。最终《神农本草经》变成了集诸家之说、取注释形式的四卷雷公集注本。陶弘景在四卷本的基础上,增加后代之见识,撰写详细之注,完成了《神农本草经集注》。本草的历史,开始以西汉末出现之《神农本草经》为核心,汉代所奠定的范型持续存活到最后,但是最终没有脱离初始所具备的药物学这一风格。

那么,本草的作者们是如何根据汉代的经典医学理论发展出五味的药物学原理的呢?《黄帝内经》涉及药的记述很少,至于药的理论则根本没有,但是却成为药学理论的基础。例如序中的五味,食物的五味与身体以及疾病的关系,即是《黄帝内经》的著者所注意的问题之一。通过五味入五脏,以及五脏与天地五行的对应,本草家在此基础之上形成了关于天地—五味—五脏之间的从药理到身体并到疾病之间的关系,如图1—9所示。虽然朝着五味之五行的分类,可以追溯到《管子》和《吕氏春秋》,《周礼·天官》中也有"以五味、五谷、五药养其病"的说法,但将人的四体、五味直接对应于"天有四时五行"的,则是本草家。《黄帝内经》中对人是天具体而微的模型作了具体论述。人如何与天相符? 是与天通过气及经脉进行交流。"生气通天论"明确指明:"天地之间,六合之内,其气九州。九窍、五藏、十二节,皆通乎天气。"[1]天人不但相符,而且

---

[1] 牛兵占等:《中医经典通释·黄帝内经》,第219页。

相应。因此，医家要维护人体健康，最重要的是配合时间、方位以及人体的对应结构，善加导引之。四时、八位、十二度、二十四节气等自然秩序的运行，有一套规则，自然秩序是不可违反的。因而体现在时令季节与疾病的关系上，《素问·阴阳应象大论》中说："天有四时五行，以生长收藏，以生寒暑燥湿风……故曰：冬伤于寒，春必温病；春伤于风，夏生飧泄；夏伤于暑，秋必痎疟；秋伤于湿，冬生咳嗽。"[1]《神农本草》将其发展为"春夏为阳，秋冬为阴"，万物的消长也与四季相对应。

表1-9　五味的作用

五行	味	补	养	除
木	酸	肝	心	肾病
火	苦	心	脾	肝病
土	甘	脾	肺	心病
金	辛	肺	肾	脾病
水	咸	肾	肝	肺病

在前述的讨论中，我们已论及中国医学的诞生无法离开数术方技，也就是阴阳五行之学。针灸疗法并非源于经验，而是形而上学的概念，是身体脉循行的节奏与天之宿度相感。从四性五味的提出，到运用于本草中的编撰与药用理论的历史来看，本草学中药用理论的出现同样如此。略有不同的是，本草的编撰者将早期经验积累的药物知识，依据汉代已经形成的经典医学理论来经典化，并争取合法化。《五十二病方》中使用了约二百五十种药物，已经

---

[1] 牛兵占等：《中医经典通释·黄帝内经》，第229页。

有相当丰富的经验性知识的积累,但并没有适用于药物的通用原理。尿液的性出现在《日华子本草》,而味则出现得更晚,这说明在本草经典化、争取合法化的初期,医家或者非医家并不能将根据经验获得的药物全部经典化。而随着由不同来源所获得的药物的增多,出现了根据药用理论反过来推论药物的味的现象,也就是趋于经典化。通过对比对尿液的药用形成体系化或者经典化前后的论述,可以发现,尿液的药用从秦汉至明清,在治疗外伤、虫蛇咬伤的记述方面从未间断。在《本草拾遗》将尿液的药性界定为寒之后,尿液药用治疗的范围扩展到止咳嗽、润心肺、治难产胞衣不下。迟至明代,本草书籍中才出现人溺或者童便味咸的论述,但是药用的范围并未出现大的变化。这说明本草对药物性味的论述所依据的理论,与实际的治疗之间存在着很大的张力。

　　本草的范型奠定之后,对尿液药用的解释,便试图脱离可观察的身体,而全部归入按照宇宙法则运行的身体观之中了。在将尿液的药用纳入经典医学的理论之后,宋元乃至以后的医家开始从尿液的咸味和寒性来解释其相应的主治功用,并将其用于相应的治疗之中。不仅如此,性味被看成特定种类的事物所发生或发作出来的,是事物本身所固有的性质。味被视为客观的气的一种存在形式,每种事物都有其不同的存在形式,因此也就有不同的味。在这里,性味成了事物最重要的性质,或者是事物的本质。[1] 味在这里成了物的本质属性,这是一种不同于古希腊哲学的辨识形式与本质关系的哲学思考。

---

[1] 贡华南:《味与味道》,上海人民出版社,2008 年,第 19 页。

6. 身体观的变化与早期医学中自然主义本体论的形成

从尿液药用及其在本草书籍中定型的历史考察，为我们思考早期医学知识是如何形成的提供了线索，同时也引发了值得进一步思考的问题。这些问题包括：（1）早期药物知识形成的源头有哪些？是如何实现整合的？（2）医学和药物学知识形成后所带来的关于认识身体和世界的本体论的变化是如何产生的？（3）本草知识的形成过程中，多大程度上是依赖于经验的？本草对个体药物的具体理论论述，为何在宋元时期才开始形成？

早期药物的出现，有着多种源头。中国医学从周秦开始，经过不同地域的医学传统彼此交流、裂变、嫁接形成汉代及其之后的风貌。早期医疗的技术和知识并非完全由医者所垄断，巫、方士、道士或者士大夫都掌握了不同的医学资源。尿液的药用，并非医者这一系列独自发展出来的知识系统，房中、神仙的养生技术也曾经扮演重要角色。虽然尿液药用的出现与禁忌无关，一出现便是以世界作为实体的本体论或者是自然主义的解释。但是不可否认，马王堆汉墓的《胎产书》《杂疗方》、睡虎地秦简《日书》等出土典籍中存在着大量禁忌以及鬼神信仰，以及秦汉时期将民间信仰、鬼神信仰通过五行学说而学术化的努力，进而到《黄帝内经》中利用基于相关和感应的阴阳五行学说将疾病和治疗进行统一解释，这种解释模型一旦形成之后，便在旧传统和新的思维方式之间，画定了一条明显的界线，出现了一种新的思维方式，而且这种思维方式被视为经典。此后本草学的理论化，医学对疾病的治疗的阐释和发挥，都建立在这种新的思维方式的基础上。本草中对尿液药用解释的出现及其变化，便是这种经典化的体现，不同来源的身体观，被整合到新的身体观之下。

周秦之际的旧传统也是由一系列有关健康的观念组成的，而这些观念是基于已有的身体观和信念，即疾病是由于鬼神、祖先或者巫蛊等导致的。治疗被认为是通过祈祷、驱赶鬼神，通过药物来杀死巫蛊等进行的。人的身体乃至身体所存在其中的天地，并没有以实体的本体论存在，人与巫没有明显的区隔。与此形成对照的是，由《黄帝内经》带来的新传统，拒绝将鬼神和巫蛊等看作是疾病的起因，而是将关注点转移到环境、气候和个人的行为，以及人与天地所展现出来的规则、结构和道德等在解释疾病方面的重要性。《黄帝内经》中展现出来的，是在人的体表与天地自然以及人体内部之间，根据阴阳五行的原则建立起来的相关、感应与转化关系的系统联系。人体的运行，与天地和气运行的宇宙法则、规律相同，其连通环节为形而上学的阴阳等概念。无论这种身体观是否以经验的观察为基础，显而易见的是，这种人体图式，以及与人体脏腑相关的功能阐述，已经超越了马王堆文本中的知识和观点。中国文化中发展出来的史前时期对健康的照料，从晚周到后汉发生了转变，医学开始以新的面孔出现。这一新面孔的特征是，试图在基于自然法则的基础上解释疾病和健康，而自然法则保证了独立于时空、人或者形而上的物体之外的自然秩序。其中，自然被理解成非人格的、持续的以及有规则的。对疾病、健康、治疗以及疾病状态的转变的解释，被置于一种实体本体论的框架之中。

早期医学知识形成所基于的本体论的转变是如何发生的呢？尿液从出现就不再用于禁忌的身体，而是经验的可观察的身体，其间经历的转变，与早期医学本体论的转变是同构的。布鲁尔（David Bloor）在《知识和社会意向》（*Knowledge and Social*

Imagery)中提出,有哪些过程进入了知识的创造之中?[1] 这个问题可以用于现代欧洲医学的产生,同样也适用于古代中国医学的发展情境。关于知识的形成以及知识形成背后本体论的转变,虽然人类学、科学知识社会学、科学哲学以及社会建构论等不同学派持有不同的观点,在相对主义和实在论之间存在分歧,但是不同观点均承认的是,社会文化、社会环境对于知识形成的影响。而且,正如罗维所辩护的,尽管古希腊和古代中国对于世界的解释存在许多不同的观点,但是并不代表不同体系之间是不可通约的,两种体系的自然语言之间并非是难以相互理解、无法沟通的,他们对形成不同看法的世界之间有可识别的共通点,依然存在着客观性、真理和担保(真理)等概念,亚里士多德和撰写《淮南子》的刘安等所置身的世界,依然是我们今天的世界。[2] 而且社会建构论或知识建构论者将科学看作社会建构的观点,对于解释经典医学从旧有传统到新传统的转变,无法提供这种转变过程的复杂性。因为医学知识涉及对身体本身知识的表达,以及这种表达如何被织入观察者的脑海中,而且这种表达还受到外部文化或环境等对身体观察所产生的影响。而医学知识中新旧传统的转变则更加复杂,还需要考虑旧的观念如何被织入新的思想之中。事实上,罗维的这种观点也是与认知的跨文化普遍性与差异性的事实一致的。这也为我们从古代医学出发,细致地考察这种普遍性和差异性提供

---

[1] D. Bloor. *Knowledge and Social Imagery*. University of Chicago Press,1991,p. 5.

[2] G. E. R. Lloyd. *Ancient Worlds，Modern Reflections：Philosophical Perspectives on Greek and Chinese Science and Culture*. Oxford：Oxford University Press,2004，p. 79.

了基本的着眼点。

《黄帝内经》中有大量的比喻，用来描述外部和内部的身体。古代中国人观察到了身体的表象，区分了器官并试图说明它们的功能。身体状态的失常可以被识别，而且失常需要被治疗，治疗的原则是消除身体上的失常。古代中国人也能够看到一个鼻子和两个眼睛，而且将它们称作"鼻子"和"眼睛"。他们也知道胃、肾等脏腑的单独功能并且将它标记出来，也描述和识别了对食物和流质的消化、排泄物的多少，从尿液的颜色和状态来判断身体状态可以充分说明这一点。另外，流血、溃疡、头疼等被看成身体状态的失常，需要解释和治疗。这一类解释形成了经典医学的核心原则。重要的是，为了获得对疾病和健康的解释，中国的经典医学转向依赖于自然法则，当对身体本身的表达进入观察者的脑海之中后，观察者开始朝向外在的世界。也就是说，经典医学中的用来理解健康和疾病的本体论和系统进路，与欧洲或者现代西方的思维风格是一致的。因为敌对与捍卫的经验对于人类而言是共同的，这些经验构成了所有医学的基础。不同的是，对敌对和捍卫的理解，需要通过次级的概念层次去传递，而这些次级概念层次又受到不同的社会经济、物理环境以及政治哲学等的影响。

基于自然知识的汉代经典医学与早期基于多神信仰的治疗之间所发生的转变，我们很难用基于实证主义或者治疗有效性的生物医学原则来判定，而且这样做也是不适当的。我们在导论中已经讨论过这一点。那么，在治疗的有效性之外，是否可以识别出一些新传统的接受者的辩护策略，从而解释为什么应该接受新的观点，而对旧的观点不感兴趣？普特南（Hilary Putnam）提出，在另外一个完全不同的语境下所提出来的"合理性要求"，如果两个假说有同样的可检验后果，那么我们就不应该接受在先验上不合理的假说。如何判断先验概念上的不合理呢？既不是"在经验事实上作出论断"，也不是声称有一个演绎逻辑推理，而应该求诸人们所采取的方法论上的立场。

在科学史或医学史上，合理性和预测力，一般被认为是使得一个社会或者社会中特定的人群接受阐释疾病和健康的新的思维方式的评判根据。那么新思想中的合理性是从哪里开始的？激励着人们去接受面对疾病的新方式的前景是什么？已有的关于中国古代身体观的现代考察，多关注经典医学形成之后的身体观，并且认为将气与身体结合并论，不仅是以人体作为对象的医学的基础，还是中国认识自然界其他现象等得以运作的理论基础，不但如此，它还提供了中国古代主流思想的重要动力。但是，经典医学中的解释框架的转变，与中国主流思想之间的关系究竟是什么，并没有得到具体的研究。诚然，汉代主流思想中对社会规则、世界观与医学观念之间的概念框架是通用的，前文所讨论的数术的身体观即体现了这一点。

部分后周、秦汉时期的有识之士，失去了对同时存在的多种世界解释模型的有效性的信心。春秋战国时期，特别是帝国的出现，需要一种新的管理方式。相比仅仅依靠伦理的家庭式管理规则，非个人的、持续的、依靠法的管理方式，被认为更加适合于复杂的官僚体制。由社会法则和规则所保证的社会秩序的发展的想法，激励着有识之士将自然规则看成自然法。法家和黄老哲学的出现，自然主义化使得一般意义的法律概念和社会规则概念免于遭到"它们是人为的"攻击。有两类人，他们的兴趣是法家，在后周前汉出现，支持黄老哲学。天、地、人的规则框架与国家治理是一致的,宇宙不仅仅是政治的简单映照。宇宙、身体和国家在一个单一的过程中被形塑,社会政治的变化对知识形成的形塑作用在此得到体现。[1]也就是说,用基于自然规律的阴阳五行学说来解释人体器官正常和失常的状态,遵循着一个大的趋势,而且这个趋势是围绕着更大范围的社会生活来展开的。当适用于统治社会的规则被接受时,医家自然而然也被说服:这种规则也适用于身体。对阴阳和五行原则的采纳,使得古代中国的自然主义者朝着"知道世界的规则"迈进了一步,开始接受物质的、基于事实的证据。关于身体的知识从一种概念框架过渡到另外一种。[2]《素问·金匮真言论》中的论述,即体现了天地、四方、五色、五官、五脏、五味、五谷、星体、疾病、音律、数术与气味等都遵循同样的节律。

> 西方白色,入通于肺,开窍于鼻,藏精于肺,故病背。其味辛,其类金,其畜马,其谷稻,其应四时,上为太白星。是以知病之在皮毛也。其音商,其数九,其腥。[3]

一旦关于世界和身体的认识向实体本体论的转移发生,很多现象就可以通过移除祖先和鬼神,而取代以社会规则来解释,于是出现了基于新知识的解释,而且被概念化。哈金(Ian Hacking)认为,每一种推理形式都引入了大量新颖的,关于客体、证据、语词、

---

[1] N. Sivin. State, cosmos, and body in the last three centuries B. C.. *Harvard Journal of Asiatic Studies*. 1995,55(1): 5 - 37.

[2] P. U. Unschuld. *Huang Di Nei Jing Su Wen: Nature, Knowledge, Imagery in an Ancient Chinese Medical Text*. Berkeley, Los Angeles, London: University of California Press,2003, pp. 284 - 286.

[3] 牛兵占等:《中医经典通释·黄帝内经》,第 225 页。

规律和概率的表述。按照哈金的表述，经典医学基于实体的本体论进路，将身体内部、器官之间的各种联系等整合到新的概念框架中。那么，新体系对取代鬼神信仰是如何辩护的呢？《素问·移精变气论》中有如下记载：

> 黄帝问曰：余闻古之治病，惟其移精变气，可祝由而己。今世治病，毒药治其内，针石治其外，或愈或不愈，何也？岐伯对曰：往古人居禽兽之间，动作以避寒，阴居以避暑，内无眷慕之累，外无伸宦之形，此恬憺之世，邪不能深入也。故毒药不能治其内，针石不能治其外，故可移精祝由而己。当今之世不然，忧患缘其内，苦形伤其外，又失四时之从，逆寒暑之宜。贼风数至，虚邪朝夕，内至五脏骨髓，外伤空窍肌肤，所以小病必甚，大病必死，故祝由不能己也。[1]

从以上对话可见，《黄帝内经》建立起来的新体系，并没有断然地否定鬼神的存在，以及鬼神与维护健康的合理性。按照新体系的基本原则，人体健康和生命是依赖于自然环境的，环境发生变化之后，引起疾病的原因也发生了变化，"移精祝由"便不再奏效了。按照这种实体的本体论进路，依赖于自然规则的解释框架不仅对于过去是正确的，对于现在和未来也是正确的。"移精祝由"并非与针灸药物等治疗方法对立，而是随着社会环境的变化，它成了多余的疗法。另外，经典医学中用"邪"来替代鬼神的概念，即实现了对旧有传统的过渡，同时也保留和强调了本体为实体的进路的合

---

[1] 牛兵占等：《中医经典通释·黄帝内经》，第263页。

理性。《素问·汤液醪醴论》中对药物与精、神、魂、气之间的关系的论述，即体现出这种辩护策略：

> 帝曰：上古圣人作汤液醪醴，为而不用何也？岐伯曰：自古圣人之作汤液醪醴者，以为备耳，夫上古作汤液，故为而弗服也。中古之世，道德稍衰，邪气时至，服之万全。帝曰：今之世不必已何也。岐伯曰：当今之世，必齐毒药攻其中，镵石针艾治其外也。[1]

《素问》将药物治疗比喻成对敌人的攻击，因为社会环境发生了变化，邪气的出现，疾病对人类健康的威胁已经增大到一定程度，于是仅仅依赖于煎煮谷物获得的药酒已经不够用了，所以需要用毒药和针灸来攻克疾病带来的威胁。正是因为以《黄帝内经》为基础的经典医学中新体系的形成，与当时社会中主导的同样适用于国家、社会、自然乃至整个宇宙的普遍规则的被接受有关，而且对旧体系并没有进行彻底反驳，从而给面向实践的具体药物治疗和其他治疗方式留下了很大的发挥空间。首先，药物在治疗中的地位并没有明确，经验与理论之间并没有建立密切的联系。《黄帝内经》中对身体的观察、描述和表达非常有限，而且仅仅限于外部的身体，除了脏腑之间的相互关系，颜色、气味、声音以及冷热变化之外，脏腑的功能是什么，数术观下的身体透露给观察者非常少的信息。正如脉的概念的成立，经脉理论的突破，与针具的进步之间没有必然联系。周秦以下，针具一变再变，精益求精，旧的工具不

---

[1] 牛兵占等：《中医经典通释·黄帝内经》，第 266 页。

断被淘汰更新，连毫针也迭有创新，而十二经脉体系相对来说变化并不大。脉学的突破，不在于技术的突破、针具的精进，而是人与天关系重新调整的历程。[1] 那么，药学知识的突破和形成呢？

医学理论与针灸学理论的形成，亦即理论的形成，是数术化的结果。药物学理论的形成，从尿液的使用和早期本草书籍的形成和论述来看，也存在数术化的过程。经典医学中的新体系或者用于对药物治疗的讨论，或者将药物的具体使用被纳入经典医学的框架之下。不同的是，药物在实践中的具体使用，无疑与疗效有关，基于疗效的经验，又与理论的预测前景有关。在药物使用的过程中，经验与经典再阐释的过程很重要。药物的使用，涉及经典医学理论的具体实现，也就是说，虽然秦汉时期的身体是数术的身体，但是具体的治疗诊断，除了经典医学的理论之外，还有一套服务于实践的规则。这种理论与经验并行的原则，在中国早期医学形成之初便已经存在了。身体对世界和对自然、疾病的体验和观察，在其中必然发挥着重要的作用，并与理论之间存在着互动。《五十二病方》中对尿液的使用，多以外伤治疗为主，这些都无法置于经典医学的身体观之下。尿液治疗的疾病范围，从《五十二病方》到宋代，一直发生着变化，而直到宋代才出现有关尿液药用的理论解释。具体的治疗与药物使用的原则在《神农本草经》之后才出现，而具体的药物原则与经典的身体观对应起来，是到了宋元金时期的本草。也就是说，药物的概念化和理论化为什么一直没有形成？在药用理论没有形成之前，药物实际使用的原则和依据是什么？医家对理论和经验之间的关系是如何处理的？或者更进一

---

[1] 李建民：《发现古脉——中国古典医学与数术身体观》，第102页。

步,经典医学中药物使用的这种经验究竟是什么? 这种经验与现代科学的经验有什么不同? 这种经验的不同,与知识的传递之间存在什么关系? 是否尿液的药用,将尿液药用的经验理论化,导致医家在新的身体观之下发展出新的技术?

另外,正是因为经典医学的多源头,而且经典医学属于有识之士的治疗,民间的治疗仍然保留了早期的鬼神信仰,在从旧传统向新传统的转变和论证中,经典医学并未彻底反对鬼神信仰,这也为宋元时期不同传统的融合、新的医学知识的整合提供了可能性,也为医学知识,特别是药物和治疗手段的多样化,提供了空间。这些将是接下来的章节要讨论的核心问题。

第二章

从假借外物到津液论的身体：
经典医学理论的张力

在考察了尿液的药用起源之后，接下来的问题便是：尿液已经成为广泛使用的药物，既可直接用于治疗，也可以用来作为其他药物炮制时的辅助原料，为何还要将尿液作为主要原料进行炮制进而制作秋石？秋石炼制方法与入药的具体记载，出现在医药类典籍而非炼丹术典籍之中。那么，一种新药的出现与哪些因素有关？从天然的药物到炮制之后的人造药物背后，所遵循的原则是什么？身体的观念发生了哪些变化和重新阐释？特别是，从矿物出发，而不是人尿出发，炼制的秋石，在炼丹术的典籍中已经多次出现，为何冠以秋石之名的丹药，其炼制原料在唐宋期间会发生如此大的转变，并最终定型于经典医学之中？道家和医家的身体观有哪些区别？两种不同的身体观产生融合的内在机制与外在条件是什么？药物获得承认并能用于养生和治疗疾病的本体论原则与认识论基础是什么？或者身体、自然和治疗之间的关系是如何建立的？

1. 养生与食气的身体

杨儒宾提出"谈到中国的身体观，首先就不能不考虑到道家的立场",并认为虽然《老子》《庄子》等谈论人的身体之问题时,重点不完全一致,但同质性非常高。道家身体最大的一项特色是气化的身体观,更进一步界定,是"负阴抱阳冲气以为和"的身体。在这种阴阳冲气以成的身体观模式下,人的躯体不只是和宇宙的气息相通,而且从根本上说,它就带有浓厚的宇宙性,由阴阳气化界定身体。[1]从上一章对数术的身体的讨论中可见,中国医学的身体观也是宇宙论下的气化的身体。那么,道教的身体与医学的身体究竟有什么不同? 就尿液而言,道教养生与炼丹为何会将尿液作为原料? 尿液在道教的身体观中处于何种位置? 一个最为根本的问题是,为何从尿液来炼制秋石是源自道士,而不是其他?

　　鲁桂珍和李约瑟曾提出秋石可治疗性腺功能衰弱相关的疾病。他们认为中国古代认识和使用动物性器官、房中术等,是能够从尿液中提炼性激素并用于治疗的经验背景。虽然他们此举的目的是为了反证秋石含性激素,以致其解释显得牵强。如"尿液的医用,特别是治疗性功能衰退等相关疾病,可以回溯到中国久远的古代",[2]并举甘始、东郭延年、封君达的例子:"甘始、东郭延年、封君达三人者皆方士也,率能行容成御妇人术,或饮小便,或自倒悬,爱啬精气,不极视大言,皆为曹操所录,问其术而行之。"[3]不过,容成御妇人术和饮小便都是达到长生的手段,并且人尿虽然早就用以药用,但未用于壮阳。中国古代确有用睾丸、胎盘等来治疗性

[1]杨儒宾:《导论》,杨儒宾编:《中国古代思想中的气论及身体观》,台北巨流图书公司,1993年,第21页。

[2]G. D. Lu, J. Needham. Medieval preparations of urinary steroid hormones. *Medical History*. 1964,(2): 101‐121.

[3]范晔:《后汉书》,第22页。

衰弱、阳痿等的记录，并认为人体的津液和精液能够对人体起作用，但并不能由此推测古人认为尿液也有治疗阳痿的功效。鲁、李二人并没有对秋石能治疗性腺机能衰退等相关病症提供直接论证。不过，《后汉书》中饮小便致长生的这段早期论述，为我们探讨尿液、秋石与长生之间的关系提供了源流上的启发。

古典医学的身体，与养生的身体有共同的思想资源，除了与数术的身体观、气化的身体观相关，还有一条被忽视的，是津液论的身体。李建民教授发现，奇经的内容散见于《内经》各篇，它虽然不像十二正经有表里配偶、脏腑络属的结构，但却与《内经》另一组边缘化的概念"奇恒之府"关系密切。奇经八脉的研究策略，应更紧密地与奇恒之府的探讨有所连接。因此他建议，古典医学的研究应该由"气论"往"津液论"（髓、精液、汗、血）转向。[1] 遵循此条路径，我们可以探寻的是，和人体的津液一样具有流动性质的尿液，作为一种流体，它是如何运行，与身体中的其他流体之间是如何相互转换的？医学论述与道教的养生之间存在何种关系？遵循气论的身体，我们似乎无法找到明显的证据来说明，为何古人会用尿液来炼制秋石，而且也较难用古典医学的身体或黄帝的身体观来有力解释尿液本身的药用。我们尝试着从养生论述的身体想象及身心经验来寻找尿液炼制秋石的根据。

从神话记载和考古出土的器物来看，上古时期的巫处理天和人之间的关系，对灵魂有一套成熟的看法。在原始巫教的世界观中，巫觋的灵魂离体可以使得人成为巫，进而发生精神转化。巫觋

---

[1] 李建民：《督脉与中国早期养生实践——奇经八脉的新研究之二》，《中央研究院历史语言研究所集刊》2005 年第 2 期。

的宇宙不是自然意义上的宇宙，也不是体制性宗教中那种教义的宇宙，而是巫术性的宇宙：宇宙可以分成上天、大地、地下三层，灵魂可以独立存在，可以与身体分开。这些表明了这种世界观中的身体具有稳定性，而人格和个体具有不确定性。巫觋作为巫教时代的知识人，掌握了成为宗教人的精神修炼技术，也掌握了原始的自然知识、天文知识，以及与人类生命相关的医疗知识。战国时期的神仙传说中，一种出自荆楚文化，一种出自燕齐文化。《庄子》对神仙形象进行了生动的描述，如"有神人居焉，肌肤若冰雪，绰约若处子"，能"不食五谷，吸风饮露，乘云气，御飞龙，而游乎四海之外"。[1] 在神仙传说的激励下，出现了认真的追求者。如何突破生死大限，实现个体的长生？最初是去海上求仙药，并且服气和食气，接着是服食仙草、仙药。在炼制丹药开始之前，中国已经开始冶炼金属，制作假金银。所以李约瑟认为中国炼丹术有三个根源：长生不老药的植物传说、制作人造金银的炼金以及在医疗上利用无机物和金属矿物的医学。

　　这些服饵的长生之药主要是天然的金石和生长得比较奇异的草木药。在西汉时，"求"仙药的活动转变成"炼"，即升炼仙药。可能因为最初升炼的仙药是丹砂，所以这种炼制长生不老之药的活动便称作炼丹，而这种方术便称为炼丹术。仙药致长寿的药用和炼制方法结合起来便形成了中国的炼丹术。炼丹术中的"丹"首次出现在《黄帝九鼎神丹经》[2]中，其中的九种神丹的原料都含有丹砂和水银，而水银又是经过丹砂烧炼而得，所以"九鼎丹"以丹砂为

---

［1］方勇评注：《庄子》，商务印书馆，2018 年，第 11 页。

［2］经陈国符考证，《黄帝九鼎神丹经》出自西汉末东汉初。

中心。炼丹术的最初含义就是升炼丹砂，而"丹"就是指丹砂，因为它色泽鲜红，便称作丹。而最初的丹方即是以升炼丹砂为目的的一种操作方法和过程。由此我们可以理解《神农本草经》中的上品药，多为可以通神明而不老之药。随着炼丹术采用阴阳五行的解释体系，丹药的炼制、使用和古典医学中药物的使用，拥有了一套基于数术的身体的相同自然观和理论体系。特别是，炼丹术在西汉时期重视的水法丹方和金液丹方，与经典医学中汤液成为被用于各种各样疾病的普遍剂型出现[1]的实践是一致的，都是在西汉时期。比如纯然的水法炼丹丹经见于《三十六水法》《轩辕黄帝水经药法》。"三十六水法"中包含矾石水、雄黄水、雌黄水、丹砂水、曾青水、白青水等35种水，后人复加石胆水、铜青水、戎盐水、卤碱水、铁华水、铅钉水等，实际上是42种水。[2]

除了服食具体的药物，道家对养生的注重，特别是对实体性的药物之外的养生健身之道的重视，形成了另外一套不同于药物或者丹药的身体观和传统。服气、食气、导引，关于饮食起居、调摄精神的方法，节欲养生的房中术等，都成为道教内丹的一部分，而且成为中国传统养生学说的重要组成部分。屈原的《远游》曾列出上古一些得道的仙人，他们都曾远离人群，独自修行，结果得到"因气变而遂曾举兮，忽神奔而鬼怪"的旋乾转坤的效果，通过"服气"而达到"气变"。战国秦汉的神仙家所服食者，为天地四时之外气，

---

[1] 山田庆儿著，廖育群、李建民编译：《中国古代医学的形成》，第189—192页。
[2] 《正统道藏》所收录的《三十六水法》，是从西汉初"八公水法"发展而来。该丹经的出世年代不详，非一人一时之作，可能是从西汉至南北朝陆续完成的，但主体部分当处于汉代。韩吉绍考察了《三十六水法》与神仙服食之间的关系，参见韩吉绍：《知识断裂与技术转移：炼丹术对古代科技的影响》，山东文艺出版社，2009年，第140—162页。

《却谷食气》中有：

> 春食一去浊阳，和以铫光、朝霞，昏清可。夏食一去阳汤风，和以朝霞、行暨，昏清可。秋食一去□□、霜雾，霜雾和以输阳、铫，昏清可。冬食一去凌阴，和以［端］阳、铫光、输阳、输阴，昏清可。[1]

战国以降的贵族从威仪君子转而求法于导引之士、养形之人。方技学的突破与周秦变革期有关。其中贵族生命理念的变化、追求不老不死则是重要的动力。马王堆出土的《导引图》中绘有不同姿势的人形，并且注有"引膝痛""引聋""熊经""以杖通阴阳"等。《庄子·刻意》中有"导引之士，养形之人"，长于"吹呴呼吸""熊经鸟申"等技术。不仅如此，神仙家对药书也多有贡献。古方技中的"道"与"术"并没有全然割裂，而且"方"和"药"亦没有各自独立成为体系。《汉志》中对方技四支的排列顺序，医经、经方在前，房中、神仙在后，不过就上述技术在历史上得志先后可能正好相反。换言之，被宋以下人视为不经、误入歧途的房中神仙之学，原本是方技正宗。晚周秦汉关于生命的知识，流派繁多。廖育群发现，五脏、六腑、四季等中医基础理论，未见于马王堆出土的《足臂经》《五十二病方》等医经、经方之书，却独独出现在房中书中。这或许可以给我们提示，充斥汉代以后医学著作并构成经典医学基础理论体系重要组成部分的脏腑学说、四季、阴阳等，其"源"之所在。[2]

---

[1] 魏启鹏、胡翔骅：《马王堆汉墓医书校释》（贰），成都出版社，1992 年，第 7 页。
[2] 廖育群：《医者意也：认识中医》，广西师范大学出版社，2006 年。

在晚周汉初的方技家中，神仙则是显学。方、药、养生之间并没有明显的区隔。

当巫术服务于长生成仙的宗旨，并且依托于道家的理论，建立起自己的体系时，巫术转化成了道教，这个转化过程至汉末始初步实现。[1]道家崇尚的道，是超乎形象的最高法则，具有超越性和绝对性。关于食气与服药之间的关系，《太平经》认为"第一者食风气，第二者食药味"，所食的是"自然之气"，食之"且与元气合"，故寿比天地。[2]在这种身体观下，是否可能出现尿液炼制的秋石呢？

2. 甘始饮小便与淮南王炼秋石

鲁桂珍和李约瑟两位博士所提及的东汉末年的道士饮小便致长生的甘始，大约活跃在189—220年前后。而秋石之名最早出现，是在魏伯阳的《周易参同契》中，其中提到淮南王炼秋石。那么，是否有可能淮南王已经开始用人尿来炼制秋石？

甘始所处时代的道士，除了开宗立派之外，也有人选择独来独往的生活。在东汉献帝（189—220年在位）时被曹操所网罗的甘始便是其中一位，他也精通治病之术，自己也行神仙之术。《神仙传》中有载：

> 甘始者，太原人也，善行气，不饮食。又服天门冬，行房中之事。依容成、玄素之法，更演益之为一卷。用之甚有近效，

[1] 任继愈：《中国道教史》（上），北京：中国社会科学出版社，2001年，第7页。
[2] 王明：《太平经合校》，中华书局，1960年，第90、699、716—717页。

治病不用针灸汤药。在百余岁,乃入王屋山仙去。[1]

可见甘始不仅从事医疗活动,自己也行神仙之术。由此我们或许可以推测,甘始"饮小便以致长生",说明小便在这里或许与天门冬一样,除了治病,还有致长生的功效。由于甘始生活在东汉年间,相较《五十二病方》中对尿液的使用,我们难以推断"饮小便能致长生"的看法是尿液药用的原因。相反,尿液药用的事实,以及对尿液与人体之间关系的另外一套看法,是甘始"饮小便以致长生"的依据。马王堆汉墓中的养生方中,使用了食物养生,并未提及尿液。而且在后世典籍中,对饮用小便致长生的记载,除了甘始,仅有朱震亨记述了有一人常服用小便的记录:"丹溪云尝见一老妇,年逾八十,貌似四十,询之,有恶病,人教之服人尿,四十余年老健无他病。"[2]也就是说,饮用小便致长生,并非是一种普及性的、广为提倡的方法,其治病的功效重于长生的功效。

作为丹药的秋石,在魏伯阳的《周易参同契》"章第四十"中论述还丹时,提到了淮南王和秋石,曰:

> 名者以定情,字者以性言,金来归性初,乃得成还丹。吾不敢虚说,仿效圣人文,古记题龙虎,黄帝美金华,淮南炼秋石,王阳加[3]黄芽。贤者能持行,不肖母与俱。[4]

[1]葛洪撰,胡守为校释:《神仙传校释·甘始》,中华书局,2010 年,第 363 页。

[2]滕弘:《神农本经会通》卷七,中医古籍出版社,1993 年,第 128 页。

[3]有时也作"嘉"。

[4]魏伯阳:《周易参同契》,《道藏》第 20 册,第 78 页下。

在鲁桂珍和李约瑟提出秋石含有性激素之后，现代研究者一般据此推测淮南王是最早炼制秋石之人，并出现了不同猜测，有认为秋石是一种矿物药，[1]有认为秋石用尿液炼，[2]还有认为《淮南子》中记载了两种制秋石法，"一是用童便制成咸秋石，二是用砖吸童便与秋露水得白露的淡秋石"，[3]也有认为还需进一步考证。[4]检索现存刘安所著《淮南子》《淮南万毕术》《淮南鸿烈解》，均未出现秋石，唯独《淮南子·修务训》中有"身若秋药被风"的说法。[5]有认为"秋药"是否与"秋石"有关，尚难定论，[6]也有认为秋药和秋石无关。[7]事实上，这里的"药"指白芷，因为不同时期的本草书籍中均有"药"是白芷别名的注解，《证类本草》曾言："白芷……楚人谓之药。"[8]《淮南子》中的这句话是用来形容美丽的佳人走路时轻柔的腰身像白芷因风而摇曳，与秋石无关。从这段文字记载只能推断秋石应是一种还丹，而淮南王有没有炼秋石，他用什么原料炼秋石，所得秋石又是什么物质等问题，还应从刘安的著作本身以及炼丹术在汉代的发展状况这两方面来考察。

可能刘安在其他现已亡佚的著作中记载了秋石，也或"淮南炼秋石"只是魏伯阳之假托，我们可从淮南王所处时代炼丹术的发展

[1] 孙毅霖：《中国古代秋石提炼考》，《广西民族学院学报（自然科学版）》2005 年第 4 期。

[2] 陈三川：《淮南王与秋石》，《发明与革新》1994 年第 1 期。

[3] 陈岳蓉、王水潮、郭全兴：《常用矿物药演变品与疑似品考订》，《青海医药杂志》1996 年第 10 期。

[4] 高志强、张秉伦：《秋石研究进展》，《中华医史杂志》2004 年第 2 期。

[5] 刘安：《淮南子》卷十九，《四部丛刊》，台北商务印书馆，1965 年，第 150 页。

[6] 高志强、张秉伦：《秋石研究进展》，《中华医史杂志》2004 年第 2 期。

[7] J. Needham, P. Y. Ho, G. D. Lu. *Science and civilization in China*. Vol. 5, part 3, London：Cambridge University Press, 1976, p. 78.

[8] 唐慎微：《证类本草》卷八，文渊阁四库全书本。

状况进一步探析。"炼"字作为炼丹术语,指在火法加热条件下对原料进行加工。刘安所处时代,炼丹术正处于萌芽状态。从先秦到西汉期间,方士以直接服食天然金石为主,如黄金、丹砂等。当时的炼丹活动极其有限,还没有发展到用火法对原料进行加工的阶段,火法炼丹处于襁褓之中。[1] 现存《淮南万毕术》的残篇中也没有记载炼丹活动,故刘安在当时用火法炼制秋石的可能性很小。而到了魏伯阳所处时期,火法炼丹开始发展,炼秋石的活动才有可能存在。综合而论,"秋药"应与"秋石"无关,刘安在其他著作中记载秋石的可能性较小,"淮南炼秋石"应是魏伯阳假托淮南王之名。

不论如何,有关淮南王炼秋石的说法自《参同契》之后广为流传。接下来的问题是,《参同契》中的秋石指什么? 如前文所述,早期丹鼎派丹家推崇金液还丹,成书于西汉末东汉初的《黄帝九鼎神丹经》中明确表示对以金液、还丹为中心的长生思想的追求。金液指经过一系列操作获得的可供服食的真金或药金。还丹的最初含义是从水银出发,加入其他药剂并通过加热等操作还复为貌如丹砂的红色物质,后被外丹术用来泛指药效强大的重要丹药。故《参同契》所指的金华、秋石、黄芽三者都是一种经过炼制矿物药而得的还丹。从早期讲述外丹炼制的丹经分析,金华作为一种还丹,有时指金色的铅黄华,而黄芽也常指铅黄华,[2] 均为铅汞所炼,所以魏伯阳所指的秋石可能与金华、黄芽一样,主要成分是铅黄华,即橙黄色的氧化铅。

现有的许多互相传抄的说法认为淮南王时期的秋石是用尿液

---

[1] 周嘉华、赵匡华:《中国化学史(古代卷)》,广西教育出版社,2003 年,第245 页。

[2] 周嘉华、赵匡华:《中国化学史(古代卷)》,第273—274 页。

炼制的。姑且不论淮南王有没有炼制秋石，即便是魏伯阳所处的东汉末期，炼丹多用自然界存在的矿物药，草木药的使用也是从唐代才开始多了起来，故用人尿作原料炼制当时推崇的神丹，可能性极小。当然，"金华""黄芽"等作为炼丹术隐语，不同的炼丹家用来指不同的物质，"金华"也可能是指铅，"黄芽"也可能指橙黄色的氧化汞。即便魏伯阳的秋石不是指铅黄华，至少可以合理地认为秋石是一种以自然界存在的矿物炼制而成的矿物丹药。不能仅从宋明时期普遍出现以尿液炼制的秋石，加上《周易参同契》中有"淮南炼秋石"的记载，便推测以尿液炼制的秋石从淮南王所处的汉代就已出现。[1]

不过《淮南子》中关于形、气和神之间关系的具体论述，倒是成为道家身体观的一个来源。道家的养生方法是从炼形、行气和养神三方面同时着手，主张以气为本、形神相卫的修炼思想。[2] 道家认为从生到死，是由气聚到气散的转变，气聚与气散的差异主要是在外观上聚散形貌的差别。死生的变化与世间其他事物的变化一样，形貌有异，但是二者并没有质上的区别。《淮南子·原道训》说："形者，生之舍也；气者，生之充也；神者，生之制也。"气联系着形与神，能聚成形，也能化为神。人的身体成为修炼的目标，后代道士因此可以用"炉鼎"这一隐喻来比拟身体。尽管如此，在养生、方术和医药尚未特别明显区隔的这一时期，尿液炼秋石并未出现，尿液也并未作为可以养护身体的精华，成为炼形养神的原料。马王堆汉墓的《养生方》《杂疗方》等中，虽然说到"食松柏，饮走兽泉

---

[1] 朱晶：《秋石名称考》，《清华大学学报（哲学社会科学版）》2012年第3期。
[2] 胡孚琛：《道家和道教形、气、神三重结构的人体观》，杨儒宾编：《中国古代思想中的气论及身体观》，第171—176页。

英,可以却老复壮、宁泽有光",而且对于与尿液同作为制作早期医学中汤液的酒,也具有养生的功效,卧时饮醇酒,以其为"五谷之精气",但是尿液并没有被用于服食养生。这也进一步证实了上一章节中对尿液起源的推测:不是源于养生或者禁忌的身体,而是源自于现实的、肉眼可观察的身体。

3. 医道融合与内外丹

在汉代没有发展出尿液炼秋石,而通过检索医学与道教典籍,以及文人笔记、游记等多种资料,可以发现,以尿液炼制丹药的活动,出现在唐末五代的道教典籍而不是医学典籍中。而炼丹术从外丹向内丹的转变,亦发生在相同的时期。那么,这种时间上的一致性,是出于巧合,还是因为道教身体观念的变化?

3.1 秋石所指在内外丹中发生变化

唐代乃至宋初的丹经中出现的秋石,多指矿物炼制的外丹药。如表 2-1 所示,唐代梅彪的《石药尔雅》中认为:"礜石,一名白虎,一名白龙,一名制石,一名秋石。"[1]即秋石是礜石的别名,礜石是砷黄铁矿,主要成分是硫砷化铁(FeAsS)。礜石性质猛烈、有毒,所以叫"白龙""白虎"。这类称呼在炼丹术中一般用来指炼丹所得大药,而秋石一般被认为是金丹大药,故礜石也叫秋石。唐代成书的《悬解录》中的秋石,是冬天的盐碱地表的盐类物质风化后产生的像霜一样的白色盐类晶体,即"先贤炼秋石,秋石以地霜结为

---

[1] 梅彪:《石药尔雅》,《道藏》第 19 册,第 62 页。

石"。[1] 唐代伪托阴真君之名撰成的《阴真君金石五相类》更是明确指出秋石就是消石，"一名硝石，是秋石，阴石也，出积寒凝霜之地而生，取此霜土煎炼淋漓，如法结成，亦如煮水成盐"。[2]《阴真君金石五相类》还对秋石的名称作了解释，[3] 硝石之所以又叫秋石，是因为三黄（雌黄、雄黄、硫磺）在五行上属春，硝石属秋，硝石能够用来制伏阳性的三黄，故硝石又名秋石。此外，还有"有烧桑木为六八四十八，淋煎取灰霜，号为秋石者"，[4] 即将桑木燃烧后的灰份再加水煎取，所得到的固体物叫秋石；以及"秋石可作白玉琉璃"，[5] 即作为琉璃烧制过程中的助熔剂，使得釉的颜色为白色，用作"白玉琉璃"。

不可否认的是，作为金丹大药的秋石，不仅受到炼丹术士的推崇，也受到文人的喜爱。作为外丹药的秋石，不仅在丹经中大量出现，唐代诗歌中也有相关记载，其中白居易的《思旧》和《戒药》两首诗中均提到了秋石。《思旧》[6] 有：

> 闲日一思旧，旧游如目前。再思今何在，零落归下泉。退之服硫黄，一病讫不痊。微之炼秋石，未老身溘然。杜子得丹诀，终日断腥膻。崔君夸药力，经冬不衣绵。或疾或暴夭，悉不过中年。

---

[1]《悬解录》，《道藏》第 19 册，第 316 页。

[2] 阴真君（伪托）：《阴真君金石五相类》，《道藏》第 19 册，第 94 页。据陈国符考证，该丹经应为唐代道士假托阴真君（汉阴长生）而作。

[3] 阴真君（伪托）：《阴真君金石五相类》，《道藏》第 19 册，第 100 页。

[4] 郑思远：《真元妙道要略》，《道藏》第 19 册，第 291 页。

[5] 独孤滔：《丹方鉴源》，《道藏》第 19 册，第 300—301 页。

[6] 白居易：《白氏长庆集》卷六十二，文渊阁四库全书本。

《戒药》中有"朝吞太阳精,夕吸秋石髓"的句子。白居易的这两首诗一方面说明炼秋石和服硫黄一样,属于外丹服食,也说明了外丹在唐代的普遍。《甫里集》中的"四月十五日道室书事寄袭美"亦记述了作为道家炼养之药的秋石:

> 乌饭新炊靴臞香,道家齐日以为常。月苗杯举存三洞,云蕊函开叩九章。一掬阳泉堪作雨,数铢秋石欲成霜。可中值著雷平信,为觅闲眠苦竹床。[1]

宋代黄休复的《茅亭客话》中亦记载了随唐僖宗(862—888)入蜀的波斯国人李四郎对来之不易的"淮南王炼秋石之法"的珍视:

> (李四郎)以鬻香药为业,善弈棋,好摄养,以金丹延驻为务。暮年以炉鼎之费,家无馀财,唯道书药囊而已。尝得耳珠先生与青城南六郎书一纸,论淮南王炼秋石之法,每焚香熏之。[2]

我们除了可以对比同时期的炼丹典籍中所论及的秋石是矿物炼制的外丹药来进行佐证之外,亦可从唐代的《外台秘要方》中未记载秋石来进一步说明白居易等文人时常提及的秋石非由人尿炼制。《外台秘要方》中引录了张文仲所处药方达六十条。唐朝官医的工作,其中之一就是随时奉命为病色大臣治病。如果微之炼的

---

[1] 陆龟蒙:《甫里集》,《唐甫里先生文集》卷九,四部丛刊本。
[2] 钱易、黄休复撰,尚成、李梦生点校:《南部新书·茅亭客话》,上海古籍出版社,2012年,第109页。

秋石就是人尿炼制,而且广受文人士族喜爱,那么在官方医药市场上,应该是大家争相抢购的东西,其炼制方法也应该经过搜集、抄录,记载于《外台秘要方》中。实则不然。

表 2-1　炼丹术典籍中记载的秋石

著作名称	朝代·作者 （成书年）	秋石所指
《周易参同契》	汉·魏伯阳	黄芽、金华（铅黄华等外丹）
《石药尔雅》	唐·梅彪 （806）	礜石（砷黄铁矿）
《悬解录》	855 年左右	地霜（主要成分为硝酸钾、硫酸钠）
《阴真君金石五相类》	唐代道士假托阴真君	消石（主要成分为硝酸钾、硫酸钠）
《真元妙道要略》	五代·郑思远（最早在五代中叶）	灰霜（主要成分碳酸钾,含少量碳酸钠）
《真元妙道要略》	五代·郑思远（最早在五代中叶）	小便炼的铅汞
《丹方鉴源》	五代·独孤滔（南唐）	硝石（主要成分为硝酸钾、硫酸钠）、灰霜（主要成分为碳酸钾）
《金液还丹百问诀》	李光玄（五代或北宋）	童便炼的大丹
《西山群仙会真记》	北宋·施肩吾	小便炼的还丹
《稚川真人校正术》	宋·托名葛洪	外丹药
《悟真篇注疏》	宋·张伯端撰,翁保元注,戴起宗疏	七十二品矿物外丹药之一

（续表）

著作名称	朝代·作者 （成书年）	秋石所指
《还丹歌诀》	宋·元阳子	大丹之基（外丹药）
《许真君石函记》	南宋·托名许逊	小便炼秋石
《周易参同契分章注》	元·陈致虚	便溺炼秋石
《上阳子金丹大要》	元·陈致虚	小便炼秋石
《中和集》	元·李道纯	小便炼秋石
《方壶外史》	明·陆西星	小便炼秋石

尿液开始用于长生，而非炼制秋石的记载，最早出现在郑思远的《真元妙道要略》，其中论述秋石是桑木灰的同一段文字中还指出："有以盐、硇砂啖十六岁童儿童女，取大小便，烧淋取霜，为铅汞者。"[1]既然郑思远已称桑木灰为秋石，则"取大小便，烧淋取霜"所得的外丹药应不叫秋石，不过他并没有给出具体称呼，而是以"铅汞"这一模糊名称代替。外丹术中的"铅"和"汞"指称修炼外丹的主要原料，如铅丹（碳酸铅或氧化铅）和水银，认为含有金银之质，并不总是对应于现代化学所指的元素名称或者单质。虽然《真元妙道要略》的成书年代也存有争议，但不论如何，最早应在五代中叶之后，因为在此之前，秋石这一名称指灰霜，而不是小便炼的外丹药。值得注意的是，这里提到了从小便出发，通过"烧淋"等锻

---

[1] 郑思远：《真元妙道要略》，《道藏》第19册，第291页。这里的"大"字疑为衍文，见孟乃昌：《炼丹书〈悬解录〉试解》，《化学通报》1982第5期。

炼的方式"取霜"的现象，这与北宋沈括记述的秋石炼制方法是一致的，其中将尿液加热是"烧"，"于筲箕内布纸筋纸两重，倾入筲箕内，滴淋下清汁"中所叙述的即是"淋"的操作。

现有研究一般认为人尿炼制的秋石最晚在唐代就已出现，[1]多依据《许真君石函记》中的记载："不受傍门并小术，不言咽唾成金液，不炼小便为秋石。"[2]许逊为东晋人，孟乃昌认为这本丹经是唐代人托名许逊而作，[3]虽然他并没有给出严格的证据，但是研究者多据此认为以小便炼秋石在唐代已经出现。进一步的考证表明，据该丹经序言中有"西山玉隆高士谢观复（乃守灏之号），高弟清虚羽衣朱明权，东嘉郑道全等递相授受"[4]之句，可据此判断该丹经撰成于南宋。[5]据此，"不炼小便为秋石"的说法实际上应出于南宋，人尿炼秋石在唐代出现的依据需重新审视。

同样，李光玄所著《金液还丹百问诀》中提到用小便炼制外丹药的做法，书中有段文字以问答的方式说明若服食以童便炼制的丹药可以长生，为何不直接服童便，而费力煎干童便来取得最后的渣滓。[6]但是李光玄并没有将这种丹药称为秋石，他在这本丹经中还特意以问答的形式就秋石是何种物质作了解释，明确表明秋石是一种内丹。如上文所述，光玄只问青盐所炼产物是不是秋石，并没有问用童便煎取的渣滓是不是秋石，加上《真元妙道要略》与

---

［1］高志强、张秉伦：《秋石研究进展》，《中华医史杂志》2004 年第 2 期。孙毅霖：《中国古代秋石提炼考》，《广西民族学院学报（自然科学版）》2005 年第 4 期。

［2］许逊：《许真君石函记》，《道藏》第 19 册，第 416 页。

［3］孟乃昌：《炼丹书〈悬解录〉试解》，《化学通报》1982 年第 5 期。

［4］许逊：《许真君石函记》，《道藏》第 19 册，第 412 页。

［5］任继愈：《道藏提要》，中国社会科学出版社，1991 年，第 713 页。

［6］李光玄：《金液还丹百问诀》，《道藏》第 4 册，第 899—900 页。

《金液还丹百问诀》的成书年代接近,有关用尿液炼制外丹药的论述也类似,可推测在五代或者宋初,虽然有用尿液炼制的外丹药,但是并不叫做秋石。

署名为施肩吾的《西山群仙会真记》为考察这种外丹药的名字带来新线索。该丹经的成书年代应在北宋大中祥符六年(1013)之前。[1] 施肩吾在温和地批评外丹术时提到,"刘安王以童子小便炼之七转而曰还丹",[2] 这句话说明当时有以小便炼丹药的活动。对照"淮南王炼秋石",这里用小便炼的丹药理应是秋石,但施肩吾并没有明确说这就是秋石,而是叫作还丹。这里的还丹指药效很强,等同于丹砂的丹药。

《真元妙道要略》《金液还丹百问诀》《西山群仙会真记》都提到了用小便炼制外丹药,但是这种外丹药并不叫秋石,因此,现存最早的炼丹书中认为以小便炼制的丹药叫作秋石的记载源自成书于南宋的《许真君石函记》,晚于有据可考的最早记载了秋石炼法的医书——《良方》。[3] 用小便炼制外丹药的活动在五代或者北宋初期开始已有记载,而书籍的成书年代一般晚于古人的实际活动,由此推测,以小便炼制丹药的实践活动最早出现于唐代末期,到了五代中叶或者宋初开始有丹家专门炼制。[4] 不仅如此,从小便炼制丹药的记载仅仅出现在炼丹典籍而不是医学典籍中,这也说明,

---

[1]卿希泰:《中国道教》(一),东方出版中心,1994 年,第 301 页。

[2]施肩吾:《西山群仙会真记》,《道藏》第 4 册,第 436 页。

[3]研究者已考证现存《苏沈良方》中记载的秋石炼法出自沈括的《良方》,该书撰成于 1088—1095 年之间。参见胡道静:《〈苏沈内翰良方〉楚蜀判——分析本书每个方、论所属的作者:"沈方"抑为"苏方"》,《社会科学战线》1980 年第3 期。

[4]朱晶:《秋石名称考》,《清华大学学报(哲学社会科学版)》2012 年第 3 期。

炮制小便的活动是从炼丹家开始的。而秋石的早期炼制史表明，秋石炼制方法及原料的转变与炼丹术发展史上内外丹的兴衰密切契合。在五代之前，外丹术较盛行，秋石作为外丹药，一直都是以矿物药炼制。而到了唐末或者五代，由于内丹理论兴起，开始出现以小便炼制的丹药，但是并不都叫作秋石。至于宋初，以小便为原料炼制的秋石开始出现在医学典籍中，但是尿液炼制的秋石并不为内丹家所接受。

3.2　煅炼尿液与津液论的身体

那么为何到了唐末五代会出现用尿液炼丹的记载，以及到了北宋有明确的资料表明用尿液炼制的药物叫作秋石呢？道家和道教对养生以及长生的观点在唐末五代发生了什么变化？

汉代以来，道家各派综合为道家黄老之学。东汉时黄老之学和《黄帝内经》等医家相融，演变为长生养性之道。汉末至魏晋继起的道教，便是道家黄老之学的神学化和方术化，以追求人体与道合一、长生成仙为中心。而这一时期，除了炼外丹以长生，养生也并未被忽视。汉末魏晋之际，除了形形色色的民间道教组织之外，还有众多的方术之士继承战国秦汉以来黄老神仙家的传统，从事服饵炼丹、导引行气、守一思神的道术修炼。自葛洪提出修道成仙应以服饵金丹大药为主以后，炼制并服饵金丹，被视作至要大道。养生的内容一方面被同为医家和道家的人物所重视，一方面也被这些注重个人修炼的道士所践行。

如作为"葛氏道"或谓"金丹派"的代表人物葛洪，不仅在道教史上占有重要位置，也是中国医学和药学史上的重要人物。葛洪强调以医药治病，他不仅再三论述修道者必须"兼修医术"以自救和救人,而且还亲自修习医术,整理编纂医药典籍。葛洪对于尿液的看法是,尿液除了可用于虫蛇咬伤的急救,还可作为制作汤药的原料。在《肘后备急方》中的"治伤寒时气温病方第十三"中有"治伤寒及时气温病及头痛,壮热脉大"的记载,所用的方剂中有两处用到尿液:一处是"豉一升,小男溺三升,煎取一升,分为再服,取汗",一处是"又方,大蚓一升破去,以人溺煮,令熟,去滓服之"。[1]与《金匮要略》中的方剂多用水煎服相比,现存传世书籍中《肘后备急方》与《五十二病方》中的记载一样,是使用人尿来煎取药物。

值得注意的是,葛洪批评了民间道教以及某些近似巫师的流俗道士,其中甘始等所用的饮小便以致长生之法,或被认为是流俗之法。葛洪提出修道成仙应以服饵金丹大药为主,兼行其他道术修炼的修仙途径。关于养生,葛洪还吸收了魏晋养生家的形神互恃思想,既认为"形须神而立",又认为"形者,神之宅也","形劳而神散,气竭而命终",[2]因而形神相卫。因此,人要是能够"内养形神",外祛邪祟,便能长生成仙,药物和术数即可实现"内养"和"外祛"。至于行气、导引、辟谷等,虽然葛洪有所论述,但是不为他所重视。在葛洪看来,内修形神之术很多,最重要的是经过炼制的还丹金液,才是至要大道。而其背后的理论基础是"假求于外物以自坚固"。以葛洪为代表的丹鼎道派,重视金液还丹,属于"服药所以保形,形康则神安"的主形道派。葛洪将"玄"提到宇宙本体的高度,认为整个世界都是由它化生而出的,它还支配着这个世界的自然运行,是宇宙的起始和万物的根本。成仙不死要靠还丹金液,葛

---

[1]葛洪著,陶弘景增补:《肘后备急方》,人民卫生出版社,1956年,第32页。
[2]葛洪:《抱朴子》,上海书店出版社,1986年,第22页。

洪对还丹金液的论述建立在"假求于外物以自坚固"的基础之上。这一观念与中国古代医学养生的实践理性思维有着非常深的渊源，但是未能与葛洪的本体论有机结合。葛洪虽然提出"玄"这个超自然的神秘主义的宇宙本体，却未能使其成为其全部仙道学说的概括，并未为以还丹金液为中心的"仙术"提供基础，仅构成以思神守一为中心的"道术"的基础。[1]作为上层道教流派的丹鼎道派，只注重个人炼丹修行，而且其修行途径和方式难以向普通人普及。

到了东晋南朝《上清经》的问世，则更加重视内视存思之术。这是对神仙家养神方术的发展，认为学道者坚持在心中思神念真，与诸真精神交感，配以诵经、念咒、服气、扣齿、咽液等术，便能感降外神降临，入镇体内；或者是保固体内真神镇身，安魂和神，内保丈夫，外除灾邪，治病长生。魏晋时期的《黄庭经》，也重视存思术，主要对象还只是人体内的身神，而上清派虽对此很重视，但认为还不够，还需要存思上界诸神。随着《大洞真经》等上清经典的出现，神仙道教的修行方术发生了变化。与葛洪相比，上清派也重视金丹，但是更强调存神炼形之术。而且，东晋南朝道教从民间宗教向士族神仙道教演变。

作为道教上清派重要传人的陶弘景，在医药养生、炼丹服饵方面有不少著作。如前文所述，陶弘景的《本草经集注》中，保存了许多六朝以前的药学古籍，奠定了按照药物性质进行分类的方法，将三品改为玉石、草木、虫兽、果菜、米食、有名无实等七类。对各种药物的名称、产地、性状、主治疾病、配制保管方法等都一一注明。

---

[1] 任继愈：《中国道教史》（上），第 97—98 页。

陶弘景对尿液的论述中，仅提到"人溺，治寒热，头痛，温气，童男者尤良"。现存的著作中，陶弘景并没有提到尿液可以用于炼丹或者长生，但是他却论及一些可以使人长生的玉石药，如里石脂、禹余粮，可以"炼饵服之，不饥轻身延年"。[1] 这进一步说明，即使在上清派的陶弘景看来，尿液也仅用于治病，而不能用于长生。的确，魏晋南北朝时期，道教主张道为元气，主流派别在炼养方面注重服气、服饵。陶弘景在《养性延命录》中提到了元气对延年的重要性。[2]

　　对元气如何炼养的具体论述和转折，发生在唐代。唐代上清派的宗师司马承祯对道和气的论述，对唐代道教从外丹转入内丹，从强调身体之外的炼丹转为身体之内直接修炼成仙，起到了重要的影响。司马承祯除了精通道教的义理、仪轨，还提出了一套基于元气本原论的修炼学说。关键是，他将服气炼气与经典医学的脏腑津液理论结合起来，将养生行气的理论和方法，与具体的身体部位和功能结合起来，具体化于身体的部位，而不再是抽象的气和身体。在他的《服气精义论》中，他提出人类生命的起源是胎之元气："夫气者胎之元也，形之本也。"不仅如此，胎形成后，元精会散去，所以需要"贵气"和"养气"：

　　　　胎既诞矣，而元精已散；形既动矣，而本质渐弊。是故须纳气以凝精，保气以炼形，精满而神全，形休而命延，元本既实，可以固存耳。观夫万物，未有有气而无形者，未有有形而

---

[1] 陶弘景著，尚志均、尚元胜辑校：《本草经集注》，第32页。
[2] 陶弘景：《养性延命录》，上海古籍出版社，1990年，第14—15页。

无气者。摄生之子，可不专气而致柔乎。[1]

　　而气也关系到人的脏腑，生命的存在依赖于各脏腑器官的功能活动和精神的作用，因而行气炼气有了具体的通道和机理，也就是有了具体的基于身体器官的机制。其中，气有三种不同层面的所指：外界呼吸之气；父母精血媾精时的元气，也称先天之气；服食五谷所化生的"脾胃之气"，也称后天之气。而气与身体内的津液可以发生交互作用，"味有所藏，以五气和而生津液，气液相感，神乃自生"，如此，气和津液相感应，从而实现了从形体的修炼到精神的修炼。

　　内外丹的转变发生在唐代中期以后，体现在丹经中，是丹的指涉对象发生了变化。葛洪所指的丹指涉对身体外在的自然物质加工后的"外物"，到了内丹术，丹的基质变为气和精。[2] 如《真诰》中的"玉醴金浆，交梨火枣，此则腾飞之药，不比于金丹也"，其中"玉醴金浆"是不同于金丹的腾飞之药，具体指什么呢？《云笈七签》中的《元气论》中有具体的论述，也为从尿液出发炼秋石提供了关键的信息：

　　　　玉醴金浆，乃是服炼口中津液也。一曰精；二曰泪；三曰唾；四曰涕；五曰汗；六曰溺。人之一身，有此六液，同一元气，而分配五脏六腑、九窍四肢也。知术者，常能岁终不泄，所谓

────────────

[1] 司马承祯：《服气精义论》，《道藏》第22册，第392页。
[2] 蔡林波：《神药之殇：道教丹术转型的文化阐释》，巴蜀书社，2008年，第125页。

数交而不失出,便作独卧之仙人也。常能终日不唾,恒含而咽之,令人精气常存,津液常留,面目有光。[1]

至此,"溺"的位置发生了重要变化,而且得到了凸显。"溺"在内丹的论述中,与"精""泪""唾""涕""汗"一样,不仅是人体内的六种津液之一,而且都是元气,流走于身体的脏腑和身体枝节,从而可以上下宣通。既然如此,我们可以推测,以"溺"作为原料来进行煅炼,从而服食,在内丹术的理论上是可行和合理的。《中和集》中的论述对此提供了确证:"将师曰:前代祖师,高真上圣……乃至服秽吞精,纳新吐故,八改锦六字气法,摇夹脊,绞轳辘,闭尾闾,守脐蒂,采天癸,煅秋石,屈伸异引抚摸消息,默朝上帝,舌抵上腭,二田还,返闭息行气,三火聚于膀胱五行,攒于苦海。"[2]其中将"服秽"与"吞精"并列,将"守脐蒂""采天癸""煅秋石"并列,可见其中的"服秽"对应"煅秋石"所用的原料是尿液,"吞精"表明"煅秋石"服用与"守脐蒂"一样,目的是获得"精"。不仅如此,煅炼尿液的活动出现后,还成为了一种广为使用的方法,甚至还用到了僧人的小便进行炼制,《太平广记》中记有:

利州广福禅院,则故戎帅张处钊所创。因请长老灵贵主掌,以安僧众,经数年矣。灵贵好烧炼,忽一日,取众僧小便以大镬炼而成霜,秽恶之气,充满衢路。[3]

---

[1]《云笈七签》卷五十六,《道藏》第 22 册,第 387 页。
[2] 李道纯:《中和集》,文渊阁四库全书本。
[3] 李昉:《太平广记》,中华书局,1995 年,第 642 页。

值得注意的是，《元气论》对津液的论述与经典医学对身体的论述有一致之处，区别在于"溺"的位置。《素问·宣明五气篇》中提到"五藏化液，心为汗，肺为涕，肝为泪，脾为涎，肾为唾，是为五液"，并没有"溺"的位置，与其相关的是"三焦者，决渎之官也，水道出焉；膀胱者，州都之官也，津液藏焉，化气则能出矣"，津液藏于膀胱。而且，"水泉不止者，是膀胱不藏也"。[1] 虽然陶弘景的《养性延命录》中也有类似的论述，"《内解》云：一曰精，二曰唾，三曰泪，四曰涕，五曰汗，六曰溺，皆所以损人也，但为损者，有轻重耳"，但是并未明确指出溺含有元气。内丹术对津液论述与经典医学的一致性和区别，一方面使得内丹术的论述在身体上有了具体的依赖和体现，另一方面，"溺"的位置的特殊性，也为煅炼尿液的活动无法成为内丹术的主流，而从内丹术转向医药提供了可能。

那么，哪些人会想到煅炼尿液呢？唐代中期以后，随着内丹派思想与实践不断成熟，"外丹"的地位开始发生变化。唐代炼丹家在论述丹道理论时，往往将内外丹放在一起讨论，而且许多炼丹家大多是内外丹兼修者。[2] 如《上洞心丹经诀》说道："修道之士，有内丹者可以延年，得外丹者可以升天。内丹成而外丹不应该，外丹至而内丹未克，皆未得升举。"[3] 到了五代，道士彭晓所著《还丹内象金钥匙》中，明确强调内外结合、阴阳二丹的结合，已有内外丹双修的思想了。服外丹需炼内气的思想，大概正是从五代开始的。此时的道教神仙术强调内丹和外丹缺一不可，而且须修到一定程度才能"内固性命，外化五金"，形神俱妙，长生久视。《龙川略志》

［1］牛兵占等：《中医经典通释·黄帝内经》，第274页。
［2］蔡林波：《神药之殇》，第138—139页。
［3］《上洞心丹经诀》，《道藏》第19册，第401页。

中也论述了内外丹兼修的理论。隋唐之际的楼观派，五代时期的烟萝子等，也主张内外丹兼修。可以推测，随着外丹术的处境日益困窘，内丹术的思想与实践不断成熟，这种转变促生了以尿液炼制丹药的想法和活动。有丹家在内外丹理论的双重影响下，创立了这种炼法，即用外丹的技术操作来处理内丹炼养所提倡的原料。以尿液炼制秋石的出现是外丹术与内丹术试图融合的一种努力的表现，所以最初用尿液炼制的药物被称作铅汞或者还丹，均是借用了外丹术的名称术语，这也是外丹对假借外物以自坚固的身体到重视津液论的身体的转变。

4. 内丹术的拒斥：超越有形的身体

接下来的问题是，既然用尿液炼制秋石出现于唐末五代，那么为什么从北宋开始，秋石的炼制更多地出现在医药典籍之中，而不是炼丹术典籍之中？而且，宋元时期炼丹术典籍对尿液炼秋石多持批评态度，背后的原因与身体观念有什么关系？

有趣的是，即使是宋代的医药典籍中将尿液炼制的丹药明确称为秋石丹，宋元甚至明代的炼丹术典籍中提到的秋石，并不是以炼制尿液为丹药的活动，而是大丹之基的抽象指称，有时指外丹药，有时指内丹药。如宋代的《悟真篇注疏》在批评外丹术从有形之物来炼取丹药的做法时，将秋石与朱砂、水银等列在一起，说明秋石和这些丹药一样，都是自然界的有形物质炼制的矿物药或者矿物原料。[1] 即便是将秋石作为内丹药，也是借用外丹名称来泛指内丹。如隋代青霞子的《龙虎元旨》中最先提到的秋石：

---

[1] 张伯端等撰注：《悟真篇注疏》卷上，文渊阁四库全书本，第 7 页。

> 淮南王云：秋石者，八月之节，西方之位，以其色白，故号
> 曰秋石，王阳谓之黄芽，以黄色如万物之初芽，故曰黄芽。体
> 在一源，分为数号，各因其人，名之不同。[1]

青霞子同样认为"黄轻""金华""秋石""黄芽"都是比喻，指同
一种物质，只不过不同人叫法有异。秋石名称源于五行位次：按
照五行，白属金，按照位次属西方，节气属秋，所以叫秋石。青霞子
的观点首次清楚地解释了秋石的名称："淮南王炼秋石，以其色白，
故号秋石。"[2]《擒玄赋》中的解释也与此一致："秋者，白自而称
矣；石者，因刚以名之。"[3]即因为色白，白色按照卦相和五行属于
西方、节气属于秋，另外，因为坚固而称作石。宋代的俞琰在对《周
易参同契》进行注解时提出，秋石和龙虎、金华、黄芽一样，都只是
古人假托这些名称来表达自己的思想，名虽不同，其实均是一
物。[4]有的内丹术典籍明确指出秋石与河车、黄芽一样实际上都
是铅的异名，"金丹、火丹、内丹、还丹、神丹、真铅、大药……真铅
汞、真一、宇宙之主、秋石、河车、金公……金精、黄芽……以上铅之
异名"。[5]秋石即内丹家所讲的元精。除了以上典籍，《翠虚篇》
《元阳子金液集》《紫元君授道传心法》等均提到秋石，对秋石的解
释也大体相同，如秋石就是黄芽，是真金的异号，是白金或者铅等。

---

［1］青霞子：《龙虎元旨》，《道藏》第 24 册，第 173 页。

［2］李真人：《龙虎还丹歌》，《道藏》第 24 册，第 175 页。

［3］《擒玄赋》，《道藏》第 4 册，第 584—585 页。

［4］俞琰：《周易参同契发挥》，《道藏》第 20 册，第 218 页。

［5］陈致虚：《上阳子金丹大要》，《道藏》第 24 册，第 33 页。

简言之,内丹术均认为秋石是一种在人体内炼养而成的大药,是一种模糊的、非物质的概念。

与此相对的是,炼丹术典籍对煅炼尿液的活动,多持批评。《金液还丹百问诀》中,以问答的形式批评了用童便烧炼丹药以求长生的"惑":

> 　　观世人多有广积童便,再淋再漉,或煎燔(焚烧的意思)取其霜,澄滤其滓,言是五行之本,至药之根。或将服食,或转制砂汞,是何理也。先生曰:此是迷人所为之谬事也。其童便是人所食之物而成,更有何物,若有长生保固之道,人之日食便合延年,更又何劳煎取渣滓。修炼之士妄以此物为之,欲其延年,惑矣。故迷徒不知至理,纵然煎得只成粉霜也,大共盐花一般,争可变通,得成至药。细窍至理,勿信凡流,三岛不遥,九天非远。[1]

《真元妙道要略》"黜假验真镜第一"说,"余窃闻见学人不遇明师,误认粪秽,错修铅汞,损命破家,其数不可备举",[2]也认为不应该煅炼尿液。这种批评,与宋代内丹学得以最终确立并进一步发展成为主导的思想动力有关。其背后体现的,是内外丹对身体观念发生的彻底变化。

内外丹道之间身体观念的转化,是如何完成并影响到对煅炼尿液的批评? 道教上清派运动 364—370 年在南京的活动被陶弘

---

[1]李光玄:《金液还丹百问诀》,《道藏》第 4 册,第 899—900 页。
[2]郑思远:《真元妙道要略》,《道藏》第 19 册,第 291 页。

景编入典籍之中，是内外丹理论发生转移的标志性节点。陶弘景从道教仙学的角度，对生命与形神相关的问题进行了讨论。他论证了一切生命都是形神合一的产物，现实状态中的生命物质是形神相合的，只有形神共铸，合二为一，才可能成为真正的上仙。与佛教否定终极实体具有形神合一的生命属性不一样，陶弘景强调道教的终极存在含有"形"的成分，正确的修炼方法是以药石炼其形，因而炼丹服食可以外炼固形。上清派的存思修炼方法慢慢向权威道法上升。青霞子对《参同契》的重新解读，为展开内丹理论的论述提供了依据，并试图融合易、老义理。[1]

　　道教在内丹化的早期，也就是隋唐时期，关于内丹的基本理论几乎处处依托外丹道的模式，而且内丹的实践方法还处于依附传统的内修术，即基于行气、导引等方术对精、气、神的修炼。此后老子的"道"开始渗透于丹道易学中，并成为丹道理论的终极依据，否定了基于现实世界的天地运行规律的道，否定了对天地效法的修仙理论。内丹道进而从心性学出发解构了丹道易学，提倡将外在世界搁置于自己的视域之外，完全关注人体自身的操作，精、血、肾、心通过修炼达到融合。因而宋元以来在道教中发展起来的内丹养生学，以后天合先天、天人合一为纲领，以形神双修、性命双修为根本，进而追求与道的一体化为目标。虽然尿液源自人体自身，但毕竟其操作过程仍然属于外丹程序，没有以人体自身作为炉鼎。最为根本的是，内丹受到心性学的影响，否定了外在的"术"，而是要专注于道之于我内在的启示和修炼，而且内丹道不仅仅是一种

[1] F. Pregadio. Chinese alchemy: An annotated bibliography of works in western languages. *Monumenta Serica*. 1996, 44, pp. 439-473.

以长生成仙为目的的具体法术,而是信仰者现实生存活动的根本
方式和信仰基础。[1]内丹将自己作为本质,从技术化的长生实践
转向了道德化的修炼实践。将把握宇宙、生命运动的本质活动化
约为了一种单一的自我认识和行为控制手段。因此,即便是以人
体自身的津液作为炼养的这种"术",最后也受到了否定。

　　这种转变背后身体观念的变化,是道教对有形的外在身体的
承认,转向了对儒家的道德化的身体的综合;从有自然之理的身
体、可以效法自然的身体、具有能动性的身体,转向了炉鼎的身体、
超越了有形的身体、内在的身体以及道德的身体。葛洪从三个不
同的早期传统汇总,对丹鼎派进行了综合,并且将外丹操作视作实
现长生的目的。九个世纪之后的白玉蟾,整合出一种新的内丹传
统,这种内丹术以它在文化上的弹性,使得道教内丹道适应士族社
会,长生成仙在很大程度上被抛弃,道士们通过自己的学识、内在
深思以及道德上的修炼,来获得认同。[2]在这个过程中,佛教的
批评、政治局势的变化、炼丹道士成分的变化、炼丹术传承方式的
变化等等,都说明,炼丹术既是精神修炼的炼丹术,又是社会化的
炼丹术。社会文化的变动所带来的身体观的变化,是煅炼尿液的
活动出现于炼丹活动之中又不被内丹术所承认的根本原因。

5. 经典医学对秋石的接纳与承认

　　道教炼丹术中身体观念的变化,对外在的"术"的否定以及对

―――――――――

[1]蔡林波:《神药之殇》,第318页。
[2]L. Skar. *Golden Elixir Alchemy*: *The Formation of the Southern Lineage of Taoism and the Transformation of Medieval China*. Ph. D. dissertation, University of Pennsylvania, 2003.

超越性的"道"的承认所带来的对内在的身体、对道德化身体的追求，使得煅炼尿液的活动不被宋代的内丹术所承认。而将煅炼尿液所得的丹药称作秋石，也是在南宋，晚于医书中的记载。那么，煅炼尿液的活动为何会在医书中获得合法性呢？可能有三方面的原因：(1)道士身份的变化，从事炼丹术的道士追求实用的目的，医学即为一种体现；(2)经典医学与外丹术有着共同实体本体论规则和身体论述，特别是尿液炼制的津液论的身体基础，以及生命盛衰的元气、肾与髓之间关系的动态机制；(3)医者身份的变化，以及经典医学在宋代对不同来源的医学知识的接纳。这三个方面，通过社会化的过程而交织在一起，其中涉及医生和道士身份的变化。

5.1　道士身份的变化

炼丹术本身的发展，一直也是中国不断演变的非官方文化的一部分。道士追求长生和精神的修炼，并在神仙世界找到一席之地。正是因为这种炼丹目的的特殊性，我们不能将它看作现代科学的前身，也不能将它仅仅看作道教哲学的一部分，或者仅仅是一种永生哲学，或者仅仅是一种仪式结构，[1]而应该将它看作中国文化的一部分。哲学、社会学、心理学和人类学等提供的大量精细的概念工具与方法，有助于研究很多与炼丹术和医药相关的文化问题。比如考察哪些人在炼丹，他们的组织活动形式是什么，炼丹家如何获得资助，其社会地位与社会关系如何，炼丹爱好者与职业炼丹家有什么区别，炼丹仪式、丹药服食与效力的检验是如何进行

---

[1] W. Newman, L. Principe. Alchemy vs. chemistry: The etymological origins of a historiographical mistake. *Early Science and Medicine*. 1998,3(1): 32 – 65.

的。此外，中国的经验科学或者官方科学有一套共有的宇宙论以及关于自然变化的哲学，而这种看待自然的方式在炼丹术理论中体现得尤为明显。[1]

首先从道士的身份来考察炼丹术活动如何进入医药领域。陶弘景作为茅山上清一系，在唐代道教史上亦扮演很重要的角色。隋至唐初，陶弘景的弟子传陶弘景的各种道法，并一直受到政治人物的重视。据《旧唐书·方技传》所载，王远知入茅山师事陶弘景，传其道法，隋炀帝曾向王远知执弟子礼。另一唐初道教人物王轨，也在茅山华阳观。大业十一年(615)，炀帝访求有道术异能者，王轨就在其中。可见南朝道徒在隋代十分受到重视。由于唐末五代的社会动乱，道士的组成发生了变化。仕途无望、归隐山林，希望在道教中寻找寄托的一类人加入修道队伍，他们多兼读儒书，习禅法，修方术。还有一类专修道教方术的人，以求在乱世中或生存自保，或救助贫弱。唐末五代以后，人们对道教的追求则较多地带有实用目的。从葛洪、陶弘景、孙思邈等的双重背景可见，炼丹家同时也兼修医术并非罕见，一方面是可以救己之近祸，另外也可以救助处于危急之中的他人。本草也是"仙经道术所需"。魏晋南北朝时期，医学知识的传授，主要通过师生之间和家族成员之间的传递，而在师生传递方面，特别是在"门阀"与"山林"方面，佛道两教是医学知识传递的主要途径。道教掌握知识者，其社会地位不低，既有专业的道士，又有特定的治疗场所，药物治疗亦是他们认可的一种重要治疗手段。在医疗方法的使用上，道士并没有脱离传统

---

[1] 朱晶：《炼丹术研究的转向：从前化学到社会、文化与认知情境》，《科学技术哲学研究》2013 年第 4 期。

医学范围,特别是药物。

唐末五代以后,道教神仙思想对尘世的态度逐渐发生了变化,不但不以俗为累,反而关心起俗世间的困难来。道教中本来就有民间信仰的传统,其中符箓祈禳等方术也都是来自民间捉鬼去祟、治病消灾等民间巫术。这些巫术是为了解决民间世俗生活中所遇到的问题而产生的,道教信仰本身就具有入世、现实的目的。而在五代以后,一贯主张出世的神仙思想,也被引入世间用于解决大众的生老病死、福祸等问题。因而神仙除了度人成仙之外,还可以为普通人治疗疾病。外丹术式微之后,外丹术的技艺和方法,随着成仙手段以及相应兴趣的转移,道士们对炼外丹的需求衰落,到宋代大部分转向冶金和医药等实践领域,"昔日道人锦囊之秘,至此纷纷流入俗间矣"。[1]

隋唐时期,不仅是外丹,医学上还接受道教的养生调气法。道教养生调气法至少有两个分支或派别,而南北朝隋唐时人,有时亦将两个分支内容混在一起。《摩诃止观》《童蒙止观》中分别载录了不同的调气法。唐代时导引按摩被纳入官方接受的治疗方法,与道教密切关系,其中可能受到陶弘景的影响。导引按摩在治疗上的角色,不只是治未病,而是除疾。最可能的是巢元方、吴景达本身是受道教影响甚深的医家,医术上接南朝的陶弘景,将按摩确立为治疗方法。《诸病源侯论》中有论无方,但是每卷之后都附有《养生方》,指示如何利用导引法来治疗疾病。《诸病源侯论》作为一部官方医书,吸收了道教的导引按摩法,将导引按摩一变而成为主流

---

[1] 姜生、汤伟侠:《中国道教科学技术史》(汉魏两晋卷),科学出版社,2002年,第45页。

的治疗方法。隋唐两代将按摩科纳入官方医学教育中,就有其独特的背景。

5.2 炼丹术与医学对身体与自然节律的共同承认

在身体观念上,外丹术与经典医学有一套共同的宇宙论与自然观。早期的炼丹传统根植于仪式性的活动,而在后来的发展中,神仙让位于数术化的宇宙论以及有形的身体,[1]外丹术的身体在这里是现实的、自然的、外在的身体,可以形神合一的身体。这与《黄帝内经》中所呈现的自然的身体,在本体论上有着一致性。身体存在和对身体进行认识所依赖的宇宙论以及自然观,特别是对自然的承认和效法,以及将人体作为小宇宙,与自然有着共同的节律的根本性承认,在医学和炼丹术这里,是一致的。长生成仙是金丹术的主要目标,炼丹服食是实现长生的主要方式。服食丹药何以可能成仙呢? 从金丹术萌芽时期的直接服食草木药,到矿物,再到人工炼制的真金银、药金银,其理论前提均以外在世界的存在和不可变更为基础,认为通过效法自然,可以获得长生。对自然界中存在不朽物质的认识促使方士开始由寻求仙药到效法自然,进而到通过炼制仙丹来模拟自然界的变化过程。不管是炼丹原料的选取、炼丹时间的设定,还是炼丹药物的转化,其理论基础与经典医学一样,都遵循共同的阴阳五行变化原则。天地是大宇宙,人体和丹炉是与天地运行规则一样的小宇宙。因而,无论是水法炼丹还是火法烧炼,其目的都是想通过人工操作来加快自然界的变化过

---

[1] L. Skar. *Golden Elixir Alchemy: The Formation of the Southern Lineage of Taoism and the Transformation of Medieval China*. Ph. D. dissertation, University of Pennsylvania, 2003.

程。自然界的变化、人体的生命周期、自然界物质的转化等遵循同样的节律和规则，如"世间草木一秋而有变化，人遇之服而延年千载，何况万年之变异为水，岂不能超凡入圣，本亦自然之理也"。[1]按照这种天地变化与万物转化的规则，金银都是由其他矿物长期变化而来，黄金是矿物变化的终点，因为它不会再消亡。某些物质在自然界中长期吸取日精月华可逐渐变为黄金，如丹砂可以化作黄金，又"雌黄千岁化为雄黄，雄黄千岁化为黄金"。[2] 这种相生和转化的规则与天地一样，符合阴阳五行的原则，如"丹砂属南方火，火是木之子而生水银"。[3] 不同的矿物具有不同的元气和精气，所吸收的来自自然界的精气不同，且阴阳属性不同，但是经过烧炼，这些矿物的元精乃至阴阳属性可以变化，"龙汞虎铅，阴阳交感，精气相垢，故成玄关"。[4] 如丹砂生成是因为"纯元太一之气恍惚，杳冥五形，内结灵精，而化生丹砂之形"，由此丹砂可以转化为水银是因为"从虚无而生丹砂，丹砂居阳而转生阴，即化为水银者也"。[5] 炼丹的封闭丹鼎可以模拟自然界，加快金石转化和完善的速度。丹鼎中的矿物烧炼时各自所禀赋的天地自然精气，就会随着药物的熔化而被提炼出来浓缩汇聚到丹药中，"龙呼虎血，虎吸龙精，递相制伏，丹道方成……探一日之火候，夺千年之造化"。[6] 将这些金石矿物投入丹鼎内烧炼，就等于对它们重新进行了一次在宇宙内生成和演化的过程。特别是唐代的自然还丹理

---

[1]《轩辕黄帝水经药法》，《道藏》第 19 册，第 319 页。

[2] 京里先生：《神仙服饵丹石行药法》，《道藏》第 6 册，第 600 页。

[3] 张隐居：《张真人金石灵砂论》，《道藏》第 19 册，第 6 页。

[4]《碧玉朱砂寒林玉树匮》，《道藏》第 19 册，第 52 页。

[5]《魏伯阳七返丹砂诀》，《道藏》第 19 册，第 8 页。

[6]《灵砂大丹秘诀》，《道藏》第 19 册，第 51 页。

论,从"因物类自然"的基本思想发展,把药物烧炼过程中的"因类自然之道"也包摄进来,为"夺天地造化之功,盗四时生成之务"的道教外丹术建立了一个精致的形而上学的义理基础。除了药物发生转化,药物在炼制时还需要配合,其配合的相类学说也以阴阳五行学说为理论基础,以阴阳五行指导炼丹涉及的药物及其变化。基于天地感应与阴阳五行的宇宙论,是中国古代认识自然各个领域共有的最基本的理论,不论是天文学、医学,还是炼丹术,都是如此。医学和炼丹术还将这些抽象的基本概念和原则用于不同的现象,用必要的、技术性的概念来重新阐释或者补充阴阳五行概念。[1]另外,如前文所述,作为炼丹家的陶弘景,奠定了本草的药物学范型,关于治疗疾病的药物与可致神仙的药物之间,并没有严格的界限。这种共同的对外在世界存在和变化及其背后规则的承认,是炼丹术和医学共通的基础,于是作为丹药的秋石被医家所接受,丹药被用于医疗是自然而合理的。

更为重要的是,津液论的身体,亦是经典医学与炼丹术所共同承认的。最早关于秋石炼制的具体理论论述,出现在医学典籍中。沈括的《良方》所记载的炼制秋石的阴阳"二法相兼,其药能动人骨髓,无所不至",以及《宝庆本草折衷》提到的"续说云:秋石者,出于人之真元,夫本元之斫耗,若又以本元者复以补之,犹窗纸破补以纸,身衣破补以衣之义耳"。[2]《世医得效方》也有同样的说法:"如竹器损,以竹补之,金器损,以金补之。"[3]炼制秋石的尿液被

[1] N. Sivin. Chinese alchemy and the manipulation of time. *Isis*. 1976,67(4):512-526.
[2] 陈衍著,郑金生等辑校:《宝庆本草折衷》,内部交流本,第110页。
[3] 危亦林:《世医得效方》,中国中医药出版社,1996年,第135页。

认为含有"人之真元"，所以服用后可以还补消耗的本元。这种还补思想的理论基础是什么？

首先是对于尿液的来源、在体内的生成与排泄，医学和内丹养生术有着共同的认识。人体的血气运行也有水道与径路流通，这种周流不息的路径即是脉。将脉看作是水或者气的人体路径，在古代是相当普遍的思想。对尿液在身体中来源的解释，《灵枢·五癃津液别》中载：

> 岐伯曰：水谷皆入于口，其味有五，各注其海，津液各走其道。故三焦出气，以温肌肉，充皮肤，为其津；其流而不行者，为液。天暑衣厚则腠理开，故汗出；寒留于分肉之间，聚沫则为痛。天寒则腠理闭，气湿不行，水下留于膀胱，则为溺与气。[1]

张介宾《质疑录》中也说"人之一身，有涕、泪、涎、唾、便、溺，皆属一水之化，而发于九窍之中"。清代周学海的《读医随笔·气血精神论》中也有"汗与小便，皆可谓之津液"的说法。亦即，尿液在身体内的通道是津液论的通道，是一种更为细致化、具体化的气的表现形式。以具有同源性的、可在身体内流通的作为津液的尿液为原料，通过作为小宇宙的炉鼎的锻炼，加上阴阳五行的配合，将其中的精华提炼并作为丹药服用后，可以实现对具有同源性的气血的养护。

对于气血的生成与盛衰，特别是人的繁殖生长过程中气血的盛衰，方士和医家的理论，是互相交织在一起的。血气在人体内的生成，《马王堆》胎产书中进行了描述：四月至十月之间，胎儿与天

---

[1] 牛兵占等：《中医经典通释·黄帝内经》，第96—97页。

地的水、火、金、木、石等诸气相感应而逐月生成血、气、筋、骨、肤革、毫毛。血气成形之后的流动，形成了身体内的脉。古典医学的发生学，脉或气血在人的成长过程中先于所有脏器。关于人初始之生，《灵枢·经脉》认为是"先成精"，精也是气，或一种更细致的气。《灵枢·决气》说"两神相搏，合而成形，常先身生，是谓精"，也就是说，父母之神相结合而诞生了新的形体，这种产生新的形体的物质是在形体形成之先的，称作"精"。这与道教养生术、内丹术的观点一致。古代方技家认为，肾藏精，肾气与人生命成长的历程密切相关。《素问·上古天真论》《灵枢·天年》中均论述，人的筋骨肌肉虽然在母胎中已成形，但随着生命盛衰而有变化。《素问·上古天真论》以女七男八作为一个周期，而《灵枢·天年》则不分性别，以十岁为周期。但两者都以四十岁作为人体由盛转衰的关键。五十岁以后，人按五行之气的先后，即依序是肝—心—脾—肺—肾等气渐渐散去，百岁之年五藏之气皆虚，神气皆去。关键是，人体肾精的盛衰与生命的生灭有密切联系。其中，与肾精盛衰特别有关的经脉是任督二脉。任督诸脉虽然记载于《灵枢》《素问》各医籍，但却为道徒仙家所讲习。[1]

　　道家以肾气强弱在生命夭寿之间也建立了相同的联系。人体以四十岁作为一个大的分界线，四十岁以后血气不充，表现在体表的肌肉筋骨与毛发等的老化，气竭脉绝，也就是在论述秋石功效时所讲的"真元"耗散。防止生命衰竭的方式有三种，可以通过导引等技艺，利用人的肢端直接以天地之气为人身体能量的来源；也可

---

[1] 杜正胜：《从眉寿到长生——中国古代生命观念的转变》，《"中央研究院"历史语言研究所集刊》1995年第2期。

以以眼、鼻、口作为起点；或者通过五谷，以饮食精微所产生的能量为脉气所本。而在血气或者水的通道的源头上，肾在五脏、五行的排列是以水为本，按数术之说"天一生水在北"，是先天之本。离开了这一类神秘的数序，唯以五行作为方位、分类的思维，则无从谈"水"为本或肾气为本。因在五行分类的模式中，五行之间是等量的，没有"本"的设想。导引之士对人体以血气经脉为基本构成的认识是共通的，借由体卫运动促使血气流通而达到养形延年的信念也是一致的。[1] 而道家养生中的内丹亦是如此。养神在医术中也有着肉体性的内涵，在医学理论中，神与魂魄一起寓居于脏腑。"五脏，合神气、魂魄而藏之"，神、魂、魄都被看成气。另一方面，《素问·阴阳应象大论》中有"肾生骨髓""髓者骨之充"的说法，被认为是填满骨之内部的东西，与脑相连接。养肾关系到养髓，养髓便成了丹药的功能。《本草经集注》中许多上品药物的论述是"养精神、安魂魄"，关于髓，常常有石药补髓的说法。因而，将含有先天之气的尿液锻炼后服用，可以补充人体因为生命的生长而逐渐消耗的真元，而这种补充是通过作用于作为先天之本的肾而发挥作用的，这就是尿液炼制后的秋石发挥功效的身体内部机制，也是秋石被称作"还元丹"所依据的药用理论所在。

　　现存最早记载秋石详细炼制方法及其药用的，是沈括的《良方》。秋石炼制被归入养生，与其他两种内丹一起置于同样的位置，这也清晰了体现了医学与内丹术之间的交织。在同一卷中，沈括亦记载了与养生和内丹相关的大量论述，包括"论养生""养生

---

[1] 杜正胜：《从眉寿到长生》，《"中央研究院"历史语言研究所集刊》1995 年第 2 期。

说""续养生论"。其中讨论了如何顺天道之行而得内丹,如"口鼻皆闭,而以脐达,故脐者生之根也……究其极,则金刚之体也,此铅虎之自水出者也,龙虎生而内丹成矣,故曰顺行则为人",而且需要"闲邪存诚,炼气养精"。《苏沈良方》除了论述内丹养生的理论,还记录了三种具体的炼养方法:阳丹诀、阴丹诀和秋石方。也就是说,秋石最早出现在医学典籍中,亦是以内丹炼丹这一类别出现的。阳丹诀中除了"冬至后斋居,常吸鼻液漱炼令甘,乃咽下丹田",重要的是以尿液为原料,长时间静置后除去表面所结"细砂",制成阳丹后服用。[1] 这段论述进一步说明尿液在内丹炼养中的重要位置,以及前文所论及的唐代中期内丹派思想出现并逐渐占据主流之后,内外丹兼修的炼丹家将尿液用于炼制的可能性。该书中的"阳丹诀",使用"首生男子之乳"炼制,并且明确说明"这种方法盖道士灵智妙用,沉机捷法,非其人不可轻泄,慎之"。同样,养生卷中紧随其后的秋石方,亦说明这种丹药秋石来自于道人:

> 广南有一道人,惟与人炼秋石为业,谓之还元丹。先大夫曾得瘦疾,且嗽凡九年,万方不效,服此而愈。[2]

5.3　医者身份的变化与知识传承的开放性

那么,哪些医家会接受作为丹药的秋石,并将它纳入经典医学的体系之中? 这与医学知识的传承、医学知识如何获得社会认可、何种医学知识才会获得认可,以及医学知识的社会流通有关。其

---

[1] 沈括、苏轼:《苏沈良方》,人民卫生出版社,1956 年,第 65—67 页。
[2] 沈括、苏轼:《苏沈良方》,第 66 页。

中,医者的身份发挥着重要的作用。

　　获得承认的医学知识与医者的身份和地位之间,是密切相关的。在医学知识形成的秦汉时期,乃至魏晋时期,名医的医学知识,是知识获得认可的主要途径。陶弘景认为从神农氏开始,直到刘宋,每个时代都有名医,被认为治病十愈其九,而用药皆依本草。唐代以前名医,构成一个系统,赋予名医以地位,前代名医神圣不可侵犯。既然前代名医得圣人所传,治病得心应手乃顺理成章,名医所传医学知识亦成为学习对象。唐代以后,虽然被视为前代名医的经方药方成为秘宝,但是唐代在医学知识的传授方面发生了变化:从唐代以前的私人传授,包括师徒传授和父子传授,扩展到官方的医学教育机构的公开传授。而且,官方修订的《新修本草》《外台秘要方》,搜集了广为流传的验方,较之此前的名医方剂,在范围、视野上有了扩大,心态上呈现开放的趋势,医学知识也从秘传、世传向公开化方向发展。唐代官方教育机构的出现,吸纳了医学世传家庭成员进入官方医疗体系之内,他们进入政府或者宫廷之后,可以教导太医署学生并为皇室、官员治病,并且参与官方医学书籍的编辑工作。医学世传家族成员担任医官,与其他官员建立起往来,参与了官员的社交圈子。[1] 从《外台秘验方》引录医方,可以发现部分医方是在官员之间流传的。医学知识在官员之间流传的渠道,分为医者和病者的流传,医者上献,有验方书作专门搜集。[2] 相比魏晋时期,唐朝医学知识的流通渠道和范围得到了扩展。但是,医学知识的流通仅仅扩大到官员社交圈,只是打通

[1] 范家伟:《六朝隋唐医学之传承与整合》,香港中文大学出版社,2004年,第122页。

[2] 范家伟:《六朝隋唐医学之传承与整合》,第120页。

了师徒、世传与豪势家族彼此交流医学知识的官方通道。那些能读会写的寒门素族、文人骚客虽然有掌握医学知识的能力,但是终究难以进入医学之门。而在北宋时期,这个通道被打开了,通常意义上的有识之士掌握医学知识的机会大大提高。世医和师徒传承虽然仍然扮演着重要的角色,但是不再具有垄断知识传递的功能了。

　　为什么在宋代发生这种转变? 第一,是读书人增多了。有识之士或者士人在宋代之前也有,不一样的是,在宋代这部分人在数量上急剧增加。他们是以"读书自业"的士人,宋代之所以"为士者日多"的原因,是因为他们读书的目的是"为公卿大夫之阶"。也就是说,南北两宋士人增多,虽然是因为现实利益的存在,但是这种诱因也间接造就了众多的学习者。贾志扬(John Chaffee)曾估计,占总人口 20% 的宋代成年男性中,约有 3.2% 会参加每年的"乡试"。[1] 第二,是儒者身份医生地位的提高。在 11 世纪之前,被认定为医生的人太少,彼此之间没有竞争,因而没有明显可见的摩擦。北宋晚期,情况发生了变化,世袭医生和儒医之间有了明显的区别。宋徽宗(1082—1135)努力提高儒医的地位,虽然这种努力非常短暂,却使得医学对于更多的精英人士而言变得富有吸引力。而儒学本身就具有积极入世的性质,宋代学习医学的士人,大多将医学看作一门能够实现儒学"行仁"理念的学术。他们不但没有站在儒学本位主义的立场上鄙视医学,反而将医学提升到儒家"六艺"的地位,于是出现了士人习医成为儒医和世医习儒亦成为儒医两种趋势。第三,是宋代书籍出版业的快速发展。宋代的官方和

––––––––––––

[1] 贾志扬:《宋代科举》,台北东大图书股份有限公司,1995 年,第 53—55 页。

民间书坊的刻书与买书事业，特别是北宋中叶以后，医籍刊印事业影响了医学知识的流传。通过自学的方式，具有一定文化素养的知识人，同样能够通过这些医学书籍，获得某种程度的治疗疾病的技艺。

从北宋开始，无论地位高低，士人开始在医疗中扮演重要角色。11 世纪之后，大量有学识的人进入治疗领域，很快占据了有声望的位置，并且塑造了新的规范和实践形式。随着他们数量的增多，他们对病人的竞争变得激烈。我们可以发现很多对医生的抨击，如认为他们不称职、缺乏经典医学的理论基础等。这就自然地引发出一个问题：什么是经典医学？对于精英从业者而言以及青睐经典医学的士绅和病人而言，这意味着什么？11 世纪的经典医学承继了《黄帝内经》以来的传统，强调人体是一个与天地对应的微观宇宙，疾病是因为身体的不平衡而引起的。经典医学的传统，基于看待人体的特殊方式，以及看待宇宙和社会的方式，并思考所有这三者之间变化的可能性。与其他种类的医学和一般的健康照料不一样的是，它主要基于对经典的研究，以及对经典文本的记诵。对于通过自学渠道进入医者行列的士人而言，他们努力掌握经典医学知识的同时，也试图通过著述医书来提高自己的声望。而在医学著述中，对医学理论或者专业性较高的医经类著作的研究，如对《素问》《难经》等阐述医学理论与治病机理类著作的研究，并没有成为宋代士人的著述中心，而属于"诸家方论"类的实用性著述，才是他们进行医学研究的重心。宋代尚医人士在各种主客观因素限制下，努力掌握方药知识，他们或是以医方之"经验"与否，补充自己知识的不足，或者是以医方之"简易"为纲领，应付药材匮乏之现实。他们搜集医方，不仅在于利己，亦在利人。

士人刊行自己编撰的方书的目的,是为了证明他们"与一二良医是正",不仅在于求真寻宝,亦在避免不好的医学杀人无数的遗憾。

从宋代医者身份的变化,获取医学知识的渠道,以及为了获得地位而搜集医方、刊行医方出发,我们可以在秋石方出现在《良方》等其他方书中,找到同样的痕迹,并对经典医学接受秋石方作出说明。《苏沈良方》中有关秋石炼法的记载,根据书中所述"先大夫""沈殿中""时予守宣城"等文字,研究者认为炼法出自沈括的《良方》。[1] 该书撰成的具体年代不详,宫下三郎认为沈括在 1061 年记载了秋石炼法,但是没有给出证据。张家驹推测《良方》成书于 11 世纪 80 年代。[2] 此后胡道静根据药方中出现的"秀州""润州"等沈括的居住地,推测应成书于 1088—1095 年之间。[3] 我们认为胡道静的观点最有说服力。事实上,《证类本草》也较早记载了秋石炼法。唐慎微于 1086 年最早编著《经史证类备急本草》(简称《证类本草》)时就已经加入了秋石这味药物,名为秋石还元丹。虽然该书最早的版本已亡佚,但此书经过后世的多次校订、增补,出现了许多不同版本,[4] 从现存的后世增补版本的比较中可以考证秋石加入该书的时间。大观二年(1108),艾晟将陈承《重广补注神农本草并图经》的别说加入《政类本草》,改名为《大观经史证类

[1]杨存钟:《我国十一世纪在提取和应用性激素上的光辉成就》,《动物学报》1976 年第 2 期。

[2]张家驹:《沈括传》,上海人民出版社,1962 年。

[3]胡道静:《〈苏沈内翰良方〉楚蜀判》,《社会科学战线》1980 年第 3 期。

[4]本文共查阅对照了标点本《大观本草》、四部丛刊本《重修政和证类本草》、四库全书本《证类本草》、北京大学图书馆藏日本天保七年抄本《绍兴校定经史证类备急本草》。

备急本草》(简称《大观本草》)，至 1249 年张存惠将《本草衍义》随文散入书中，改名为《重修政和经史证类备用本草》(简称《政和本草》)。通过对比查阅《大观本草》《政和本草》，二者有关溺白垽的条目记述完全相同，并未有"图经余"的标注，说明秋石条目并非引自《重广补注神农本草并图经》，且《本草衍义》中并没有出现秋石这味药物，即《政和本草》中对秋石的记载也不是源于《本草衍义》，因此可以推测唐慎微在最初编著《证类本草》时就已经记载了秋石。亦即沈括的阴炼法、阳炼法与唐慎微的炼人中白方记载时间几乎相同。

　　除了目前存留下来的医书《苏沈良方》《证类本草》中论述了秋石的炼制方法和用途之外，包括《洪氏集验方》《三因极一病证方论》《魏氏家藏方》《仁齐直指方》《朱氏集验方》《摘元方》在内，宋代还有以下书籍中记载了秋石的阴炼法、阳炼法和炼人中白方，但已亡佚：《经验方》《十便良方》《琐碎录》《水云录》。至少在 11 世纪初就已经有了秋石炼法的完整记载，虽然并未存留下来，但是仍可通过分析炼法的源流窥见一斑。[1] 表 2-2 亦说明，关于秋石的炼制和药用的记载，并未出现在《伤寒论》《素问》《难经》等医学理论性较强的著作中，而是大部分出现在方剂类著作中，而且这类方书多为士人所著。《苏沈良方》即体现出从炼丹术中的秋石到尿液中的秋石这种过渡。虽然《良方》现已不存世，但是学者们通过考证发现，《苏沈良方》这本合编书籍的两位原作者是苏轼和沈括，而且其中分属于沈括和苏轼的著述可以区分开来。两位作者的身份，即很好地反映出宋代医家身份的变化，以及内外丹转变过程中

---

[1] 朱晶：《秋石方的早期记载新考》，《中药材》2012 年第 1 期。

向医学的过渡。《苏沈良方》虽然是在南宋初期刻书坊间将沈括所著《良方》与《梦溪笔谈》的《药议》以及苏轼所作部分医药论说混杂而成，但是依然可以辨识出不同方论的来源和作者，其中秋石阴阳炼法源于沈括的《良方》。

表2-2 宋代记录秋石的医学书籍

书名	作者（成书年代）	作者身份	身份判定依据/习医渊源	书籍性质	与秋石有关的内容
《良方》	沈括（1088—1095）	士人	举进士、历宦三司使、翰林学士（《东都事略》）/不详	方书	秋石还元丹、阴炼法、阳炼法
《证类本草》	唐慎微（1086）			本草著作	秋石还元丹，炼人中白方
《大观经史证类备急本草》	艾晟（1108）	士人	崇宁进士	本草著作	秋石还元丹，炼人中白方
《洪氏集验方》	洪遵（1170）	士人	为博学宏词科魁首，赐进士出身（《宋史》）	方书/自序云为集平生用之有著验与传闻之审者	秋石丹，治虚劳瘦弱
《三因极一病证方论》	陈无择（1174）				鹿角霜丸中含秋石，治治浊气干清，精散而成膏淋，黄白赤黯，如肥膏蜜油之状

（续表）

书名	作者 （成书年代）	作者身份	身份判定依据 /习医渊源	书籍性质	与秋石有 关的内容
《魏氏家藏方》	魏岘 （1227）	士人	撰有《四明它山水利备览》，为朝奉郎提举福建路市舶司	集其先大夫与其父所录，与其亲试有效者，为家藏方	服秋石法，治阳气虚极
《仁斋直指方》	杨士瀛 （1264）	士人		摘诸家已效之方，济以家传	秋石圆
《朱氏集验方》	朱佐 （1265）	士人			秋石丸
《摘元方》	不详 （不详）	士人			真秋石丸
《本草衍义》	寇宗奭 （1116）	士人			秋石还元丹，炼人中白方

以沈括著述《良方》为例，可以考察士人所撰方书中方剂的来源。第一种来源是参考已有的方剂书籍。沈括参考了成书于1047年的《博济方》，该书在北宋中期以后在社会上，特别是在士人阶层中流传甚广。沈括在搜集医方、编撰《良方》时，曾多次引用。他多次提到的郎简，是杭州临安人。《宋史》云郎简喜好医术，喜集医方，曾为《博济方》作序，自己也著有《郎简集验方》。同样作为士人出身而不是医学世传的郎简与沈括家互有来往。其中秋石阳炼法中所叙，沈括父亲还将秋石还原丹赠送给郎简：

郎侍郎简师南海，其掷下数十粒，曰此道人丹也。及旦卧席上，得药十余粒，正如梦中所见。及先大夫到番禺郎首问此丹。先大夫乃出丹示之，与梦中所得不异，妻服之即愈。[1]

第二类来源，是亲友告之。《苏沈良方》中的"半夏汤"，是沈兴宗待制时常病痰喘，后来客人告诉他这种方剂，服用之后病愈，"我曾如此，得药一服瘥"。[2]治疗背部疽痈的小还丹，也是如此，"予族父藏此方，未易与人，吴中人往往知此药，莫能得真方"。[3]沈括家族皆好收藏医方，沈括为吴中人。另外，"田季散"中也涉及传方的田医与孙生，两人都是楚人，沈括与楚州医者多有结识。在宋代尚医士人群体中，每个人的医学水平也有深浅之别。沈括虽然不是专业医者，却一直以"善医"闻名，并受到后人称赞。他对药理和医理都有阐发，并且在自序中反复说明治病"言不能传之于书，亦不能喻之于口"，辨药之难"其微至于言不能宜，其详至于书不能载"。[4]与沈括相比，苏轼虽然偏好养生之术，追求保真延年、益气养生，热衷于服食炼丹之法，他在写给友人的信中提到："近年颇留意养生，读书、延问方士多矣。"[5]但是他也强调，"病，不可不谒医"。[6]

第三类来源，是道人授予，并从民间搜集。秋石炼制的阴炼法和阳炼法，都是道人授予。阴炼法是"适有一道人，又传阴炼法"，而且阴阳二炼法也是"久之方许传"，说明得来不易。沈括的父亲到岭南之后，从道人处得到秋石还元丹，"（秋石还元丹）广南有一

[1] 沈括、苏轼：《苏沈良方》，第66页。
[2] 沈括、苏轼：《苏沈良方》，第55页。
[3] 沈括、苏轼：《苏沈良方》，第81页。
[4] 沈括、苏轼：《苏沈良方》，第1—3页。
[5] 沈括、苏轼：《苏沈良方》，第61页。
[6] 沈括、苏轼：《苏沈良方》，第13页。

道人,惟与人炼秋石为业,谓之还元丹"。至于药效,"先大夫曾得瘦疾,且嗽凡九年,万方不效,服此而愈"。而且,沈括对秋石炼法的论述中还提到"火炼秋石,人皆能之",说明炼制秋石的阳炼法在民间已经广为人知。可见,从民间搜集,从面向医疗救治的道士处搜集药方,是士人的普遍做法,也是秋石能够进入医学书籍的重要渠道。

虽然方书的类型在汉代时形成了"方论合一"与"有方无论"两种固定的体例,但是从汉代以后到两宋,方书的编排形式多采用"有方无论"的体例,其中并无整套医学理论贯通,在各病症之前并没有明确的病理阐述,若有,也多为外在病征的描述,而无治疗原则的阐释。《良方》中对秋石还元丹的描述即是如此。士人撰述医书时"利人"与成为"良医"的动机,以及将搜集到的药方进行校验,能体现出他们所撰方书的价值与特殊性,进而提高自己的声望与地位。面对世医和名医的诘难,沈括将得之不易的秋石方记录于书中,并希望广传给众人的原因,一是因为效验,二是因为医者之仁心:

> 又予族子尝病颠眩,腹久之渐加喘满。凡三年垂困,亦服此而愈,皆只是火炼者。时予守宣城,亦大病逾年,急以书劝予服此丹,云实再生人也。予方合炼,适有一道人,又传阴炼法。二法相兼,其药能动人骨髓,无所不至,极秘其术,久之方许传。依法服之,又验。此药不但治疾,可以常服,有功无毒。予始得之甚艰,意在救济人,理不当秘。[1]

————————

[1] 沈括、苏轼:《苏沈良方》,第66—67页。

　　沈括的《良方》成书之后,以该书为主要医方来源,南宋时期引用《良方》所载医方的还有不少其他医方书。如张杲初撰于1189年的《医说》,南宋许叔微所著大约刊行于1132年的《普济本事方》,以及南宋幼科医方书《小儿卫生总微论方》等等。[1]叶梦得《避暑杂话》曾记载《良方》中的"治暑伤肌肤疮烂",并认为"沈存中、王圣美皆著其说,而余亲验之"。[2]也就是说,士人编撰方书的实用和经验倾向,使得他们在编撰医书时,分外注重搜集医方,并且强调方剂的经验。宋代记载了秋石丹的《洪氏集验方》的自序中即提到:"右集验方五卷,皆予平生用之有著验,或虽未及用,而传闻之审者。"[3]同样,记载了"服秋石法"的《魏氏家藏方》中,将家族先人中已经搜集和"经验"的医方,加上自己"经验"所得的医方进行搜集并撰作成书。无论如何,广集医方并注重"经验",是宋代时士人所著方书的重要特征。

　　除了方书,本草类书籍中收入秋石,亦体现了宋代医学知识的开放性取向,特别是对不同来源的方剂知识的重视。这种转变的第一种体现是在编撰书籍时所引用书籍的门类变化。北宋唐慎微修成的《证类本草》,在编撰时参考引用了296种之多的经史方书,除了传世医经类,养生类和炼丹术类亦被大量引用;有《列仙传》《太上八帝玄变经》《抱朴子》《神仙传》《真诰》《太清诸石药变化方》《太清经》《太清服炼灵砂法》《丹房镜源》《仙方》《斗门经》《道书八帝圣化经》《神仙服饵法》《太清石壁记》《感应神仙传》等近40种道

---

[1] 李淑慧:《〈苏沈良方〉作者区分新考》,《中医文献杂志》2010年第3期。
[2] 叶梦得:《避暑录话》卷上,丛书集成初编本。
[3] 洪遵:《洪氏集验方》,上海三联书店,1990年,第1页。

教书籍。[1] 此外，还引用了大量非医药类书籍，如《墨子》《劝学篇》，甚至佛教典籍如《法华经》。也就是说，佛书道书中的内容亦被纳入。曹孝忠在《政和新修经史证类备用本草·序》中说："蜀人唐慎微，近以医术称，因本草旧经，衍以证类、医方之外，旁摭经史至仙经、道书，下逮百家之说，兼收并录，其义明，其理博，览之者，可以洞达。"不仅如此，《证类本草》还从 22 部小说中引用了 147 处内容来证药，这与以往本草类书籍"以方证药"不同，是"以小说证药"。[2]

第二类体现是，《证类本草》较之早期本草方药书籍，使得本草书籍具有了药物学的规模，更重要的是，他在药物之后附加方剂。《证类本草》记载的药物比前世大有突破，载药物总数达到 1588 种，其中新增有 476 种。《本经》对药物形态、真伪、炮炙制剂等知识几无记述；《新修本草》对具体用法及验方的记载并不详细；《海药本草》局限在收载外来药，《食性本草》《食疗本草》则重在收载治疗疾病的食物。宋代以前的本草，一般只记载药物主治功能，并不附方，医生在学习和使用时，也不附方。唐慎微将当时医家常用和民间习用的单方验方再加上自己临床验证性质有效的处方，共三千余条，分别载入有关药物项下，使得方药对照。这两类转变，一方面与沈括等士人编撰方书的动机以及采取的方式相呼应，另一方面亦可以解释唐慎微将秋石纳入本草类书籍的缘由。

---

[1] 张卫、张瑞贤：《从〈证类本草〉看道教对中药学的影响》，《中国中药杂志》2010年第 20 期。

[2] 周云逸：《〈证类本草〉引小说考》，《清华大学学报（哲学社会科学版）》2013 年第 4 期。

　　另外,房中、神仙的养生技术也曾经扮演重要角色,而禁方的传统,对文本的构成与知识的传授则保持了一定的稳定度。[1] 那么,如何解释长时期内未出现矿物炼制秋石的具体记载? 炼丹术典籍中有小便炼秋石的简单描述,为何没有具体的炼制方法? 为何在从东汉出现秋石之名,到北宋这段时间,不仅在非医学书籍中,甚至在炼丹术和医书中,一直未出现有关秋石炼法的具体论述? 为何在炼丹术的文本中找不到尿液炼制秋石的直接方法? 除了与内丹术对秋石的不接纳有关之外,可能还有禁方的传统在其中。值得注意的是,作为宋淳化三年(992)编定成书的大型方书《太平圣惠方》,共有 100 卷,分为 1670 门,记载方剂 16834 首,[2] 但是其中并没有记载秋石。这本方书是宋太宗名翰林医官王怀隐等人编著。王怀隐原为京城建隆观的道士,后出任尚药奉御之职。即便如此,出自炼丹术丹药的秋石,并没有被纳入《太平圣惠方》之中。一方面可能是王怀隐对秋石并不认可,更为可能的原因是秋石炼制和服用方法的秘传性。而从北宋开始的广泛搜寻并校验方剂的风气,无疑将炼丹家手中掌握的不被内丹术所承认的秋石方和炼制方法,甚至是不著录于书籍中的方剂,呈现于士人的视野,并进一步通过官方本草和方剂书籍的编定,进入官方认可的视野并获得合法性,并且增加了流通的渠道和可能性。

6. 经验与经典理论之间的结构与张力

　　从尿液作为药用到以尿液为原料来炼制秋石,从早期秋石的

---

[1] 李建民:《发现古脉》,第 275 页。
[2] 李经纬:《中医史》,海南出版社,2007 年,第 175 页。

炼制原料为天然矿物到以作为人体排泄物的尿液作为原料，从秋石作为炼丹术中的丹药到秋石作为一种医药最后在经典医学中获得承认，可以看到一种新药物的形成，与不同来源的身体观的交织、变化与整合有关，以及知识掌握者社会地位的变化、医学知识的传承方式的变化所带来的对新知识的拒绝和承认有关。

尿液炼制秋石的出现，背后是养生的身体观与津液论的身体观的变化和整合，炼丹术的身体与经典医学的身体观的交织与整合。炼丹术和医学中对药物的认识，从神仙传说到求得长生，再到利用自然界的矿物药和植物药，再到对具体实践中所使用的药物的理论阐释，其中存在着两套不同的身体观：一套是数术—气论下的身体，一套是津液论的身体。养生的抑或是长生的传统，与经典医学的传统一直相互交织。尿液炼制秋石的出现，是基于津液论的传统。事实上，从马王堆帛书的记载开始，其间显现的，不是单纯关于经脉循行部位的描述，而是总结四肢部经穴的主治规律，这就如同《灵枢》将手三阳经分主"津""液""气"循行所致病的道理是一样的。医学论述与房中养生之间的区隔，早期体现在对肾的论述上。《内经》的肾主藏精，《难经·八难》将"肾间动气"视为"呼吸之门"，在肾与呼吸的功能之间首次建立起了明确关系。宋代医家进一步确认肾为呼吸之门户的概念与术士炼养有涉。在"生骨髓"且产生先天之气和水的肾、作为先天之本的肾，与含有先天之气的作为津液运行的尿液之间建立起联系，并阐释秋石发挥功效的身体内部机制，是经典医学对养生的身体与津液论的身体进行整合的结果。无论是哪种传统，都是基于对自然的观察，对外在世界的承认和效法，对自然规律的遵循。道教和医学在对自然规律的承认，以及独立的自然的承认方面，具有一致性。这种一致性，是秋石能够被经典医学所接纳并进一步进行理论阐释的内在理论根基。

尿液炼制秋石在炼丹术中出现,到炼丹术最后对秋石的否认,体现出炼丹术从对有自然之理的身体、可以效法自然的身体、具有能动性的身体的承认,转向了自身就可以作为炉鼎的身体,超越了有形的身体、内在的身体以及道德的身体。这种转变背后身体观念变化的内在机制,是道教对有形的外在的身体的承认,转向了对儒家的道德化的身体的综合。

无论是内丹术最后对秋石的否认背后体现的社会文化的变动所带来的身体观的变化,还是医学领域对秋石的接纳和承认背后隐藏的士人习医的风尚与宋代医学知识传承方式的变化,都说明:有关药物的新知识的形成和论证,既有理论内部发展的逻辑,也有社会文化所造成的影响。

宋代士人或者是本草书籍的编撰者广集医方,并且将书籍的声望与合理性建立在对医方的校验、经验以及医方的效验上。由此引发的问题是,中国医学所指的有效或者经验是什么? 特别是,这种有效或者经验,与理论之间的关系是什么? 与这两个问题相关的,是宋代之前医学和药物学理论的发展迄今仍未获得充分解释的问题。首先,《素问》中很少提到药物学的知识,到了东汉前后有许多作者花费了大量力气来讨论包括身体在内的有机体的正常和失常状态,以及如何处理这些失常。那么,为什么他们没有发展出一种综合性的概念框架,既能够解释与疾病病因有关的脏腑理论,又能够解释药物治疗等外在技术呢? 第二个问题是,南宋之后,编撰了大量本草的文本,但是本草文献中对单个药物的描述,并没有采取经典医学的阴阳五行原则。是什么阻碍了或者是基于什么考虑，使得本草书籍没有逐一去考察和描述单个药物的性质和效果？或者是组成比较复杂的复方的效果呢？秋石虽然被纳入《证类本草》之中，但是并没有根据经典医学中的脏腑理论或者阴阳五行原则来解释其具体的主治功效。《魏氏家藏方》等方书中更是只有方剂组成，并没有药理的论述。尿液的药用从汉代到宋代，本草书籍中亦没有进行细致的解释。一一对应的药物治疗和解释，到了宋代以后才出现。造成这种药物治疗等经验与理论长期疏离的原因是什么？也就是说，为什么本草类书籍到了宋代末期，才开始将阴阳五行的系统相关原则，尝试应用于药物，并与对疾病的解释建立起统一的原则？更为关键的，这种原则可以具体化到每一种药物，并在每一种药物和治疗以及疾病之间建立起相关性？这也是医学史家和中国哲学的研究者一直追问的话题。[1] 关于这一点，我们将通过秋石在宋代及其之后的炼制、药用及其理论解释，进行进一步考察。

---

[1] P. U. Unschuld. *Huang Di Nei Jing Su Wen*：*Nature*，*Knowledge*，*Imagery in an Ancient Chinese Medical Text*. Berkeley，Los Angeles，London：University of California Press，2003，pp. 284 - 286.

第三章
药物理论与经验的同构

　　宋代医者地位的变化，士人尚医的风气，以及对效验的强调，是秋石正式载入医学类典籍的原因之一。本草和方书对方剂的搜求，知识传承的开放性，背后是治疗实践对效验的追求，而12世纪的医者才开始对方剂药理进行学理上的探讨。宋代开始，经典医学触及的治疗对象范围扩大，医者群体也得到扩张，而且更加面向效验。那么，这种效验的检验方式与辩护的理论基础是什么？经典医学中的药用与理论、实际治疗之间的关系是什么？

　　在考察了尿液炼制秋石的起源，以及秋石为何从矿物炼制的丹药转为尿液炼制，继而从炼丹术转向医学，并被医家接受这一过程，特别是这个过程背后体现出来的身体观念的变化和自然主义本体论的形成机制，也就是新药物出现和药物知识如何形成、辩护之后，我们将通过秋石的药用史来进一步讨论以下问题：秋石具有功效的理论基础与实现机制是什么？有关药物的知识是如何获得实际使用的？经典医学中的身体观念在药物的具体使用过程中是如何获得具体展现的？药物在实际使用的过程中，经典医学理论与具体的实践是如何实现互动的？生命与身体的边界如何通过与自然比拟而得以延展与扩大？生命活动的气血体液理论、物质相生相感的认知机制在哪里？本章将通过重点考察不同本草书籍和医书中对秋石的论述、方剂中的秋石的组方原则、不同秋石炼制方法的论述、秋石在本草书籍中获得认可的历程，以及不同时期对秋石医学理论论述的异同来探讨经典医学的药用理论是如何发展的。

1. 数术化的理论与经验的身体之区隔

以阴阳五行学说为基础的经典医学理论，在汉代已经基本形成。但是我们看到，单一的、具体药物的使用，与经典医学理论同构并置于同一个解释框架下，是在宋代之后。在对尿液药用的起源进行考察时，我们已经发现，在早期医药知识累积的过程中，也有一些药物知识的论述出现在先秦诸子的著作中，但是没有关于药物的体系化知识。将早期经验积累的药物知识与药学传统综合进入古代医学保健或者治疗，使之纳入《素问》或者《难经》等建立的医学理论框架之中，是本草的编撰者依据汉代已经形成的经典医学理论来经典化并争取合法化的一个表现。我们很难否定，马王堆出土的医学文献中的药物，有一部分是通过经验而合理化的，或者事实上这些药物或疗法确实影响了特定的身体功能，药物中特定化学成分能够产生药理学的活性，从而影响身体功能的恢复。《五十二病方》中确实已经有了对人体知识的积累、对药物采集和处理的相关知识。但是在《素问》中，药物的知识是被忽略的，《素问》的作者们显然更加关心新的有关医学的宇宙观。在此后的一千多年里，在视觉上无法被脏腑、阴阳和五行理论所触及的本草，与医学理论之间有一个鸿沟，而且药物与基于经典理论的针灸传统之间也存在着区隔。

在药物学经典化的过程中，即便是《神农本草经》，也较少清晰地论及药物的作用原理,并在药用与阴阳五行和脏腑理论之间建立起细致的联系。很自然,虽然《五十二病方》中有关于身体的认知、药物的经验使用,无论是方士还是医家,都认识到了药物为何、如何发挥作用的必要性,也就是"know-how"的必要性。在汉代,唯一的试图综合药物与理论的尝试性努力,是在《伤寒杂病论》中,作者张仲景尝试将药物的治疗效果、疾病的状态和阴阳五行原则结合起来。但是,他没有对这种进路表现出足够的兴趣。虽然唐代的王冰对《素问》进行了补注,增加了《素问》中的第六十六篇到七十四篇,但是均没有提及具体的药物。不过,这也并非说明《素问》对药物不承认或者不重视。在《素问·异法方宜论》中论述了砭石、毒药、灸焫、九针、导引等都属于治疗方式,而且对应于五行。这些治疗方法之间并没有优劣等级关系,每一种治疗方法都对应于特定的疾病,"故圣人杂合以治,各得其所宜,故治所以异而病皆愈者,得病之情,知治之大体也"。[1] 处于特定区域的人发展出适当的与风土相对应的治疗疾病的方法:"西方者,金玉之域,沙石之处,天地之所收引也,其民陵居而多风,水土刚强,其民不衣而褐荐,其民华食而脂肥,故邪不能伤其形体,其病生于内,其治宜毒药,故毒药者亦从西方来。"[2]

　　在《素问》的很多篇章里,药物实际上用于治疗那些由外邪引起的疾病,"形苦志苦,病生于咽嗌,治之以百药"。[3] 而在外邪中,"风者百病之长也"。[4] 疾病渗透于身体内部器官的不同阶

---

[1] 牛兵占等:《中医经典通释·黄帝内经》,第261页。
[2] 牛兵占等:《中医经典通释·黄帝内经》,第261页。
[3] 牛兵占等:《中医经典通释·黄帝内经》,第308页。
[4] 牛兵占等:《中医经典通释·黄帝内经》,第362页。

段,应该使用不同的药物。这些疾病不是由于内在原因引起的,而是外邪引起。在古希腊医学中,风并非以其本身的特殊力量影响万物,而是借着干燥或者湿润、温暖或者寒冷的性质来影响万物。而在经典医学中,风则扮演着不同的角色,风与疾病本身、外来侵略者被等同视之,风会入侵身体而造成伤害,从而成为病痛的来源。实际上,造成疾病成因的风,其力量与鬼神一样,只不过风与宇宙中季节的变化等时间变化相对应,与方位有关,[1]而且作为宇宙中的自然存在,也遵循共同的自然节律,亦即"四时八风"都是有规律的。因而风在这里是有节奏的,从而可以预测和控制。但是带来疾病的虚风又是不可测的,因而风的变化无常,又使得其成为"百病之始"。这就在身体与外在世界之间建立了联系,作为"四时八风",与人体处于同样的宇宙规则之下。面对变化无常、致病的虚风,人体能够治愈又是因为身体独立于风之外,身体与周遭的世界是分离的。这种矛盾的背后,其实是鬼神致病与风邪致病之间存在的紧张关系,也就是经典医学在建立实体的本体论时,对鬼神致病并没有进行彻底的反驳,而是用风邪来代替和过渡所致。既然如此,作为不可控的、独立于人体的外邪,如何通过外在的药物来治疗非内部原因引起的疾病,在方法论上更是困难重重。

《素问》中对身体的外在特征与内在器官之间联系的表述,除了基于相关的五行原则基础之上,五色、五味、五音以及寒热之间的相互关系,这些外在的状态与内部的脏腑器官之间的具体关联,特别是身体外在的状态能够传达出的器官功能的信息,其他的就

---

[1] S. Kuriyama. *The Expressiveness of the Body and the Divergence of Greek and Chinese Medicine*. New York: Zone Books, 2002, pp. 233 - 234.

显得非常有限了。诚然，《素问》中提及了关于治疗的理论雏形，也就是器官与疾病和治疗之间的关系，但是并没有展开具体论述，特别是没有论及如何将它与药物治疗联系起来。关键是，关于身体状态与疾病之间的联系，依然建立在身体外部，而不是身体内部器官。况且，药物被使用，相对其他治疗方法而言，在相对比较晚的阶段才出现。在治疗的方法中，药物并不是唯一可用于处理疾病的方法，而是所有的治疗都需要参与其中，"可按、可药、可浴"等。这些论述至少表明，《素问》的作者认为每一种治疗都是有用的，而且必不可少。在《素问·至真要大论》中，有关于药物应用的理论基础，是基于阴阳五行的系统感应原则，特别是关于"五味阴阳之用"的论述，是宋代之后在药物中普遍应用的理论：

> 五味阴阳之用何如？岐伯曰：辛甘发散为阳，酸苦涌泄为阴，咸味涌泄为阴，淡味渗泄为阳。六者或收或散，或缓或急，或燥或润，或软或坚，以所利而行之，调其气使其平也。[1]

尽管如此，在宋代之前，《素问》中有关药物的五味阴阳原则没有影响到宋代之前的文本。即便是汉代之后，在试图建立药物学理论的本草学著作中，也并没有建立关于个体药物的概念化原则。唐代以前的本草学著作，都是医家私人撰写编著，且形成了专门的类别，但并非没有提及具体药物的五味阴阳的问题。《隋书·经籍志》所记载的本草著作数目繁多。《汉书·艺文志》将方技类分为医方、经方、神仙、房中四类，《隋书·经籍志》虽然没有如此分类或

---

[1] 牛兵占等：《中医经典通释·黄帝内经》，第498页。

者将分类清楚地标识出来，但是在编排上仍然将大部分本草著作放在一起，而且还将本草著作分类为专科本草、本草图谱、药物栽培、炮制等。孙思邈在《备急千金要方·食治》中，引述黄帝之论时，谈及"五味入于口也，各有所走，各有所病"的问题，其中引录黄帝、扁鹊、华佗、胡居士、张仲景等人最多，他们对于五味、药性等都同样注重。不过，在探索过程中，他们各有所见，自成一家。而且，透过吴普《本草》，黄帝、岐伯、扁鹊、雷公等，对于同一种药物的药性都有分歧。而当时的本草著作不一定以神农为尊。以神农为尊的本草虽然最为普及，但是其他各家的本草著作对药物的药性、四气五味记载都不一致。也就是说，本草自汉代以来，经历魏晋南北朝的发展，呈现专门而多样化的格局，但是当时本草学知识中，对药性仍未统一，也可以说是本草知识未达成一致，呈现各家表述的局面。

直到宋代，寇宗奭和王好古等才最先建立起关于药物学的综合理论。为什么到了 12 世纪才首次提出了药物学的综合系统原则，而且是基于个体药物的概念化原则呢？而且，寇宗奭和王好古等并没有从头开始，而是基于《素问》中有关药物的五味阴阳原则的概略性论述进行了阐释。

文树德（Paul U. Unschuld）提出，药物的体系化知识迟至宋代才出现，是宋代新儒家带来的整合。而在此之前，以《素问》为基础的经典医学理论更接近儒家传统，《神农本草经》则体现出道家传统，这两种传统在汉代及其更早时期彼此之间是疏离的。从汉代到宋金元时期，药物学的传统展现出与道教传统之间的概念联系。经典医学的传统，不完全独立于道教，却更好地适应了符合儒家兴趣的框架。例如，《素问》和《神农本草经》都区分了不同药物的品味,这并不是一种巧合。《素问》和《神农本草经》将药物等级以君臣佐使来命名,药物的品,与官品相对应。不过,对不同品味等级的药物所具有的功能,这两部著作的论述却完全相反。《神农本草经》将药物分为三个等级,其中君是上级,佐和使是下级,臣居其中。与此相对应,君药主长寿,佐和使药负责治疗疾病。因此,作为下级的药物在《神农本草经》中被单列时,这些药物被认为含有毒性,因而具有治疗效果,而臣药可能有也可能没有毒性。在《素问·至真要大论》中,对"君"的想象,反映出其与《神农本草经》在本质上的不同:

> 帝曰:善。方制君臣,何谓也? 岐伯曰:主病之谓君,佐君之谓臣,应臣之谓使,非上下三品之谓也。帝曰:三品何谓? 岐伯曰:所以明善恶之殊贯也。[1]

　　岐伯对三品的定义,并没有上下等级或者优劣之分。《神农本草经》中对药物的分类,更加接近道家思想中的社会组织,而《素问》更加接近于在社会中占据合法化地位的儒家风格,因而这两种传统在数百年间获得了具有不同世界观的人群的支持。同样,这两种传统之间的区别,可以解释为什么有些人对《素问》感兴趣,有些人对《神农本草经》感兴趣。

　　文树德的解释固然具有吸引力,厘清了两个不同的传统,但是依然没有对药物理论出现于宋代给出细致的理由。潜藏在该问题之下的,恐怕还是来自于宋代之前的医者对药物治疗有效性的判

------

[1] 牛兵占等:《中医经典通释·黄帝内经》,第499页。

定带来的困难。药物治疗,面对的是生病的人体是否能康复的现实问题,经验的判定在其中占据重要成分。《黄帝内经》中的身体,却是一种数术化的身体,虽然阴阳五行的运行原则与天地一致,身体内的气血运行与天地一致,经典医学的理论承认外在世界的真实性与规律,而且从鬼神致病转向了新的实体本体论,但是,如何将经验判定的药物有效性,与建立在数术之上的形而上学的身体乃至宇宙运行的规则联系起来,仍然是《黄帝内经》面临的一大关键难题。也就是说,不是建立在经验基础之上的理论,与基于经验判断才能获得对有效性的判定的药物治疗之间,仍然存在着无法逾越的鸿沟。这种情况在针刺的理论与实践中也同样存在。在《黄帝内经》中,虽然有对刺法的论述和规定,并且试图与阴阳家的论述结合,如《素问·诊要经终论》中有以下记载:

> 春夏秋冬,各有所刺,法其所在。春刺夏分,脉乱气微,入淫骨髓,病不能愈,令人不嗜食,又且少气。春刺秋分,筋挛逆气环为咳嗽,病不愈,令人时惊,又且哭。春刺冬分,邪气着藏,令人胀,病不愈,又且欲言语。[1]

正因为此,还有关于春、秋、冬三季对针刺方法的具体论述,有学者提出,"这些规律在针灸治疗学中并无实际意义,因其本质乃属于虚构的规律"。[2] 用"虚构"一词固然过度否定了经典医学体系的建立所承认的实体本体论,但亦说明了阴阳五行等系统感应原则

---

[1] 牛兵占等:《中医经典通释·黄帝内经》,第271页。
[2] 廖育群:《医者意也》,第96页。

的先验性。

现代药物学作为医学的一部分，源于对治疗的解释机理，生物医学对药物的解释需要涵盖一系列问题：治疗性的药物为什么对特定的器官起作用，在哪个部位能产生活性，以及它们对特定的器官部位产生了什么作用，或者是对几个器官联合起来产生了作用。那么，如何对这种有效的治疗在机制上进行进一步解释呢？现代药物学借助于生物化学和分子生物学，从基因、分子到器官等不同层级上进行极力解释，探讨药物中特定的物质在人体内或者动物体内是如何接收、转变以及输送，并最后对特定的一个或者几个器官产生作用。从药物的化学成分出发，现代药物学建立了一套基于对人体结构的物质性认识的解释机制，比如为何某种药物能够对心脏、对肌肉产生效果。也就是说，现代生物学依赖于生物化学、神经生理学等理论模型，以及对活体或者死亡的身体组织的检查和研究，这一套理论模型和解释体系，建立在基于实验的实证主义研究方法之上。这种方法，是从经验的观察和实验出发，从对现实世界进行抽象的实验结果中得出理论模型，再利用实验或者现实世界中的经验对理论模型进行确证或者否证。因而我们看到，柏拉图基于先验的原则建立起关于和谐的宇宙观，其中天体的运动是匀速圆周运动。当面对伽利略、第谷和开普勒等经验的观察对其进行否定时，天体运行的模型和规律便发生了巨大的转变。

即使在不考虑对药物的疗效进行经验检验的情况下，为了建立关于药物治疗的疾病与身体之间的概念联系，也就是在药理、生理和病理之间建立联系，需要有两个方面的统一。首先，阴阳五行的理论模式需要与单个物质建立起联系，即对不同的药物有统一的解释原理和规则；其次，这种理论模式要能够统一身体、疾病和药物的作用机制。阴阳五行的相关系统模型，一旦用于整个身体或者身体内的某个器官，那么，疾病或者健康的身体，都必须获得同样的解释，联系起理论模型与药物性质之间的桥梁就必须架构起来。本草中的性味理论是不是一个有效的桥梁？或者是不是可以把它看作是一种次级理论？在对个体药物的描述中，后汉成书的《神农本草经》试图列出药物的性味，但是药物的性味与经验的味道以及冷热没有直接关系，而且对药物疗效的描述混杂了各种不同的解释体系。如《本草经集注》中对人参的描述：

> 味甘，微寒、微温，无毒。主补五脏，安精神，定魂魄。止惊悸，除邪气，明目。开心益智，治肠胃中冷，心腹鼓痛，胸胁逆满，霍乱吐逆，调中，止消渴，通血脉，破坚积，令人不忘。久服轻身延年。一名人衔，一名鬼盖，一名神草，一名人微，一名土精，一名血参。如人形者有神。[1]

上文的论述中，人参的药效，不仅没有与经验的味道以及冷热之间建立起联系，还将鬼神、养生、人格化的寄生虫以及经验的观察等诸多考虑，都综合进入人参的效果之中。虽然其中也偶尔提到了阴阳五行，但是比较少将它与脏腑理论等药物具体的作用机制对应起来。《本草经集注》中对尿液的描述也是如此。其中，"人溺，治寒热，头痛，温气，童男者尤良"，既没有提及尿液的性味，更没有论述性味与脏腑理论之间的作用机制。值得我们思考的是，从《神农本草经》到唐代的《新修本草》，在如此漫长的时间内，本草

[1] 陶弘景著，尚志均、尚元胜辑校：《本草经集注》，第46页。

中对药物具体疗效的事实性描述而非解释性理论，倒是一直成为药物治疗的指导，在魏晋时期获得了发展，而且在唐代出现了官方编定、体例统一的本草类典籍。陶弘景根据《神农本草经》而编撰《名医别录》，从南朝到唐代期间本草学知识的整理工作所面临的多样而有分歧的医学知识，唐代政府通过法令监管民间医师用药处方、医术入仕的考试，以及执行编附新药入本草之权力，这个过程中逐渐得以丰富的，是关于药物治疗的描述性知识，或者是经验知识。唐代《新修本草》整合本草知识所做的，不是理论与经验的整合，而是对各种药物的产地与名称核验、对药物的辨识、对有效验的药物的吸纳。如唐贞元二年(786)九月，《新修本草》接受威灵仙作为有效治病药物，是因为它在宫中屡试有效。甚至于《新修本草》中所配合的绘画图谱、药图图经，都是基于可观察和识别的药物的外观、疗效所做的经验性的积累。《新修本草》易于掌握与学习，并成为本草用药的依据，[1]而它的权威地位也通过国家权力颁行于地方，在无形中建立起来。步入唐代，医学知识经历了多方面的整合，包括经典整理、针灸与本草知识的统一。《新修本草》的成就最为后人熟知，并因本草撰写的特别形式而得以留存。

　　本草药物的治疗性描述获得发展，而药物治疗的理论性解释一直未建立的背后，依然是联系理论与使用实践之间的桥梁性框架缺失。最为根本的，是对有效性的判定。熟悉治疗的本草药物学家与熟知经典医学理论的医生，均需要一定的标准来区分有效的药物和无用的药物，或者好的药物与不好的药物。其间难以跨越的，依然是很难确定是否有一系列的性味，既能够确实服务于实

---

[1] 范家伟：《六朝隋唐医学之传承与整合》，第48—49页。

践的目的，又能够联系起与实践目的无关的、数术论基础上的阴阳五行系统相关的理论模型。

2. 儒医、天人合一与病因的实体论转向

医学书籍利用阴阳五行的医学原则对药物知识进行理论阐释，发生在 12 世纪的宋代。宋元时期的医家强调，根据脏腑理论和相关性原则来解释药物的功用，不仅可行，而且并不困难。为什么在宋金元时期药物使用的经验传统才开始与经典医学所基于的阴阳五行原则汇合在一起？为什么在视觉上无法被脏腑、阴阳和五行理论所触及的本草，与医学理论之间的鸿沟，被认为有填补的可能性？结合这两个传统的方式是什么？我们将通过本草、方剂和医书对疾病和治疗的论述，特别是对秋石主治功用的理论论述，来回答这类问题。其中，宋代出现的大量有儒学背景的儒医，宋代理学对天人关系的认识从天人感应到天人合一的转变，理学对人体主体性的强调，为作为儒者的医生探讨疾病的病因和治疗的理论，进而关注药物治疗的理论提供了可能，也就是药物学理论化的出现成为可能。

首先，前文《素问·至真要大论》中论五味阴阳之用的一段对话，奠定了宋金元时期的自然主义者将系统相关的原则用于药物学的基础。《素问》文本并没有就此展开具体针对个体药物的论述，仅有一段对话试图建立物质性质和效果之间的理论联系，但是这些讨论仅限于饮食和疾病之间的关系，而不是具体药物。《素问》中列出了大量关于食物和药物的使用准则，以及药物和食物之间的转换。不过，这些解释与五谷而不是与药物有关。《素问·至真要大论》中也提及需要对个体药物在治疗中的运用进行审视和

评判，复方也需要有相应的使用原则：

> 帝曰：气有多少，病有盛衰，治有缓急，方有大小，愿闻其
> 约奈何？岐伯曰：气有高下，病有远近，证有中外，治有轻重，
> 适其至所为故也。[1]

这些论述可以被看成药物处方原则的开端。对药物质量和食物治疗的关系，《素问·病能论篇》中也进行了比较，其中包括如何根据遭受病痛程度的差异来进行药物治疗。例如：

> 帝曰：善。有病身热解墮，汗出如浴。恶风少气，此为何
> 病？岐伯曰：病名曰酒风。帝曰：治之奈何？岐伯曰：以泽
> 泻、术各十分，麋衔五分，合以三指撮为后饭。[2]

另外一段《素问·病能论篇》中的对话，也可视作将脏腑理论和阴阳原则用来解释药物治疗的理论雏形：

> 帝曰：阳何以使人狂？岐伯曰：阳气者，因暴折而难决，
> 故善怒也，病名曰阳厥。帝曰：何以知之？岐伯曰：阳明者常
> 动，巨阳少阳不动，不动而动，大疾，此其候也？帝曰：治之奈
> 何？岐伯曰：夺其食即已，夫食入于阴，长气于阳，故夺其食
> 即已。使之服以生铁络为饮，夫生铁络者，下气疾也。[3]

---

[1] 牛兵占等：《中医经典通释·黄帝内经》，第496页。
[2] 牛兵占等：《中医经典通释·黄帝内经》，第374页。
[3] 牛兵占等：《中医经典通释·黄帝内经》，第374页。

依照这段论述可以推及，既然由于阳气堵塞而引起的怒狂是因为阳厥，那么治疗的方法应该是阻止阳气继续产生。而让病人不吃食物而吞铁，是因为这种药物的重量可以转换"厥"，也就是说，阻止阳气继续上升，从而压制阳气，使用药物"铁络"是符合脏腑理论和阴阳原则的。假定作者能够继续追问铁络的性质，他可能会回答，铁络的性质是阴。铁络构成阴药，是因为它比较重。重的物体能够在身体内移动，从而让阳气下沉。不过，《素问》中并没有将药物综合进入整个经典医学的理论框架，这段文本传递的依然是机械的重物能够下沉的概念。特定药物的性或味，并没有从它在身体内器官中特定的通道或者活动建立起联系。药物如何作为信使，引导性气等抵达身体的特定部位，从而发挥特定效果，这一套理论阐述，是宋金元时期药物学最主要的创新。另外，类似的触及药物治疗理论的论述，仅在《内经》中出现了几处。

其次，两宋时期中国知识阶层与医学知识开始发生密切联系。宋代新儒家的出现，以及掌握儒学知识的医者的出现，是药物学理论体系化的社会背景。从汉代到宋金元之间，药物学的传统更多地展现出与道教传统之间的概念联系。而《素问》展现出来的传统，虽然并不完全是独立于道教的气质，但是却更加适应从而进入了形式主义的符合儒家兴趣的框架之中。这种转变的出现，依然与前文所述两宋"尚医士人"与儒医的出现有关。在医学知识的传承上，两宋之前多依靠师徒授受或者父子家学的世业相承，知识的传递限于专业的医家，从事医学的群体非常有限。除了专业的医家，仅仅能够读写的知识人，在理解医学理论方面尚且存在着困难，更不论将医学理论用来对药物的使用进行阐释。那么，除了医家之外,还有哪些人能够理解医学理论知识呢?谈论阴阳五行的道徒对医学知识有一定的理解,如葛洪、陶弘景等就是如此。另外,具有释者身份的人,对医学理论也具有一定程度的理解,比如《大正藏》中的僧侣医者以及佛教医学的病因学说中,亦论述了经典医学中的气论和脏腑学说。在宋代以前,固然有具有道徒和释者身份的人掌握医学,但是具有儒学背景者,则少之又少。

从北宋初期开始,宋代政府表现出对医药事业和医学教育的重视,医者的身份开始发生变化。宋代开宝四年(971),宋太祖发布"访医术优长者诏";宋太平兴国六年(981),宋太宗发布"访求医书诏",大量购求医书,并明确规定,凡献书在 200 卷以上者,均给出身奖励。嘉祐二年(1057),按照宰相韩琦所奏,创设了"校正医书局",对《素问》《伤寒论》《金匮要略》《金匮玉函经》《针灸甲乙经》《脉经》《诸病源候论》《备急千金要方》《千金翼方》《外台秘要方》等十部宋以前最具有代表性的著作进行了系统校正和印行。另外,宋代还设立了医学学生考试并进行医学教育,设立了官办买药所——太医局,药品贸易由政府控制、国家买卖。宋代官方对医学的日渐重视,使得以儒学为背景的知识人在数量上远远超过前代。儒学的入世精神促使宋代士人走上"儒体医用"的道路。宋代卫生资源的短缺以及宋代书籍出版业的蓬勃发展等,都使得掌握医学知识的士人开始增多。[1]

儒医的出现,除了广集方剂、编写方书之外,在方书和医书的编撰方式上亦发生了变化,开始向阐释医理的方向努力。医家个人编写的方书开始力避繁冗,向简约和实用的方向发展,并且力求

[1] 陈元明:《两宋尚医人士与儒医》,台湾大学出版委员会,1997 年。

采方简要、论理清晰,力图使治法达到简约而有理可据的程度。[1]
如陈言的《三因极一病证方论》把各种疾病都归于外因、内因和不
内外三因,然后按因施治,因而题名"三因极一病源论粹"。他还批
评已有的"俗书无经,性理乖误,庸辈妄用,无验有伤,不削繁芜,罔
知枢要"。[2]此前的方书被陈言批评为"无经",没有医理阐释。
严用和的《济生方》中也表达了对治病之理的重视:"夫微妙在脉,
不可不察,察之有理,乃知受病之因,得病之因,乃识其证,既识其
证,则可详其所治,四者不失,临病之际,可以疗寒以冷。"[3]王贶
的《全生指迷方》等,也是试图从病源、病候、脉象等理论探讨入手,
让治法实现简约而有理可据。许叔微的《本事方》也是如此,力图
采方简要,论理清晰。王硕的《易简方》中,每一病证必有主要病机
和主治大法。

　　第三,宋代理学与医学之间的相互影响,特别是理学对天人一
理的承认,从天人感应到天人合一的重新解读,对作为主体的人能
够认识宇宙规则的承认和鼓励,是医家探讨医理而不仅仅是搜集
方剂的动力。作为人体的小宇宙与自然相通,遵循相同的规则,是
从汉代以来医家承认和遵循的医学基础,也是宋代理学家与医家
的共同认识论基础。特别是,医家开始论述人亦是由阴阳五行化
生而成,如程颐有"人乃五行之秀气,此是天地清明纯粹气所生
也"。之说宋代医家刘温舒也认为:"夫人禀天地冲和之气,受五行

---

[1]　章健:《宋代官刊方书和个人方书特点探讨》,《中华医史杂志》2001 年第
　　2 期。
[2]　陈言:《三因极一病证方论》,人民卫生出版社,1957 年,序,第 1 页。
[3]　严世芸编:《中国医籍通考》卷二,上海中医学院出版社,1991 年,第 2311 页。

生化之形,阴阳刚柔萃于一身,为万物之灵通。"[1]不同的是,相对于汉儒以谶纬神学强调天人感应,宋代儒家论述天人关系是从作为认识主体的人出发,凭借聪明才智,认识这种共同的规则,即"因明致诚";而认识宇宙节律和规则又可以使人聪明,即"因诚致明",所以"诚""明"相辅相成,即"天人合一"。[2] 在天道观上,张载提出太虚即气,气只有如何存在的聚散问题,而无是否存在的问题。哲学的视野和提问的方式由此发生了变化,从对是否存在转向由对存在方式(如何在)的关注。而天道观与人道观彼此相关,在天道观上以对世界"如何在"的考察,取代了"是否在"的质疑,在人道观上进一步引向对人如何在的关切。[3] 程颢和程颐批评了汉代儒家的天人附会学说,认为不应该只附会,因为"天人之理,自有相合","天人本无二,不必言合",而且"人事胜,则天不为灾;人事不胜,则天为灾"。其中,大被本体化,成为宇宙本体的最高理论形式,而相对应的人不再是单纯的个体存在,而是与天对应的另外一个范畴。而且,人不仅是一种物质性的存在,是个人的人,还是一种精神性的存在,也就是说,人已经不再是汉代儒家的直接性和本能性,而成为一个真正的主体性的存在。因而:

> 人事常随天理,天变非应人事。如祈寒暑雨,天之常理,
> 然人气壮,则不为疾;气羸弱,则必有疾。非天固欲为害,人事

[1] 刘温舒:《素问入式运气论奥》卷下《论手足经》,上海涵芬楼影印正统道藏本。
[2] 张载撰,章锡琛点校:《张载集》,中华书局,1978年,第65页。
[3] 杨国荣:《关学的哲学意蕴——基于张载思想的考察》,《华东师范大学学报(哲学社会科学版)》2017年第1期。

德不胜也。如汉儒之学，皆牵合附会，不可信。[1]

　　而到了南宋，朱熹则将"理"当作一种先验的绝对精神，理先于人的存在。而天人合一，对天理的认识，实质上是突出了人在宇宙中的本体性价值，凸显了人在宇宙中的中心位置，是对人格神——天的否定。故而，张载认为只要能够穷理尽性，自然会懂得养生之理。朱熹认为"择民之聪明者教以医药，使治疾病，此仁人之心也"，[2]即对道理的明了，可以治疗疾病。

　　在这种人对理的追求的主体性承认下，以及对天人关系的重新认识下，医家提出了五运六气来阐释致病的机理。《素问》已有"五运""六气"之说，在人体内的脏腑经络与外在自然存在之间建立了对应关系，即五脏与五行相对应。宋代医家从《黄帝内经》出发，从"天人合一"的角度，将五运六气与脏腑身体对应。宋代医家王贶提出：

　　　　人以天地之气生，四时之法成，是以有五藏六府，四肢十
　　二经，三百六十五穴，以象五运六气，四时十二月周天之度。
　　阴阳变化，与天地同流。乖其气，逆其理，则阴阳交错，府藏偏
　　毗，脉行迟速，荣卫失度，百病从生。[3]

运气学说的基本思想是，宇宙间存在着木、火、土、金、水等"五运"，

［1］程颢、程颐撰，王孝鱼点校：《二程集》第 1 册，中华书局，1931 年，第 374 页。
［2］朱熹撰，郭齐、尹波点校：《朱熹集》，四川教育出版社，1996 年，第 4297 页。
［3］王贶：《全生指迷方》，人民卫生出版社，1986 年，第 13 页。

与风、寒、湿、燥、君火、相火或者寒、暑、燥、湿、风、热等"六气"。人的五脏、六腑、四肢、十二经、三百六十五穴分别对应天地中的五运、六气、四时、十二月、一年三百六十五日,进而可以用来解释疾病的形成及疾病治疗的路径。而且,六气的配属关系已经不符合五行相生相克的关系了,而是以三阴三阳说为基础。需要注意的是,运气学说作为医学理论,所强调的是"六气"本身的性质,而不是三阴三阳的位置,只有六气本身的性质才能构成病症、病机、治疗方法等相互关系的理论性解释。六气为本,为六元,而三阴三阳不过是六气之标。尽管如此,三阴三阳的位置还是为运气学说中六气部位的推衍提供了说理的根据。

表3-1　六气与三阴三阳、地支的配属关系[1]

地支	子午	丑未	寅申	卯酉	辰戌	巳亥
阴阳	少阴	太阴	少阳	阳明	太阳	厥阴
六气	君火	湿	相火	燥	寒	风

　　在宋代之前,对疾病解释的医学理论为何?《素问》中的五行与季节相互配合,而且是配四季,只有"生、长、收、藏"的概念。在经络学说中,三阴三阳配合对应的是十二个月份,与运气学说中的阴阳定位不相符合,而且疾病理论是配合针刺,而非药物。运气学说的理论框架,无疑是由阴阳五行来支配。而在东汉的《伤寒杂病论》中,并未论述方剂使用的理论规则。前文已经述及,从鬼神致病到天人感应原则下经典医学对外在世界的真实性与规律的承认,是经典医学的一个重大转变。不过,鬼神致病与风邪致病之间

仍然存在紧张关系,因为外邪依然是不可控的。于是,在魏晋至隋唐之间,时人亦仍相信疫鬼带来疾疫。此外,魏晋以来的道教典籍亦不乏鬼神致病之见,例如《太平经》罗列的五种病因之中,也包括鬼神谴祟。魏晋时期的医学理论依然带有道教的气质。不同的是,医者除了主张鬼神是能相染的疾疫之源,更进一步认为"鬼气"是罹患、传播上述疾疫的根源、媒介。第一本病因、病理与证候学专论《诸病源候论》出现于 610 年,隋代的巢元方所著。对于疾病病因的解释,倾向于"一候多源",以为疾疫相染的原因,或由于外在力量,或导源于内外交迫,或失之于饮食与劳倦等等。

表 3-2　《黄帝内经》中时间、方位、腧穴与疾病及其部位的对应[1]

时间	方位	腧穴	疾病部位
春	东风	颈项	头
夏	南风	胸胁	心
秋	西风	肩背	肺
冬	北风	腰股	肾
仲夏	中央	脊	脾

其中,巢元方《诸病源候论》也认为"气"是传染性疾疫的病源之一,其中尤以风与寒为祸最多。《诸病源候论》以风病诸候为首卷,"四时之气、分布八方,主长养万物"之风受到高度重视。巢元方认为四季皆有其正气,假如岁时不和,正气紊乱失序,温凉失节,不论长幼"感其乖戾之气而发病",即是"时行之气","此则多相染易"。《诸病源候论》将时气诸病候,温病诸候与疫疠病诸候的病

---

[1] 李建民:《发现古脉》,第 228 页。

源，均归于外在气候环境的不正常变化，也是对《黄帝内经》中不可控的外邪观点的延续。温病与疫疠诸病候肇因于四时节气不和，亦即"风寒暑湿"之异常变化，而且《诸病源候论》将"邪"当作疾病病源与相染的主因之一。此外，《诸病源候论》以为人体气血虚实的内在状况，也能决定是否致病。

有了可控的、可测的致病因六气之后，要解释具体的疾病，需要在六气与疾病之间建立起关系。在中世医学时期，与扁鹊齐名者是秦和，又称医和。医和提出六气是阴阳风雨晦明，而这六气又可以分为四时五节，[1]其实都是对时气的分割。与六气相应，人生六疾，所谓寒疾、热疾、末疾、腹疾、惑疾、心疾等，这些疾病与外在天象变化相配属。身命合于六气、四时、五行，则六疾不生。换句话说，经典医学对病理的推测，并非纯由血肉之躯探究所得，而是由四时五行的运行推求所得。基于数术，将天有六气，与五味五色五声相配，是医和所处时代的一种流行的数术逻辑。韦昭对《国语·周语》中的天六地五进行注解时，认为天有六气，是阴、阳、风、雨、晦、明；地有五行，对应金、木、水、火、土。即韦氏的理解依循医和之论，先天后人，根据天人感应，天六数五的数术说的功能在于诊断疾病以及预测患者的死期。值得注意的是，在金元时期的医家思想进行研究时，常认为是医家使用了易学的思想，医史研究也常说医易同源。实际上，医并不是用易理来理解医术，追溯其根源，是医与《易》学都有数术的源头，特别是天学的传统。

《黄帝内经》时代的病因论，包括《黄帝内经》和《伤寒杂病论》

---

[1] 马继兴：《马王堆古医书考释》，湖南科学技术出版社，1992 年，第 151—158 页。

都述及风雨以及不可测的外邪伤人，也强调个人的嗜好、作息、生活习惯等内在因素而导致疾病。如《素问·调经论》中有“夫邪之生也，或生于阴，或生于阳。其生于阳者，得之风雨、寒暑。其生于阴者，得之饮食、居处、阴阳、喜怒”之说。在外邪之中，偏重火热病邪，而且“寒暑”并非对称，暑多于寒，因为只有温暖之日多于寒凉之日，阳气盛于阴气是生育万物的根本。《春秋繁露·暖燠常多》论述天道运行时便提出，一年之中火热之气为多。

但是中医病因病机学在论述疾病发生、发展及其传变、转归的机制和规律方面，将疾病的原因归于可控的、可预测的因素，仍是南宋陈言的《三因极一病证方论》。五运六气最为关键的，是对致病原因彻底转向实体本体论。陈言从天人关系和表里虚实立论，将疾病的病源归纳为内因、外因与不内外因三大项，指出六淫所感为外因，七情所伤为内因，至于有悖常理而招致身心损伤者，则归为不内外因。《三因极一病证方论》中记载了治疗“淋”证的鹿角霜丸，其中用到了秋石。在此方剂之前，陈言先论述了造成“淋”的外因、内因和不内外因，是由心肾气郁、惊忧恐思以及“况饮啖冷热，房室劳逸，及乘急忍溺”引起。在“三因备明”之后，便可以根据症状来开局处方。针对“忧思失志，意舍不宁”导致的症状，“浊气干清，小便淋闭，或复黄赤白黯如脂膏状，疲剧筋力，或伤寒湿”，陈言提出用“鹿角霜丸”来治膏淋。其中，鹿角霜丸由鹿角霜、白茯苓和秋石组成。由此，陈言在病因、症状和方剂之间建立了联系。疾病病因与具体的症状之间的联系得以建立的理论基础是什么？陈言的观点基于五运六气学说，其中天地依然与人体相对应，“天有六气”对应于人体的“三阴三阳”，“地有五行”对应于人体的“五藏六腑”，进而对应具体的“皮肉、筋骨、精髓、血脉、四肢、九窍、毛发、齿牙、唇舌"等。那么，产生疾病的原因是什么？外因是六淫，即寒、暑、燥、湿、风、热。内因是七情，即喜、怒、忧、思、悲、恐、惊。内外因也会结合起来致病。致病的原因明晰之后，治疗的原则理应是针对病因来开具方剂。特别是，对处于鬼神治病和外物治病之过渡的"风邪"，宋代的方书对它进行了彻底的实体论的转向。《三因极一病证方论》中说：

> 《经》所载疠风者，即方论中所谓大风恶疾癞是也。虽名曰风，未必皆因风，大率多是嗜欲劳动气血，热发汗泄，不避邪风冷湿，使淫气与卫气相干，致肌肉𥧂，气有所凝，则肌肉不仁，荣气泣浊，则热不利，故色败，皮肤疡溃，鼻梁塌坏。[1]

在陈言看来，《黄帝内经》中的风邪致病，其实是外在的"六淫"侵袭失衡的人体所致。正是因为对致病原因的彻底的实体本体论转向，即疾病的原因是外在的，所以是可控的。对人体内部的调控，可以实现致病外因的抵御。也就是说，人面对的不再是变幻莫测的风邪，而且人在治疗和健康保健方面具有主体性。陈自明《妇人大全良方》中便说过："夫人将摄顺理，则血气调和，风、寒、暑、湿不能为害。"[2]沈括《梦溪笔谈》卷七的"象数一"中亦指出医家有"五运六气之术"。致病的原因既然遵循着一般规律，而且致病的外部原因与人体内部的状态之间可以建立起有规律的联系，那么，

---

[1] 陈言：《三因极一病证方论》，第 214 页。
[2] 陈自明：《妇人大全良方》卷 5，文渊阁四库全书本。

药物的治疗就是可能的,其合法性也得以确立。不过《三因极一病证方论》中使用的鹿角霜丸的组方原则是什么？秋石在其中如何发挥作用？具体的药物进入人体后发挥作用的机理是什么？方书中并未给出具体说明,这个任务便交给了本草类书籍。

3. 性味理论与早期本草中药物疗效的割裂

药物知识的理论化,与本草和方剂中对药物的论述变化,特别是本草书籍的发展密不可分。唐宋两代修订而成《新修本草》和《证类本草》,虽然这两本书均以《神农本草经》原文为核心,但是经过对比,可以看出其中在药物学理论知识方面发生了一些变化。《新修本草》更多地是对新药物的增添,对产地和名称的校验。到了《证类本草》,除了药物的校验和增添,标注药物的形态、产地、采收、鉴别和加工之外,还增设了附方,而此前的本草书籍只载药物而不列方。其中《证类本草》增加的附方近三千首。不仅如此,关于药物的性味,《证类本草》力图在其中加以说明。重要的是,《证类本草》在药物用途和用法的描述上更加具体,对药物的描述结合已有的方剂,"以方证药"。

在《证类本草》的人溺条目中,除了"疗寒热头疼,温气,童男者尤良",并未具体论述人溺的性味。值得注意的是,人溺治疗的范围较此前大大扩展,而且还详细地叙述了服用方法。比如:"杨氏产乳,疗伤,胎血结,心腹痛。"以及产后服用小便,可以"压下败血恶物"。这些具体的药用方式,是从已有的方书或者民间实用的方剂中搜集而来的,也就是说,《证类本草》中以方证药的特点,是用已有的方剂或者已经实用的方剂对药物的使用来说明药物的用途。《证类本草》在编撰时,虽然关于人溺、溺白垽的条目部分出自

《嘉祐本草》,但是其中的秋石还元丹却是新增的。不过《证类本草》中并没有列出秋石的性味,这一方面与秋石并没有作为单独的条目出现在本草中有关,一方面也与《证类本草》对药物性味的描述并没有与单一的药物一一对应有关。

医学书籍有关秋石的早期记述中,有的记述了炼制方法,有的以方剂入药。现存《政和本草》最早记载了一种炼人中白方,详细记述了炼制过程,但在炼人中白方之前详述了名为"秋石还元丹"之功效。通过对历代本草书籍的考察,我们发现炼人中白方所得就是秋石还元丹所指的秋石。其他医书中所述这种炼法出现的门类可进一步证明炼人中白方是用来炼得秋石。《济阳纲目》中在劳瘵门下列出了许多秋石方丸,如还元秋石丸、秋石四精丸、秋冰乳粉丸等,并在这些秋石方丸下分别记述各种秋石方。《证类本草》中的炼人中白方被武之望置于秋石还元丹的条目下,说明这种炼法所得是秋石。[1]

既然"炼人中白方"就是为了炼得秋石,为何不直接以炼秋石方为名呢?厘清该问题有助于回答本草中对药物的定位和分类,医家在接纳作为丹药的秋石之后,如何看待丹药并解释丹药的作用。经检索历代本草书籍,可以发现秋石作为一种药物,最早被收录其中的本草书籍是《证类本草》。不仅如此,《证类本草》还将人溺和溺白垽从人屎中首次分出。既然溺白垽作为单独条目才被《证类本草》从人屎中分出来置于人尿条目下,秋石还元丹就更不可能单独列出了,只可能附于溺白垽的条目下。南宋陈衍的《宝庆本草折衷》进一步将秋石从溺白垽条中分出,首次将人溺、溺白垽

---

[1] 朱晶:《秋石方的早期记载新考》,《中药材》2012年第1期。

和秋石分别作为不同的条目列出，秋石以"新分秋石"出现，以示此
为新添加的一味药物。此后的本草书籍仍将秋石置于溺白垽条目
下，到了《本草品汇精要》出现了过渡，在目录中单独列出秋石，但
正文中仍将其置于溺白垽门下。由于《本草品汇精要》在目录中单
独列出秋石，并注明是新添条目，故有研究者认为该书首次将秋石
以单独条目列出，实则不然。哪怕是 16 世纪早期的本草类书籍，
并非都将秋石作为单独条目列出，如《药性粗评》仍将秋石置于轮
回酒的条目下，即在这一时期，秋石作为独立于人溺的一味药物
尚未获得完全认可。直到 16 世纪后期，秋石才开始完全以单独
条目出现。可见随着秋石方增多、应用更加广泛，以及秋石作为
一种药物逐渐被认可，最初的"炼人中白方"发展到后来，才逐渐
被医家直接冠以炼秋石法，这种经典的炼法最终被合法地纳入
秋石方之列。

表 3-3　本草书籍中秋石出现的门类变化

著作名称	朝代·作者(成书年)	秋石所附条目
《大观本草》	宋·唐慎微原撰，艾晟校补(1108)	人部·溺白垽
《宝庆本草折衷》	宋·陈衍(1244)	人部·秋石(目录、正文)
《神农本经会通》	明·滕弘(15 世纪末)	人部·溺白垽
《本草品汇精要》	明·刘文泰等(1505)	人部·秋石(目录) 人部·溺白垽(正文)
《秘传音制本草大成药性赋》	明·徐凤石(约 1500)	人部·秋石丹(正文)
《药性本草约言》	明·薛己(约 1520)	人部·秋石(正文)

著作名称	朝代·作者(成书年)	秋石所附条目
《药性要略大全》	明·郑宁(1545)	人部·秋石(正文)
《药性粗评》	明·许希周(1551)	人部·轮回酒(正文)
《本草蒙筌》	明·陈嘉谟(1565)	人部·人溺(目录) 人部·秋石丹(正文)
《本草纲目》	明·李时珍(1578)	人部·秋石(正文)
《本草乘雅半偈》	明·卢之颐(1647)	人部·秋石(正文)
《本草述》	清·刘若金(1664)	人部·秋石(正文)

那么,为什么秋石早期出现在本草中,都是置于溺白垽的条目之下呢? 这与医家对秋石药效的解释有什么关系? 可以推测,秋石和溺白垽都是固体,而且是从尿液而来的固体,具有相同的来源,所以以《证类本草》等将它安放在溺白垽这一门类,而不是人溺,即更加强调它是经过加工炮制之后的药物。从表3-4可见,仅有《宝庆本草折衷》论述了秋石的性味是"咸、温"。那么,性味"咸温"与秋石的主治功用之间有什么关系?《证类本草》与《宝庆本草折衷》中关于秋石的论述几乎相同:"久服去百疾"与"久年冷劳虚惫,服之壮盛",虽然在表述上有异,但都强调秋石的补养效果,而且是"大补""益下元"。既然如此,为什么只有《宝庆本草折衷》中列出了秋石的性味呢? 另外,元代《世医得效方》中对秋石功用的描述,与宋代相比,已经发生了大幅度的变化。在没有阐述秋石性味的基础上,其发生变化的依据是什么? 为什么《良方》与《世医得效方》中对秋石的药效论述有相似之处?

表3-4 宋金元时期本草论秋石的性味主治

著作名称	朝代·作者（成书年）	性味、升降、毒性	主治功用
《良方》	宋·沈括（1088—1095）		(1)瘦疾,且嗽凡九年,万方不效,服此而愈。(2)凡火炼秋石,阳中之阴,故得火而凝,入水则释然消散,归于无体。盖质去但有味在,此离中之虚也。水炼秋石,阴中之阳。故得水而凝,遇暴润,千岁不变。味去而质留,此坎中之实。二物皆出于心肾二脏,而流于小肠。水火二脏,蛇元武正气。外假天地之水火,凝而为体。服之还补太阳相火二脏,为养命之本。(3)颠眩,腹久之渐加喘满。凡三年垂困,亦服此而愈。(4)其药能动人骨髓,无所不至。
《证类本草》	宋·唐慎微（1078—1085）		大补,暖。悦色,进食,益下元。久服去百疾,强骨髓,补精血,开心益志。
《宝庆本草折衷》	宋·陈衍（1244）	咸温	大补、暖、悦色,进食,益下元,强骨髓,补精血,开心益志。久年冷劳虚惫,服之壮盛。
《世医得效方》	元·危亦林（1345）		治赢弱、久嗽针灸不效。头腹胀喘满,积年肿满,年少色欲过度,未老眼昏,膝疼遗泄,白浊腰背时痛,服之真还元、卫生之宝。

　　无论是《证类本草》《良方》还是《宝庆本草折衷》,都提到秋石能够"强骨髓"或者"动人骨髓",并且《良方》还提到阳炼秋石和阴炼秋石都是出自"心肾二脏,而流于小肠",在炼制的过程中"外假天地之水火,凝而为体",所以"服之还补太阳相火二脏,为养命之本"。前文已经述及,尿液炼制秋石具有养生功效是基于津液论的

身体观，其中"肾生骨髓"，而金石药物或者丹药，特别是内丹药的功能往往是补骨髓。因而对作为含有先天之气的尿液，经过锻炼后服用，可以补充人体因为生命的生长而逐渐消耗的真元，由此我们可以解释为什么《证类本草》和《宝庆本草折衷》中对秋石疗效集中在"强骨髓、补精血"上，而且可以"大补"，《世医得效方》即认为秋石"服之真还元、卫生之宝"。秋石炼法获得的秋石，"再研以乳男子乳，和如膏，烈日中暴干。如此九度，须拣好日色乃和，盖假太阳真气也"，取用乳男子乳、吸收太阳真气等做法，都与津液论的身体中对先天真元之气的强调有关。从津液论的身体、用先天真元之气来补后天等内丹术的理论，来解释秋石的疗效，是医家或尚医人士使用的一种路径。其治病或者养生的基础，依然是朴素的真元之气的还补，不涉及药物的作用通道，特别是不涉及药物、疾病、身体与自然之间的具体关系的经典医学理论。另外，秋石还能够治疗《良方》《世医得效方》中提到的羸弱、瘦疾、咳嗽、喘满等疾病，与医方对民间或者道士实际使用药方的搜集有关，但是为何会有这些功效，并没有具体解释。而治疗"年少色欲过度，未老眼昏，膝疼遗泄，白浊腰背时痛"，恐怕也与秋石能够"强骨髓"有关。

不仅仅是秋石，《证类本草》对人溺的治疗，并没有根据性味给出具体的理论解释，而且人溺治疗的疾病种类相比前代，宋代的记载不断增多，如"产后温一杯饮，压下败血恶物"等疗效，并非根据性味推衍而出，而是从经验方剂中补充而来。秋石的药效与溺白垽、人溺也有重合之处，如溺白垽"治传尸热劳，肺痿，心膈热，鼻洪，吐血，羸瘦渴疾"，人溺可以治疗咳嗽等。对药物的研究虽然也是宋代医学的应有之义，宋代医家也从药物的颜色、味道等与五行、五脏相配合来理解药物。如宋徽宗《圣济经》卷九"药理篇"沿袭了《神农本草经》的观点,赵佶也指出药物颜色通于五脏是"自然之理"。但是毕竟五色和性味,对应的不是实际的颜色和滋味,"脏法五行,色通五脏"的认识缺少统一的规则和说明。比如灵砂、桂心等药物色赤,能治心脏病,但麦门冬、远志并不是赤色,也是治心之药。宋代《太医局诸科程文格》提出药物经验的性味与治疗之间的关系,是对五行的附会:"丹砂法火主心之说,实取其材性之能,因以五行而附会尔。用药之法,诚不必泥可也。"[1]另外,二程还对医家在处方论药时不探究医理提出了批评:"医者不诣理,则处方论药不尽其性,只知逐物所治,不知合和之后,其性又如何?"那么,如何知道药物的性呢?"古之人穷尽物理,则食其味,嗅其臭,辨其色,知其某物合某则成何性。"[2]即强调通过口鼻眼感官"食""嗅""辨"来获得对药物的认识,通过经验来认识药物,比通过附会五味来认识药物,更能"穷尽物理"。正是因为对经验的强调,二程还对神农尝百药提出质疑:

> 神农作《本草》,古传一日食药七十死,非也。若小毒,亦不当尝;若大毒,一尝而死矣,安得生?其所以得知者,自然视色嗅味,知得是甚气,作此药,便可攻此病。须是学至此,则知自至此。[3]

神农观察药物不是通过死亡与否来验证药物的疗效,而是通过观察药物的色、嗅、味,从而认识药性。理学家对医家药物认知

---

[1] 李顺保:《宋太医局诸科程文格注释》,学苑出版社,2007年,第30页。
[2] 程颢、程颐撰,王孝鱼点校:《二程集》第1册,第162页。
[3] 程颢、程颐撰,王孝鱼点校:《二程集》第1册,第58页。

的质疑,反过来说明了与经验产生区隔的性味理论在具体使用过程中的困境。

总之,虽然宋元时期出现了对秋石药效以及秋石的性味的具体论述,但是秋石的性味并没有与疗效之间建立起联系。秋石疗效的来源基于三个方面:(1)津液论的身体,以及用先天真元之气来补后天等内丹术的理论;(2)民间或者道士使用秋石时积累的经验方中的记载;(3)已经长期被药用的尿液和溺白垩。即使如此,留下来的问题依然是,药物的作用通道是什么? 药物、疾病、身体与自然之间的具体关系是什么? 虽然宋元时期发展出了六运五气的病因和病机理论,并且医家在解释方剂时试图运用这套理论,但是具体药物作用于人体并产生治疗的机制是什么,依然不够明晰。

4. 从性味到归经:药物作用的身体通道

真正发生重大改变的,是在遣方用药上,金元时期的张元素提出应重视药物气味,制方以药物气味与病机相协调为准则。特别是,张元素提出了药物的归经理论,认为使药物各归其经,在药物的性味与药物在身体内发挥作用的具体位置之间架起桥梁,从而打通了从疾病的内外在原因、药物的性味,到具体作用部位,再到发挥疗效,这一整套药物发挥作用的通道。中国的药物学与现代药物学也有相似之处。基于阴阳和五行表达的系统相关性,药物学提供了对个体器官功能和治疗的考察。通过使用理论和经验工具,中国的自然主义者试图探寻治疗性药物和食物的通道,并且发展出理论模型来识别具体的时间、空间和部位,以及药物对器官产生的效果。只不过,经典医学和现代生物医学最大的不同

之处是,在解释可观察和假定的效果时,经典医学对理论的产生
过度依赖,亦即对经典的尊重,而经典医学的理论核心,实质是数
术化的身体与宇宙。可以发生变化的,是对经典从不同层面的阐
释,这种转变发生在金元时期,即在尊重经典的同时,可以对经典
有新的理解,这就给药物学理论与经验的结合以及调适带来了
可能。

　　运气学说所论述的,并不是一年当中客观存在的季节、气候变
化,而是根据天文历法知识进行的推测,即根据天文学中干支推算
的六十年一个周期的气候变化。五运六气的推衍,先根据天文知
识推定干支,然后根据干支推算五运和六气,以及两者的制约关
系,再根据各年各运的节气特点,进一步确定疾病流行和防治原
则。在这里,人体疾患和包括气候在内的所有自然变化均是天地
间运、气循环运转所应该遵循的先验的规则。也就是说,医家不必
去观察自然气候的变化,不必通过各种诊查手段去了解某一患者
的疾病属性,只要知道某一时段的"运气所在"便足矣。六气的变
化和循环,仍然是由运决定的,是宇宙既有的运行规则,即天道。
由此,运气学说依然是以先验的、循环的关于天道运行的基础建立
而来,符合经典医学的理论基础。不过,南宋及其之后的运气学
说,却增加了医学中能够反映气候变化与人体发病客观联系的内
容。这种没有推算程序的运气学说,虽然在形式上保存了运气学
说的名词术语,但其实质性内容已被悄然置换成"根据四诊(望闻
问切)所见实证判定疾病性质"的合理内涵了。根据医家的阐释,
运气学说所要阐述的,正是宇宙运动的作为本体的德与作为规律
的道。医家要做的,是察知运动过程中显露的征兆,即几,并将其

用于医疗实践的问题。[1]具体的、可观察的疾病的征兆,而不是按照五运六气推测的征兆,被纳入疾病理论之中,不过从外在的论述上来讲,依然冠以五运六气之名。

医家为何可以对作为经典的《黄帝内经》进行具体阐释?首先是承认经典的重要性以及基础性,金元时期的刘完素提出"法之与术,悉出内经"。但是已有的对经典的解读要么过于玄奥,或者"往往尚有失古圣之意者",或者"虽有贤哲,而不得自然之理,亦岂能尽善而无失乎?"最为重要的是,"运气不齐,古今异轨,古方新病,不相能也"。所以"若专执旧本,以谓往古贤之书,而不可改易者,信则信矣,终未免泥于一隅"。[2]再加上"今人所习,皆近代方论而已,但究其末,而不求其本",这样一来,对经典进行解读的合理性和必要性便得到了说明。我们看到,对经典进行重新理解的辩护,依然是在承认经典的基础上,认为时气发生了变化,这与《黄帝内经》中对致病的实体的本体论到鬼神致病的转向的辩护原则是一致的,也就是非彻底性。因而,在金元时期,虽然医家们在医学、药学理论上提出了种种学说,对前人的医学理论提出了不少的评论,倡导各自的学术思想和理论,但是均有共同的理论基础。而且,在宋代政府颁行《太平圣惠方》《圣济总录》之后,医学家们多按证索方,不精求病因病机,忽视医学理论研究,由此,金元时期的医生开始倡导药物的理论化。金元医家对气化理论进行创新,对病机很重视,依据气化和病机理论是建立在作为整体的宇宙和身体如何形成之上的。此后的医家则可以根据气化和病机理论处方治

---

[1]廖育群:《重构秦汉医学图像》,上海交通大学出版社,2012年,第340页。
[2]刘完素:《素问玄机原病式》,人民卫生出版社,1956年,第1—4页。

病,医家可以据升降出入而用药以补中益气治阴火,以疏通卫气逐瘀化痰治疗失眠,可以见痰休治痰,见血休治血等等,方与证对应。[1]例如,刘完素的病机观的核心,是认为人体疾病皆源于人体自身内在十二经络、五脏六腑的功能失调,在病机上把《素问》中的176字发展为277字,并反复论辨以申之,形成《素问玄机原病式》中的两万多字。刘完素的脏腑六气病机学说仍以"五运主病""六气主病"为基础,但是并不局限于运气学说与五运六气的内涵。这里的五运依然对应五脏,不过"六气"不仅指外感六淫,同时也是与内在脏腑之气的特点以及对脏腑病变之后表现于外的症状特征的概括。不仅如此,当脏腑发生虚实改变时,可出现类似风、寒、湿、火、燥、热等属性的病证,也就是更强调人体脏腑自身之气的变化在疾病发生发展中的重要性。因为脏腑自身之气各有不同寒热之性,[2]当脏腑自身之气盛衰变化时,也可出现清、温、燥、湿、热、寒等性质的病证。脏腑本气的兴衰除了引起本脏的病变之外,还可以通过脏腑六气之间的相乘关系影响其他脏而产生病变。因而我们看到,六气不再仅仅是周期循环出现的、由宇宙规则所决定、符合天文数术规则且形而上的气,而是转化为形而下的、脏腑的内在之气,以及与脏腑虚实变化产生的病症相对应的属性。由此,疾病在身体内的通道产生了。其中与秋石治疗疾病相关的喘、淋、肿胀、鼻衄等,都属于六气之一"热"所造成的病症。例如,关于喘的致病原因和不同症状为:

---

[1] 孟庆云:《五运六气对中医学理论的贡献》,《北京中医药》2009年第12期。

[2] 孟锋、卢红蓉、王笑红:《刘完素脏腑六气病机探讨》,《中国中医基础医学杂志》2017年第3期。

> 喘：火气甚为夏热，衰为冬寒。故病寒则气衰而息微，病
> 热则气甚而息粗，又寒水为阴，主乎迟缓；热火为阳，主乎急
> 数。故寒则息迟气微，热则息数气粗而为喘也。[1]

而淋是因为"热客膀胱，郁结不能渗泄故"，肿胀是因为"热胜于内，则气郁而为肿"，鼻衄是因为"阳热怫郁，干于足阳明而上，热甚，则血妄行为鼻衄也"。那么药物的治疗，根据恢复身体平衡的规则，再结合阴阳五行的生克和转换原则，自然也就有了可以依据的理论。故刘完素的治疗原则是：

> 大凡治病必求所在，病在上者治其上，病在下者治其下。
> 中外脏腑经络皆然。病气热则除其热，寒则退其寒，六气同
> 法。泻实补虚，除邪养正，平则守常，医之道也！[2]

按照刘完素的病机理论，与秋石治疗疾病相关的喘、淋、肿胀、鼻衄等，都属于六气之一的"热"所造成的病症。按照他的治疗原则，病气热则除其热，而性味为"咸温"的秋石，如何能够除热呢？这就造成了疾病与药物治疗在理论上的矛盾。同时也可以推测，气为"温"的秋石，恐怕是对秋石具有强骨髓和大补功效的附会，亦即，根据具体疗效反过来推定药物的性味。

刘完素的理论更多地侧重于病机，将脏腑的病变与六气建立起规律化的联系，建立了疾病在身体内产生的通道。但是药物的

---

[1] 刘完素：《素问玄机原病式》，第7页。
[2] 刘完素：《素问玄机原病式》，第22页。

药用是否也可以像对病因的解释一样，在药物与脏腑内的作用通道上建立相同的规则呢？张元素解决了这个问题。张元素提出的性味与归经理论，为药物学带来了新的解释基础。李时珍称赞张元素"大扬医理，灵（《灵枢》）素（《素问》）之下，一人而已"。首先，张元素对疾病的治疗在药物的性味方面，提出了药物的气与味之厚薄，法天地气交而各有升降法则，从而创立"气味厚薄阴阳升降"理论，并运用取象比类推理方式，将气味理论与五运六气理论相结合，提出"药类法象"之说，以脏腑气机、治法纲要、药性要旨、用药用方、药性生熟、药用根梢等归纳药性气味升降浮沉补泻。这样，药物在身体内的可能通道就建立起来了。接下来，药物在身体内具体作用于哪些部位呢？既然疾病的病因对应于具体的脏腑，那么，只有具有各自特定通道的药物能够作用于具体的致病部位，才能完整地说明药物的治病原理。张元素提出的中药归经、引经报使理论，在各药条目下注明其所属经脉，说明同类药物的区别应用与所属经脉有关，从而使得药物具有明确的治病"靶标"。由此，气味的厚薄与制方法度、脏腑苦欲补泻、脏腑虚实标本的用药方式等，由此建立起来。从这个层面来看，经典医学与现代生物医学确实有相似之处，都通过发展理论模型来识别自然的、非鬼神的、可控的致病原因，并且能够根据药物的性质来解释药物为何会对特定的器官产生效果。顺带提及的是，开创中国医学"温补学派"的张元素，他的从医生涯虽然是在他落第之后开始的，但是由"士"而"医"，张元素花了近三十年。这也进一步说明，宋金元时期关于疾病和治疗开始理论化的原因之一，是儒医的出现。

张元素的性味归经理论提出来之后，医家对于秋石药效的阐释是否发生了相应的变化？从表3-5可见，历史上绝大部分医家认为秋石性味咸温,童便和人中白的性味分别为咸寒无毒和咸平无毒,为何秋石为温性?人中白由小便而来,但是它的性味为平或者凉,秋石经过炮制,尤其是阳炼法炮制秋石需经火炼,所以性味变温。清代末期部分医家认为秋石性味为咸平,而不是以前一直认为的咸温。这种转变可能是医家认为秋石与人中白同类,所以性味也相同。有的医家认为秋石的主治功效与人中白相同,[1]也有的医家将秋石和童便均归入咸寒类,[2]如李中梓认为秋石性微寒。大概秋石性味是寒、温还是平,令许多医家困惑,故戴鸣皋在《本草方药参要》中加以区别,认为或寒或温,随其制法而异,阴炼法为寒,阳炼法为温,李时珍不应一概而论,[3]故在性味上医家存在不同看法。

在归经方面,对于秋石专入肾经还是入肺肾二经有不同的说法。一般的归经理论认为咸入肾,以色白入肺。秋石的味以咸为主,且色白,医家一般认为秋石可入肺肾二经。也有人认为秋石专入肾经,[4]或秋石专入肾水,或认为"秋石之咸,本专入肾,而肺即其母,故兼入之",[5]所以可同时入肾经和肺经。又,归经理论的归属还可以经络名称来定位,故有认为秋石"入足少阴经,功专滋肾水,养丹田"。[6]在秋石的毒性方面,医家的看法也不一致。有的认为秋石无毒,可长期服用而养生,如沈括认为"此药不但治疾,

［1］汪庵:《本草易读》卷8,《中医古籍整理丛书》,人民卫生出版社,1984—2005年。

［2］陈三山:《药症忌宜》,上海科学技术出版社,1986年,第59页。

［3］戴鸣皋:《本草方药参要》卷9,第65页,四库未收书辑刊本。

［4］黄宫绣:《本草求真》卷6,第30页,续修四库全书本。

［5］沈金鳌:《要药分剂》卷5,第8页,四库未收书辑刊本。

［6］陈其瑞:《本草撮要》,第459页,珍本医书集成本。

可以常服,有功无毒"。有的认为有小毒或者微毒,因为"多服"或者"久服"秋石后才出现毒性反应,所以小剂量的秋石对人体所造成的损害较轻微。秋石具有毒性的原因一般是认为火炼的秋石含有热毒,或者咸味重,咸能走血,所以秋石不能多服、久服。

在有了对性味归经的讨论之后,秋石的主治功用便可以根据张元素提出的药物理论进行解释。在陈嘉谟之前,一般认为秋石性温,温通气血,补益养阳,可以作为补益药,滋养肾阴。从陈嘉谟始,认为秋石味咸,咸入肾经,以软坚、泻下、润下为主,因此"能滋肾水,返本还元,养丹田,归根复命,安和五脏,润泽三焦,消咳逆稠痰,退骨蒸邪热,积块软坚堪用,鼓胀代盐可尝,明目清心,延年益寿"。[1] 此后,医家认为秋石似乎在温性上体现得较少,因此明后期和清代认为秋石性气为平,而不是温。平可以清热凉血,阳虚则外寒,阴虚则内热,所以秋石从明代中期开始,其功用主要体现为咸能软坚、能润能下。后来又因在归经上,秋石变为可入肺肾二经,所以多用来滋阴降火。而到了清代,秋石的主治功用更多地倾向于滋阴润肺、降火化痰上。

药性论能反映药物的作用机理,可知在秋石入药的作用机理上,秋石的性味源于小便和人中白。医家由于自己的理论偏向,且秋石的炼法多样,所以有的认为秋石的性味更接近小便,有的认为更接近人中白,甚至认为与人中白相同。由于秋石味咸,所以专门入肾经,同时由于肺肾之间的关系,秋石也入肺经。另外,秋石经过炮制,还禀赋了丹药的独特药性。由此,秋石在主治功效上和使用方法上呈现多样性和差异性。

---

[1] 陈嘉谟:《本草蒙筌》卷12,第5—6页,续修四库全书本。

表 3-5　明清时期本草论秋石的性味归经

著作名称	朝代·作者（成书年）	性味、升降、毒性	归经及主治功用
药性要略大全	明·郑宁（1545）	味咸辛性凉无毒	能解诸虚劳热，清心止烦渴，去热病，然亦不宜多服。
本草蒙筌	明·陈嘉谟（1565）		滋肾水，返本还元，养丹田，归根复命，安和五脏，润泽三焦，消咳逆稠痰，退骨蒸邪热，积块软坚堪用，鼓胀代盐可尝，明目清心，延年益寿。
养生四要	明·万密斋（1549）	咸平	
医学入门	明·李梴（1575）	味咸无毒	治色欲过度，羸弱久咳，眼昏头眩，腹胀喘满，腰膝酸疼，遗精白浊，洞入骨髓，无所不治，真还元卫生之宝也。
本草纲目	明·李时珍（1578）	咸温无毒	主治虚劳冷疾、小便遗数、漏精白浊。滋肾水、养丹田、返本还元、归根复命、安五脏、润三焦、消痰咳、退骨蒸、软坚块、明目清心、延年益寿。
雷公炮炙药性解	明末清初·李中梓（1622）	味咸、微寒无毒	主滋肾水、返本还元、养丹田，归根复命、安和五脏、润泽三焦，消咳逆稠痰，退骨蒸劳热，能除膨胀，亦软坚疾，明目清心，延年益寿。
本草汇	清·郭佩兰（1655）	味咸气温	滋肾水，养丹田，还元复命，安五脏，润三焦，消痰退蒸，虚劳冷疾堪用，鼓胀代盐可当，煅过少用之。
握灵本草	清·王翃（1682）	咸温无毒	主虚劳冷疾，便数便遗，漏精白浊。
本草备要	清·汪昂（1694）	咸温	滋肾水，润三焦，养丹田，安五脏，退骨蒸，软坚块。治虚劳咳嗽，白浊遗精，为滋阴降火之圣药。
要药分剂	清·沈金鳌（1773）	味咸、性温降无毒	主虚劳冷疾，小便遗数，漏精白浊。除鼓胀，明目清心，滋肾水，养丹田，安五脏，润三焦，消痰咳，退骨蒸，软肾块。

（续表）

著作名称	朝代·作者（成书年）	性味、升降、毒性	归经及主治功用
本草择要纲目	清·蒋介繁	咸寒无毒	虚劳冷疾。小便遗数。漏精白浊。滋肾水。养丹田。润三焦。消痰咳。退骨蒸
聊复集	清·汪燕亭	咸温	生水伏火，化痰降热而骨蒸以宁。皆能明目、滋润三焦妙药，但溺必以清白者，秋石必阴炼者，方可用之。
本草分经	清·姚澜（1840）	咸平	滋肾水，润三焦，退骨蒸，软坚，为滋阴降火之药。
本草再新	清·叶小峰（1841）	味咸、性平无毒	入肺肾二经，滋阴润肺，降火化痰，治虚劳咳嗽、白浊遗精。
本草撮要	清·陈其瑞（1886）	味咸	入足少阴经，功专滋肾水，养丹田。

　　张元素的气味厚薄阴阳升降理论，基于《素问·阴阳应象大论》，他对此有新的阐释：

　　　　味为阴，味浓为纯阴，味薄为阴中之阳；气为阳，气浓为纯
　　阳，气薄为阳中之阴。又曰：味浓则泄，味薄〔则〕通；气浓则
　　发热，气薄则发泄。又曰：辛甘发散为阳，酸苦涌泄为阴；咸
　　味通泄为阴，淡味渗泄为阳。[1]

这样的阴阳学说，其重点不再是循环的概念，而是两者的对立属性。其中的两分之法不再特指四时之序，而是"以量定性"。在今本《黄帝内经》中，阴阳学说的运用逐渐发展成为一种强调对立、平

---

[1]　张元素：《医学启源》，人民卫生出版社，1978年，第156页。

衡的抽象概念。这种阴阳学说实质上已经不同于阴阳家学,在阴阳的概念中既包含了以阴阳二气的融合构成宇宙万物之本体的一面,也有注重阴阳不同属性的象学的一面。前者在医学理论中表现为对生命形成、禀赋厚薄、情志形体特征等的解说,后者则可以具体指导诊断与治疗——阴阳的辨识是辨证施治的核心。在这里,阴阳既是最高度的抽象与概括,又可以"数之可十,推之可百"以致用,因而成为医学基础理论中最重要的组成部分。关键是,根据阴阳,医家可以对自己所提出的次级理论进行灵活阐释。按照《黄帝内经》中的论述,辛、甘、淡属阳,酸、苦、咸属阴,气之温、热属阳,气之寒、凉属阴。根据张元素的理论,气之阴阳与味之阴阳不同的叠加,形成了气味厚薄之升降趋向。凡味之阴如酸、苦、咸味,加上平、温、热性之阳,即属阴中之阳,皆味之薄,降中有升。按照这种规则,作为咸温的秋石,属于阴中之阳,味薄,从而降中有升,从而可以"滋肾水,返本还元,养丹田,归根复命,安和五脏,润泽三焦,消咳逆稠痰,退骨蒸邪热,积块软坚堪用,鼓胀代盐可尝,明目清心,延年益寿"。根据阴阳原则,将药物的性味厚薄结合起来,继而决定药物的升降原则,从而解决了按照刘完素单一的阴阳治疗准则带来的矛盾。

5. 天人关系的调整与人的本体性

从对药物治疗的承认、本草药物学的建立,进而到对秋石药性功用的解释变化,可以发现,在经典医学的发展过程中,作为认识主体的人对身体和药物的认识,除了从《黄帝内经》时代便建立起来的阴阳五行这一系统相关原则之外,还经历了一系列过程:对疾病和治疗的实体本体论的变化,数术的身体观的出现,数术的身体观之下对身体内部结构的认识,数术的身体与经验的身体的结合,对内部身体结构的不同认识等。脉学的突破、药物学的突破以及疾病理论的突破与变化,归根结底,和对天人关系的认识发生变化与对天人关系的重新调整有关,而在这个调整的过程中,经验的地位和对经验的看法,在其中亦发生着转变。更为复杂的是,天人关系的调整所涉及的,除了具体到作为药物使用和论述者的医家思想,还与儒家、道教对身体的认识思想有关。而天人关系中的身体,除了自然存在的实体的身体,还有作为社会秩序的身体、道德的身体以及超越实在的先验的身体,这些也影响着药物的产生和使用,乃至医家对药物和治疗的解释。

在对尿液药用的起源以及中国早期医学知识的形成的讨论中,我们看到经典医学的形成,最重要的转变是其解释框架的建立,尤其是基于实体的本体论的形成。经典医学的解释框架的形成,又与汉代主流思想中对社会规则、世界观的认识有关。天、地、人的规则框架与国家治理一致,宇宙不仅仅是政治的简单映照,宇宙、身体和国家在一个单一的过程中被形塑。基于天人感应的身体观,用自然规律的阴阳五行学说来解释人体器官的正常和失常,是遵循着社会生活中的大规则的。古代方技家将人身体的秩序视作宇宙的乃至政治的秩序,或者说,政治、宇宙与人身之间的秩序是同构的。有关脉的最早文本,出现在礼、乐与战事等论述中,便隐含了生命观念的礼仪性格。脉学自身发展的逻辑,亦呈现出与意识形态主流逐渐密合的趋势。《内经》理想的人格也表明身体的宇宙性。这是天人感应关系之下的身体,也是与宇宙、社会秩序遵循同样规则的身体。而在春秋时期的身体观里,人身兼具血气,而血气构成道德,因此,如何治理血气,使之调畅和顺,便成为时人关怀的主要兴趣所在。

早期秋石的炼制原料从天然矿物转变到以尿液为原料,从秋石作为炼丹术中的丹药到秋石作为一种医药最后在经典医学中获得承认,亦可看出,在遵循天人感应关系的前提下,不同思想对身体的观念有着具体的理解和偏向。炼丹术中对津液论身体的强调,对假借外物以自坚固的丹药与身体之间关系的认识,是尿液炼制的秋石出现于炼丹术中的基础。而此后"道"成为丹道理论的终极依据,以后天合先天、天人合一为纲领,以形神双修、性命双修为根本,进而求得与道的一体化为目标,否定了基于现实世界的天地运行规律的道,否定了对天地效法的修仙理论,将人自身从外在的天地造化的序列中抽离出来,认为人自身与天地处于同一生成的逻辑层次,将外在世界搁置于自己的视域之外,完全关注人体自身的操作,精、血、肾、心通过修炼达到融合。对天人关系的重新解读,对超越了有形的身体的承认,对道德化的修炼实践的强调,是秋石不被内丹术所认可的原因。即使到了明清时期,秋石已经成为医家广为认可的药物,却依然受到内丹术的批评。如明代的《方壶外史》中批评秋石是人元之丹:"以之为道,恐或未然。"明代《西游记》中批评"不可言道"。清代刘名瑞的《道源精微歌》中,将内丹修炼的各种技术与"食秋石"并列,并且认为"与修身之道,大不相合也"。道教从对有形的外在身体的承认,转向了对儒家的道德化身体的综合。中国思想中的身体,有内在作为道德的身体与外在作为实体的身体。从身体外部入手,可以对它加以整治,而从身体内部转化,从隐微处入手,也可以"导血气"。这种身体观念的特殊之处,在于唐宋时期儒释道三教对身体的体认,基本上是从人存在的反省体证开始,讨论的是与人的存在思想相关的终极本体的问题。而此处的存在与人的存在相关，其范围超出了存在主义哲学。医学的身体、道教的身体、儒家的身体，均不仅限定在维护身体健康、求得长寿而已，更重要的，在于它可以长心长德，身、心、德行可以不断交换、彼此作用。只不过，医学的身体所强调的重点与其他思想有所不同。

关于病因和治疗知识的理论化，出现于宋代。药物知识的理论化，出现于金元时期。除了宋代政府对医学的重视、医者身份的变化、儒医的出现等社会原因之外，从医学思想发展的内在逻辑上来讲，与医家对五运六气的阐述有关。而理学对天人一理的承认，从天人感应到天人合一的重新解读，特别是对作为主体的人能够认识宇宙规则的承认和鼓励，是医家探讨医理而不仅仅是搜集方剂的动力。在宋代，作为人体的小宇宙与自然相通、遵循相同的规则依然得到承认，发生转变的是从天人附会转向天人一理，人作为真正的主体性的存在，可以认识天理，突出了人在宇宙中的本体性价值。从秦汉到宋元，医学中的身体从作为外在存在的身体，以及具有主体性的可以认识外在身体的人，进而发展到对理的追求的人的主体性承认，在对天人关系的重新认识下，医家提出了五运六气来阐释致病的机理。

早期脉学的突破，不在于技术的突破、针具的精进，而是人与天的关系重新调整的历程，李建民称之为"数术化"。那么，药物学的突破和形成呢？从我们的分析可见，除了有数术化的过程，还有药物的效验与理论之间的关系调整的过程。而且在其中，对经验与经典再阐释之间的关系的处理显得尤为重要。在近代至今百余年间关于中医存废的争论中，中药和中医一直是争论的核心，特别是存药废医的观点，认为中药可以留存，但是中医理论应该废除。

而且关于药物发展与中医理论之间的关系,也有方先于药还是药先于方的争论。也就是药物的经验使用与理论之间的关系是什么?是经验的对药物的使用先于理论,还是医学理论用来作为药物使用的原则?那么,经典医学中的药物是不是可以留存,为什么可以留存?经典医学所论证的经验究竟是什么?从秋石乃至是尿液的药用起源可以说明,药物的产生、使用及其对药用的解释,与医学理论发展之间存在着复杂的交织缠绕关系。药物的产生和使用,并不能单独脱离医学理论而存续和发展,而药物的使用也依赖于经验,并且经典医学的经验亦不同于现代科学所说的经验。要回答这些问题,我们需要厘清,经典医学的经验究竟是什么?经验与药物治疗的有效性之间是什么关系?经典医学评判有效性的根据是什么?这些问题是后面的章节要讨论的主题。

第四章
照料与以病人为中心：
多元情境中身体对意义的响应

　　任何关于疾病和治疗的探讨，无论是古代还是现代，无论是补充替代医学还是生物医学，有效性都是不可回避的问题。这不仅仅是因为经典医学的有效性一直是中西医争论、中医是否是科学以及中医现代化需要解决的核心问题，更是因为，什么是有效性、如何判断有效性，是医学理论在形成、辩护以及发展过程中所关涉的方法论问题，是当下的医学实践在面临数据和技术危机、远离医学的人文维度时亟需重新界定的问题。即便是人工智能医学在疾病的诊断、电子医学档案的建立与分析、便携式智能设备的研制与使用、电子诊断影像识别方便发挥了巨大的作用，并显示出潜在的影响力和美好前景，但是医学家们仍然在思考，人工智能医学如何能够帮助医学回归到人本身，并认可为让医学回归人是人工智能医学带给人类的最大礼物。

　　今天我们所见的中医的有效性及其机理解释，多以现代生物医学的黄金准则为评判和检验依据，即基于安慰剂的双盲对照实验。生物医学在判定有效性时，通常基于病人的大样本、具有统计代表性的双盲或者三盲的实验结果。其中的关键环节是，在实验中必须设置安慰剂并进行对比，所得到的药物测试与安慰剂结果之间要存在区别,才能成为在数字上有意义的判定。安慰剂和安慰剂效应是现代科学研究方法论的重要组成部分,在疾病的治疗和健康维护方面发挥了巨大作用。不可忽视的是,新近的神经生物学等从概念到基因水平对安慰剂效应的研究表明,安慰剂效应是真实存在的、稳固的心理生物学现象,且表现出主体性和情境性,这给生物医学或主流医学对医疗有效性的检验带来了方法论上的挑战。[1] 黄金准则中安慰剂和安慰剂效应的模糊性,也为生物医学对有效性的解释带来了挑战。如果严格地将生物医学知识作为一类,其他所有的有关治疗和照料的知识作为另外一类,这将无法回答已有的人类学研究和认知科学研究中所呈现的人类文化和认知的普遍性问题。由此引发的问题有:谁决定有效性?病人的体验,特别是慢性病中的体验,是否是医学有效性的核心问题?如何理解身体的自主过程、个人对社会文化环境做出的响应以及个体在临床遭遇之间的区别?如何理解社会文化环境对治疗的影响以及信念的多样性?经典医学中的医病关系和参与式的诊疗过程,是否以及如何影响有效性?

在对中医史乃至医学史的已有研究中,关于科学进步和医学进步的观念,不仅排除了对民俗的补充与替代疗法的关注,而且忽视了对疗效的探讨,更忽略了系统地研究病人的体验。凯博文与莫尔曼(Daniel Moerman)等医学家和医学人类学家发现并倡导,要关注医学的社会性,重检医学的精神,回归医学应有的人文关

[1] D. Chiffi, R. Zanotti. Knowledge and belief in placebo effect. *Journal of Medicine and Philosophy*. 2016,41(6):70-85。朱晶:《安慰剂效应中的方法论挑战与身心关系》,《自然辩证法通讯》2020 年第 4 期。

怀，[1]将病人而不是疾病作为医疗的核心问题，对病人的照料应该视作一种道德体验。[2]因为医学上的有效不能简单地归于特定的药物或者手术过程，除了药物和治疗方法本身，身体会对信念和意义作出响应，这种意义响应，考虑了治疗过程中身体的自主过程、个体对环境做出的响应以及个体的临床遭遇之间的区别。为此，意义响应为考察文化和医疗的普遍性提供了新的视角。不同的文明对于疾病和治疗必然有不一样的体验，但不可否定的是，不同文明对于疾病和健康必然有着最基本的、共同的身体体验。因而对有效性的论断和辩护，不仅要关注不同医学理论下各自的特征辩护策略所体现出来的差异性，还应该基于身体体验的共同性与普遍性。从人类学和心理学的视角以及文化的普遍性出发，而非仅仅以生物医学为基础来研究疾病以及治疗的有效性，进而探讨经典医学中药物以及治疗的特殊性，不失为一种更加宽阔的视野。

1. 循证医学的核心与治疗情境的重要性

什么是医学？医学与现代科学的不同之处在于，它既有智识的维度，也有实践的面向。当下临床实践对医学给出了明确答案，认为医学是治疗病人的过程，即治疗命题（curative thesis）。但是因为治疗一词被定义得太宽泛，关于医学就是治疗病人的定义并不能令人满意。[3]临床流行性病之父范斯坦（Alvan Feinstein），

［1］A. Kleinman. The soul in medicine. *Lancet*. 2019,394(10199): 24 - 30.

［2］A. Kleinman. From illness as culture to caregiving as moral experience. *New England Journal of Medicine*. 2013,368(15): 1376 - 1377.

［3］A. Broadbent. Prediction, understanding, and medicine. *Journal of Medicine and Philosophy*. 2018,43: 289 - 305.

循证医学(evidence-based medicine)的提出者之一,倡导用一种新的临床概念来替代旧有的疾病概念,从解决临床问题入手,在医疗决策中将临床证据、个人经验与患者的实际状况和意愿三者相结合,从而克服当下生物医学或者主流医学过于依赖以双盲随机对照实验作为黄金标准进行的研究带来的问题。与诸多医学家和医学人类学家的倡导一致,循证医学希冀将医学的核心回复到对人的悉心关注,倡导将外观、内省和对话作为临床评价和病人数据科学化的基本方法论原则。[1]

双盲随机实验的问题之一,就是安慰剂效应。生物医学或者主流医学对治疗和药物有效性的评价和依据,是基于双盲随机实验,其中一个重要环节就是在实验组中设定安慰剂。安慰剂一般指在生物医学上被认为无效的物质,它在医学有效性的判定中扮演着重要角色。安慰剂早期被人们用来形容取悦他人的虚假行为,在 1785 年第二版的《新药典》中,安慰剂首次被描述为一种无特定效应的方法或药物。[2] 此后,安慰剂被认为是一种干预方法,或者是无活性的能让病人感到愉悦的药物。[3] 一般认为,1955 年比彻(Henry Beecher)的经典论文"强大的安慰剂"(The Powerful Placebo)[4]的发表是安慰剂效应引起关注的里程碑,二战之后医学研究开始广泛使用基于安慰剂的双盲实验。到目前为

[1] G. A. Fava. Evidence-based medicine was bound to fail: A report to Alvan Feistein. *Journal of Clinical Epidemiology*. 2017,84: 3-7.

[2] G. Motherby. *A New Medical Dictionary*. 2nd ed. London: J. Johnson, 1785.

[3] 安慰剂一词应用到医学上后,语义上发生了变化,参见 A. K. Shapiro. Semantics of the Placebo, *Psychiatric Quarterly*. 1968,42: 653-695。

[4] H. Beecher. The powerful placebo. *Journal of the American Medical Association*. 1955,159(17): 1602-1606.

止,生物医学对安慰剂的使用主要集中在临床实验和新药开发领域,将安慰剂控制组应用于随机对照实验,以排除心理因素对治疗手段或者药物实际效果的影响,活性药物治疗的疗效必须显著大于安慰剂治疗,才能证明这种药物具有确定疗效。此外,根据双盲设计,医生和患者都不知道自己接受的是安慰剂还是药物,被认为不存在对患者的欺骗,从而克服了临床实验的伦理问题。为此,双盲评价被看成现代医学研究方法论的重要组成部分。重要的是,医学研究者惯常使用安慰剂效应来指一些在医学上不用解释而又已经被证实的效果。研究者假定,所有的治疗,不管是有活性的还是无活性的药丸,都可以合并起来产生效应,并在真的肢体和假肢上表现出同样程度和方向的效应。随着安慰剂的普遍使用,人们可以简单地抽离出安慰剂效应来确定特殊药物的效应是否出现。于是,安慰剂效应成为科学研究中最为广泛使用和最为熟悉的术语。

但是,近年来,心理生理学、神经生物学领域在疼痛、抑郁症、帕金森症和负性情绪等领域的探讨表明,安慰剂效应是真实存在的稳固的心理生物学现象。[1] 研究者直接对安慰剂效应进行了考察,神经成像和遗传学的研究促进研究者开始理解安慰剂效应之下的脑部机制,以及它的遗传学基础。在过去,研究者关注的仅仅是真实的药物治疗是否显著好于安慰剂控制条件。但是,如果直接把安慰剂条件作为研究目标,而不是作为双盲随机实验中的控制条件,通过改变病人所处的情境,可以获得远远大于双盲随机

---

[1] D. Price, D. G. Finniss, F. Benedetti. A comprehensive review of the placebo effect: Recent advances and current thought. *Annual Review of Psychology*. 2008,59: 565 - 590.

实验中的安慰剂效应强度。通过大量对比实验,这类研究对安慰剂进行管理后对比治疗效果,结果发现:控制药丸的颜色、大小、价格,标签上注明具有吸引力的宣传语言,服用数量,口服还是注射,是否告知是安慰剂或者有效的止疼药等,这些条件的改变都会影响治疗效果。口头的、情境的、社会的线索都能够塑造安慰剂效应。例如,让四组参加被试的女性规律性地服用止疼片,一组服用未标记的安慰剂,一组服用贴有具有鲜明宣传药物效果标签的安慰剂,一组服用未贴标签的止疼片,一组服用贴了标签的阿司匹林。结果显示,被试报告止疼效果最好的,是服用了贴有标签的阿司匹林和安慰剂的实验组。也就是说,有标签的阿司匹林和安慰剂,被试报告的效果均比不贴标签要好。[1] 另外,安慰剂的作用需要在特定情境下被激发。例如,当给被试用机器隐蔽注射丙谷胺,去除安慰剂效应之后,根本就不会产生止疼效应,而公开注射丙谷胺所产生的止疼效应则远远大于安慰剂的作用。这说明丙谷胺的作用在安慰剂发挥作用的通路中产生放大效应,但其本身并没有直接的止疼作用。[2] 这些实验显示,安慰剂在进行管理之后才发挥作用,作为内在的安慰剂本身并没有发挥作用。特别值得注意的是,在安慰剂研究的公开—隐藏范式中,研究者对比了治疗由医生启动还是由仪器启动两种情况,发现当不使用安慰剂时,也会产生安慰剂效应。例如,在注射过程中,仅仅让临床医生或护士

---

[1] A. Branthwaite, P. Cooper. Analgesic effects of branding in treatment of headaches. *British Medical Journal* (*Clinical Research Edition*). 1981,282: 1576 - 1578.

[2] F. Benedetti, M. Amanzio, G. Maggi. Potentiation of placebo analgesia by proglumide. *Lancet*. 1995,346(8984),1231.

出现在注射现场，不使用安慰剂时，病人都会报告疼痛减轻。[1]这些都说明，安慰剂效应的实现与病人所在的特定的情境密切相关。

亦即，发挥作用的不是安慰剂，而是与安慰剂相关的情境。正因为此，威廉姆斯(Steve Stewart-Williams)等提出，安慰剂效应应该是在人或动物身上产生的真正的心理生理效应，这种效应应该归因于接受某种物质或方法的治疗方式和情境，而不是这种物质或方法的内在效力。[2]这给基于安慰剂的医学等研究在方法论上带来了挑战。

首先，在临床研究中，安慰剂被用于控制组，目的是评价新药物或者治疗的效应，安慰剂被看成没有内在的力量来产生治疗效应，它是惰性的。而事实上，安慰剂不仅能产生治疗效应，而且同一种安慰剂可能会产生不同的效应。于是，安慰剂控制实验只能判断是否某个治疗比安慰剂效果更好，它只能通过间接比较，提供非常有限的对比信息来表明这种治疗是相对有效的。也就是说，实验能实现的真正目的，是只能探讨某种治疗是否比安慰剂更有效。

其次，即使只是将安慰剂作为比较基准，使用安慰剂的实验也并不能提供统一的测量基准来评价治疗效果。一方面，病人的安慰剂效应表现出高度个体化的差异。[3]另一方面，安慰剂

[1] B. Colagiuri, L. A. Schenk, M. Kessler, et al. The placebo effect: From concepts to genes. *Neuroscience*. 2015,307: 171 - 190.

[2] S. Stewart-Williams, J. Podd. The placebo effect: Dissolving the expectancy versus conditioning debat. *Psychological Bulletin*. 2004,130(2): 324 - 340.

[3] K. J. Rothman. Placebo mania. *British Medical Journal*. 1996,313: 3 - 4.

的组成并没有统一的规定和限制,安慰剂可以根据实验要求不同而设置得五花八门。再者,在活性控制实验中,一种新的治疗会与已经声明对某种疾病有效的已有效果进行对比,而在方法论上,可能会存在不同的标准类型来支持活性控制实验。以上三种因素,使得很难找到一个符合黄金标准的统一的比较基础。亦即,在安慰剂控制实验中,并不存在一个潜在的理想的历史控制组。这违背了对照实验中最为根本的共同因素(common factors)原则。

第四,如果我们没有考虑到已有治疗和新的治疗中的安慰剂效应,将活性控制实验作为新的治疗有效性的证据,则无法获得对真实治疗效果的判断。如果存在一个有效的治疗药物或者方法,医生希望知道这种新的治疗是否比旧的治疗更有效,而不是相比什么都没有而言更有效。而事实上安慰剂、已有治疗和活性治疗这三种效果的置信区间是互相重叠的。在这种情况下,作为基准的安慰剂会在不同组的治疗中呈现差异,从而缺乏清晰的基准来判断新的治疗是否有效。

第五,安慰剂效应会与症状的自然历史变化、实验测量的平均数回归以及症状改善的虚假汇报等非药物和治疗效应混淆在一起,无法辨识真正的安慰剂效应。

第六,部分药物的真实效应还需要安慰剂来激发。这些都给生物医学中对有效性进行判定的黄金准则带来了挑战。

不可否认的是,安慰剂控制实验成为现代医学研究方法论中的重要元素,为推动药物和治疗的精准性作出了巨大贡献。凯普查克(Ted J. Kaptchuk)在对以活着的人体作为实验对象并在其不知情的条件下所做研究的历史进行考察后,发现双盲实验被描述成权威的、强有力的科学方法。[1] 双盲评价作为持续、复杂的科学和社会实践,已经有两百多年的历史了,而非从通常认为的二战之后才开始。双盲评价始于 18 世纪晚期,是精英主流科学家和医生发起用来挑战非常规医学可疑的妄想或者庸医诈骗的一种工具,试图将正统医学从其他治疗中区分开来。第二阶段是 19 世纪中期,双盲评价成为医学共同体的研究方法,用来防御性地对抗非常规治疗的支持者,一些医生也会使用它来进行医学演示和辩论。第三阶段是在 19 世纪晚期,实验生理学家试图将私人化的、不够资格的心智元素,与客观的、有资格的感觉和知觉元素分离开来。与此同时,对精神进行研究的学者试图寻求科学认同。由此,依靠双盲评价这种判决方法,神经病学家和精神病学家能够从广受认同的物质性因果关系中争取新的、偶然的半合法化的领地。从 20 世纪 30 年代开始,研究者发现了在临床实验中涉及非治疗控制组的价值。双盲评价被认可为新的随机控制实验的方法论的一部分,在二战之后被引入,最后取得了决定性胜利。很快,双盲和安慰剂控制成为正在出现的临床研究在道德上的紧迫之事。因为在这段时期,被污染的证据、未经检验的偏见以及主观性等威胁着主流医学,最初这些被用来形容非正规科学的词语突然内在化、被吸收进入权威的科学医学本身。因而在二战之后的十多年,双盲测试这种新方法,综合进入控制临床实验,成为一个严格的、常规的以及规范的在科学上对有效性进行合法化的程序。在常规医学受到压力时,正统医学使用双盲评价作为一个工具,试图实现在物质

---

[1] T. J. Kaptchuk. Intentional ignorance: A history of blind assessment and placebo controls in medicine. *Bulletin of the History of Medicine*. 1998,72(3): 389 - 433.

因果性和纯粹的信仰之间进行划界,因而双盲评价才被视为有价值的,而且被赋予了方法上的权威性和道德合法性。

不仅如此,在临床实验中,出于伦理的原因,鲜有实验会引入一组病人,让他们不接受治疗,从而决定这些结果是如何区别于那些接受了安慰剂治疗的人。传统的临床实验也并不关心安慰剂效应的心理神经机制。而且,生物医学将身体单纯地看作生物、化学和物理系统的观点,不鼓励对非物质的方面进行考察。很少有临床研究者挑战惯常的身体和心灵二分法。尽管注意到安慰剂效应的存在,因为安慰剂与具有主观性的心灵有关,失去了独立客观的存在,生物医学还是不愿意讨论它。对于生物医学而言,安慰剂效应被含糊地描述成"在头脑中的东西"(all in the mind)。[1] 从而,关于安慰剂和安慰剂效应的医学概念,在医学和哲学上并没有一致的说法。医学家、医学哲学家布洛迪(Howard Brody)提出,安慰剂是专门设计用来模拟医学医疗的一种干预条件,确保使用安慰剂的时候不会对所考察的条件产生特异性影响。但同时他也指出,以逻辑一致的方式来定义安慰剂和安慰剂效应一类的概念,非常困难,或许不可能。[2] 因为和安慰剂相关的术语,如惰性、无效、非特异性等术语,其实是有误导性的,安慰剂的精确定义,是指它缺乏产生诱导效果的能力。而安慰剂响应或者安慰剂效果却意味着安慰剂本身诱导了特殊的响应或者效果,因为事实上安慰剂可能是有活性的,效果可能是专属的、特异性的。这就导致了安慰

[1] F. Benedetti. *Placebo Effects*: *Understanding the Mechanisms in Health and Disease*. Oxford, New York: Oxford University Press, 2009, p. 302.
[2] H. Brody. *Placebos and the Philosophy of Medicine*: *Clinical*, *Conceptual*, *and Ethical Issues*. Chicago: University of Chicago Press, 1980.

剂和安慰剂效应定义的不精确和模糊。

需要特别指出的是，对安慰剂效应进行的研究结果给生物医学中的黄金准则带来的挑战，并不是要否定或者推翻生物医学的合理性，并不是要否定生物医学为促进人类福祉所发挥的巨大作用，也不是要否定生物医学在当下医学中的主流地位。何况安慰剂效应还被用作正面的治疗，研究者利用心理生理学、神经生物学和脑成像等多种研究手段，在疼痛、帕金森症、抑郁症、负性情绪等领域进行了积极探索。不少医学家从安慰剂效应的研究中获得启示，提出医学研究除了重视机械的、生物学的身体，还要重视临床中的病人体验和病人的身体感受。安慰剂效应的重要蕴含，是它解释了某种治疗或者药物发挥了作用，除了有生理上的机械效应，还有病人的参与式体验。

流行病学之父范斯坦即提出，临床医学中存在着过度依赖硬数据（hard data）的倾向，青睐实验室测量的数据，却排除了诸如身体损伤、压力、幸福等软信息（soft information），这些软信息应该通过可靠的方法进行评价。生物医学研究应该既重视个人临床经验，又强调采用现有的、最好的研究证据，两者缺一不可。而这种研究的依据主要强调临床研究证据。这些都彰显了如何整合病人个体体验进入生物医学的硬数据中，而不仅仅是将病人视作客体的必要性。

2. 医疗有效性实现的多元情境

关于安慰剂和安慰剂效应的现代科学研究，引起了大量关注，除了对安慰剂和安慰剂效应本身给生物医学的黄金准则带来方法论上的挑战和相应的伦理问题，神经生物学家和心理学家还进一步从心理生理机制上探讨安慰剂效应是如何实现的。医学家们也开始重新定义安慰剂效应，认为安慰剂效应是在人或动物身上产生的真实的心理生理效应，这种效应不是产生于安慰剂这种物质或方法的内在效力，而应该归因于接受某种物质或者方法的治疗。更重要的是，医学家们从安慰剂效应的研究出发，重新思考医疗的有效性，重新探讨医学和治疗的意义和价值。

我们是否可以将安慰剂效应与药物和治疗本身所产生的生理效应区分开来？安慰剂效应在身体上的实现，是否一定需要相应的心理机制作为中介？是否有认知的因素参与其中？近些年来安慰剂效应作为独特的心理生物学现象，也受到了日益密切的关注，其神经生理基础、遗传机制等得到了适当研究，解释理论也被相继提出。

目前关于安慰剂效应实现的心理和生理机制，以神经生物学和遗传学为基础的解释框架，主要有条件反射理论和预期理论。条件反射理论认为，与巴普洛夫的刺激—反应理论一样，控制持续刺激的条件可以获得安慰剂效应，例如固定治疗地点、注射器以及固定输送药物等。条件反射理论排除了认知因素，单纯从生理学的视角来解释已有的部分安慰剂效应，由此产生的最大问题是，人与动物不同，除了生理性的条件反射，还会对治疗或者药物同时表现出认知反应。而且，人类具有关于疾病和治疗的长达一生的经历和知识，包括过去的治疗经历、病人个体对疾病的认识等，这些都是条件反射理论所无法涵盖的。相比生理学家早期将安慰剂效应看成是刺激—反应的条件反射模型，已有的关于安慰剂效应的研究，多认同预期理论，认为从治疗或者医学干预中期望的特定结果，可以放大和增强治疗效果，从而利用反思意识（reflexive consciousness）来连接概念表征与生理学机制，加入了认知内容来解释可被观察到的超出生理学之外的效应。无论是条件反射理论还是预期理论，均是以神经生物学和遗传学为基础对安慰剂效应实现的心理和生理机制做出解释。在预期理论看来，安慰剂效应是一个习得的响应（learned response），不同的线索，包括口头鼓励、言语预期、条件化控制、社会情境等激发了关于治疗的预期，从而通过中枢神经系统产生安慰剂效应。这种关于习得的响应，使得一些适应性的特征被一般化，从而了解一个特定的线索可以被应用于其他相似的线索，病人只需要有先前相似的治疗经验或者情境即可。以医生的口头建议为例，如果病人面对的两种治疗在物理特征上不同，但是病人被告知这两种治疗有相同的机制和结果，这样，口头建议可以唤醒病人先前的记忆从而激发相应的预期。尽管如此，预期理论面临的重要问题是，安慰剂效应的驱动是否一定需要有意识的注意，即有一个意向状态来作为行动的概念表征。因为在许多安慰剂效应中，预期并非与有意识的注意联系起来并产生一个意向状态。例如在仪式性的治疗中，医生或者护士在场、医院的诊断设备，甚至是医生的白大褂等营造的医疗仪式，都会唤起病人对未来事件的期望。其中，病人并没有将预期必然地与有意识的注意联系起来。相反，这是一种更加一般的期望性状态，其中可能是有意识的，也可能是无意识的。条件反射理论中涉及的安慰剂效应实验，即反映出这种无意识过程。另外，预期理论基于传统的有关意识的意向性观念，掩盖了身体的作用，结果导致了在解释安慰剂在生理上的响应时，采用的逻辑推理是无效的。[1]

---

[1] O. Frenkel. A phenomenology of the 'placebo effect': Taking meaning from the mind to the body. *Journal of Medicine and Philosophy*. 2008, 33(1): 58-79.

正如前文所述，对自我实现的信念的分析，因为心理学对期待的测量依赖于病人的自我报告，如果期待被定义成是隐含着的，那么不管实验结果如何，研究者都会认为他们参与了预期引起的响应。如此，对安慰剂效应的测量和论证就变成了循环论证或者不可证伪。例如，在对哮喘进行干预的四个对照组实验中，研究人员发现三种干预——活性沙丁胺醇、假（伪装成）沙丁胺醇，以及假针刺——均能同等有效地控制哮喘症状，病人自我报告均为症状得到了改善。实际上，这三组只有使用活性沙丁胺醇治疗组的病人肺部功能得到了改善。第四组为等待一段时间后不进行治疗，病人自我报告病情未加改善。[1] 同样，在四个关于肌肉松弛剂和肌肉紧张剂的平衡实验中，那些被告之接受的药物是肌肉兴奋剂的被试，比那些被告之接受药物是肌肉松弛剂的被试，报告出更高的紧张程度。为此，安慰剂效应的研究者们也注意到，临床实验中被试意识到自己服用了某种药物，这种心理活动本身已经使生理活动发生变化，心理因素引起的变化与药物的影响混合在一起。

因此，无论是条件反射理论，还是预期理论，在身体还是心理是激发安慰剂效应的源动力上，均存在无法解释之处，没有任何明晰的中介结构来解释安慰剂效应实现的具体机制，特别是医疗情境如何引起并激发安慰剂效应的产生。

3. 意义响应与临床实践中的病人主体

虽然关于安慰剂的研究呈现出日趋繁荣之势，从 2004 年到

---

[1] D. E. Moerman. Meaningful placebos-Controlling the uncontrollable. *New England Journal of Medicine*. 2011,365: 171‑172.

2016 年,研究安慰剂的学术文献从 300 篇增加到 3500 篇。[1] 已有的从概念到基因水平的安慰剂效应研究,只触及了安慰剂效应作用和原理的冰山一角,目前被广泛采用的治疗和干预,如针灸、理疗以及心理治疗等,与安慰剂效应有何种关系,我们仍无法给出回答。[2] 关于"安慰剂"这一术语本身是否应该继续使用,仍然存有争议。[3] 最根本的是,被定义为无效实际上却发生了效果的安慰剂效应究竟是什么? 究竟是什么产生了效应? 既然医疗情境如此重要,那么医学有效性的核心或者医疗的核心是什么? 当下全球范围内对医学的关注,除了基因水平的疾病诊断、计算机辅助的靶标药物设计等基于数据和仪器检测的精准医疗,还在思考这些硬数据所不能揭示的软信息,探讨医学如何以病人为核心,如何回归具有人文特征的医学。

关于安慰剂和安慰剂效应的术语如何定义和使用,目前学者的意见分为四种：[4]以凯普查克为代表的医学家赞同应该继续保留安慰剂和安慰剂效应这种术语称呼;以豪威克(Jeremy Howick)为代表的医学家和医学哲学家建议保留术语,但是需要重新定义;以医学家、医学哲学家布洛迪和医学家、医学人类学家

[1] P. Enck, S. Klosterhalfen, Weimer. K. Unsolved, forgotten, and ignored features of the placebo response in medicine. *Clinical Therapeutics*. 2017,39 (3): 458–468.
[2] 张文彩、袁立壮、陆运青等:《安慰剂效应研究实验设计的历史和发展》,《心理科学进展》2011 年第 8 期。ColagiuriB, SchenkL A, Kessler M D, et al. The placebo effect: From concepts to genes. *Neuroscience*. 2015,307: 171–190.
[3] C. Blease, M. Annoni. Overcoming disagreement: A roadmap for placebo studies. *Biology & Philosophy*. 2019,34(2): 18.
[4] C. Blease, M. Annoni. Overcoming disagreement: A roadmap for placebo studies. *Biology & Philosophy*. 2019,34(2): 18.

莫尔曼为代表的学者提出应不再使用安慰剂和安慰剂效应,而用意义响应(meaning response)来代替;以科学哲学家特纳(Andrew Turner)为代表的学者提出,应该直接终止使用安慰剂和安慰剂效应。这些争论有些是从双盲对照试验中对作为工具的安慰剂在方法论上引起的混乱,有的是试图从概念上调和安慰剂和安慰剂效应引起的本体论问题,有的是试图在本体论和方法论两者之间架起桥梁。无论这些争论的出发点如何,不容忽视的是治疗过程中安慰剂效应出现的临床情境。

沿着布洛迪所提出的治疗环境中的符号意义,莫尔曼基于大量的田野经验、医学和社会学文献,不仅发现了安慰剂效应的模糊性,还对安慰剂效应的时空与文化特性进行了细致考察。他们通过大量对比实验,对安慰剂进行管理后研究治疗效果,如前文所述,控制药丸的颜色、大小、价格、标签上标注具有吸引力的宣传语言、每天服用的数量、口服还是注射等,发现这些条件的改变都会影响治疗效果。这些实验显示,安慰剂在进行管理和干预之后才发挥作用,作为内在的安慰剂本身并没有发挥作用,治疗者并不是对安慰剂给出响应。这些管理和干预还包括医学照料会引发产生治疗效果的神经生物学上具有因果关系的事件。不仅如此,他们还发现,不对安慰剂进行管理,一些临床情景也可以产生治疗效果。那么,发挥作用的是什么呢? 莫尔曼等对比分析了使用无活性的物质进行治疗之后有改善的病人,以及那些没有改善的病人,探讨个体性格与治疗之间有无区别,还考察了与安慰剂相关的病人个体的社会文化背景,发现病人对安慰剂的响应与治疗者的个体特征关系不大,但与给予治疗者的特征、个性、行为和方式,特别是对病人的同情心,以及说服他们"事情会变好的"等,有着积极的关系。相比不关注病人的医生，热情的医生会产生明显比较好的治疗效果。旧有的治疗方式通常在统计上效果上比新治疗要差，因为医生在新的治疗方式上倾注了更多的热情。[1] 为此，比布罗迪将安慰剂效应解释成"符号上的重要性"更进一步，莫尔曼提出用意义响应来替代安慰剂效应，即身体会对仪式和其他意义象征作出响应，具有治疗价值的，不是安慰剂，而是身体对意义作出的响应。意义响应是疾病治疗过程中对意义产生的生理和心理学效应，它与身体自愈能力以及药物等技术方法，一起促成身体的康复。

因而，在莫尔曼看来，安慰剂不一定会引起安慰剂效应，安慰剂是惰性的，引发安慰剂效应的是有意义的事件。相比安慰剂效应，意义响应有着很强的社会维度。[2] 莫尔曼提出，所有的医疗过程都是有意义的，有意义的事件包括关系、对话、形式、信念、知识、承诺、历史等。个体的意义响应，包含了知识、符号和意义的生物学上的后果，还包含了特定治疗和自主治疗之外的任何条目，如医生说服病人、病人周围的人对他的道德支持、开具的药物颜色等。例如，蓝色安慰剂药丸一般作为镇定剂而不是兴奋剂，但是在意大利进行的研究中，情况并非如此。蓝色的助睡眠药丸替代品对于女性很有用，因为女性常常将蓝色与圣母玛丽的圣袍联系起来，但是男性会将它与国家足球队的队服联系起来，因而会带来动力和兴奋。[3] 因为对世界的体验方式在性别和文化上有差异，意

---

［1］ D. E. Moerman. *Meaning*, *Medicine and the Placebo Effect*. Cambridge University Press，2002，pp. 45 - 46.

［2］ N. Sivin. *Health Care in Eleventh-Century China*. Springer，2015，p. 34.

［3］ 莫尔曼对此进行了详细分析，参见 Moerman D E. *Meaning*, *Medicine and the Placebo Effect*. Cambridge University Press，2002，pp. 35 - 49.

义响应可以用来解释治疗在地域上的区别。对溃疡和高血压药物的实验考察表明,对于同样的药物和安慰剂,美国、德国和巴西存在巨大的国度区别。由于安慰剂效应的区域差异,从而延缓了药物的治疗速度。这些研究进一步说明,在病人和医疗实践者之间存在大量形式各异的对意义的响应。另外,医疗实践者还会回应治疗者,医生参与治疗,不是像科学家操纵实验室中的动物,而是以复杂的方式与正在遭受疾病苦痛而需要帮助的病人发生交互作用,会产生治疗效果。对于普通的小病而言,医生开具的药物发挥的作用,甚至比社会、道德以及精神上的影响还要小一些。[1] 从病人对治疗中各种情境的响应,而不是对安慰剂本身的响应这一视角出发来探讨有效性,相比生物医学中对将有效性解释不了的所有现象都归于安慰剂效应这一大杂烩,意义响应无疑是一个更好的描述。

意义响应这种提法,相比符号重要性,更一步强调了治疗过程中情境的重要性,特别是以病人为中心的医疗关怀的重要性,其中,符号不仅仅是意义的载体,意义响应涵盖了符号效应。意义响应被看成医学人类学的重要发现,它剔除了安慰剂效应在解释治疗或者为何药物发挥作用等问题上弱的说服力和混杂。按照生物医学的观点,安慰剂效应是无活性的物质,严格的实验主义者会坚持认为,无活性的物质不会引起生理变化。那么,起作用的是什么?现代科学对理性的倡导,划分出思考和感觉之间的界限、头脑和身体之间的界限,将活着的身体优先考虑为客体,造成了病人的去世界化,从第三人称的视角来看待客观的身体。医疗过程中对

---

[1] J. Waldram. The efficacy of traditional medicine: Current theoretical and methodological issues. *Medical Anthropology Quarterly*. 2000,14(4): 603 - 625.

X光、显微镜、结肠镜等各种诊断技术的依赖逐渐增加，这些技术呈现出身体的可测量的细节，形塑了身体的作用，将身体机械化。生物医学从创造了安慰剂效应的生活世界将安慰剂效应从意义响应中进行同样的分离，将实验室和临床受控测试中的硬数据作为客观的发现，区隔和忽视了意义响应。

为此，不论是循证医学还是医学人类学家，均提倡将人的主观性作为目标，提出从病人的主观视角来考察医疗过程，这种进路挑战了医学强硬路线者的半经验的观点：主观信仰等因素可能会影响到病人主观上的疾病，但是对于生物物理实体并不会产生影响。[1] 因而，他们认为无止境地使用安慰剂效应，而忽略个体在临床遭遇之间的区别、环境以及个体治疗过程的区别，导致了勤勉的理性医学研究者的集体非理性。对现代医学文化特征的人类学考察，将医学看作人类科学和文化系统，其中符号仪式等积极参与了疾病的形成、分类和认知、管理、治疗。医学中的符号同时也构架了一座桥梁，沟通了文化和心理生理现象、心理身体和社会身体、病理学以及治疗。[2] 生物医学不愿意面对疾病的物理原因之外的状况，限制了它的发展，哈林顿（Ann Harrington）将它称作存在主义的缺陷，将频繁使用安慰剂看作正统的受到生物医学规范训练的医生"秘密的羞耻"（secret shame）。[3] 医生可以应对生物

［1］A. Wahlberg. Above and beyond superstition-Western herbal medicine and the decriminalizing of placebo. *History of the Human Sciences*. 2008,21(1)：77‐101.

［2］A. Kleinman. Medicine's symbolic reality：A central problem in the philosophy of medicine. *Inquiry*. 1973,16：206‐213.

［3］A. Harrington. The many meanings of the placebo effect. *BioSocieties*. 2006,1(2)：181‐193.

医学上的仪器检测所传递的信息,除此之外,对病人无能为力。正因为此,医学家和医学人类学之父凯博文一直强调,影响病人对疾病体验的道德和情绪因素,是治疗的核心问题,需要更强的优先性。也就是说,病人及其所在的家庭,临床实践中的医生、护士、助手或者其他医学执业人员之间鲜活的互动,才是医疗的中心问题。[1]

而当下的生物医学实践中,将身体机械化的这种范式将病人主观的疾病体验和客观疾病对立起来。而事实上,可见的意义会影响人们如何感觉和看待他们的疾病状况。反过来,这种反思性的意识将会通过病人的行为来影响治疗的效果。比如当病人对医生开给他的药物持有积极想法,倾向于更加拥护医生所建议的治疗和维护健康的方法,即使医生给他开具的是惰性的药丸,也会带来身体状况更大的改善。已有的关于安慰剂效应的研究和用安慰剂进行的治疗所产生的效果都证明了这一点。诚然,生物医学对病人身体和心灵的分离,对信念或者预期与生理的分离,确实有助于设计和阐明控制临床实验方法论中的精细假定,现代医学治疗的成功也极大地依赖它对有效性、活性或者特异性的概念和方法论假定。那么,如果每个测量都不能从影响结果的意义中分隔开来,而进行双盲受控实验时,如果不与安慰剂对照组进行比较,那么应该用什么来决定治疗的有效性呢?应该如何利用临床实验中的数据和信息呢?以消化性溃疡为例,如果根据数据,相比50%只接受安慰剂治疗的病人,符合研究标准的90%的病人应该在治

[1] A. Kleinman. From illness as culture to caregiving as moral experience. *New England Journal of Medicine*. 2013,368(15): 1376 - 1377.

疗后改善,这是实验结果,但是将实验结果用在临床实践上,该数据意味着什么?是 10 个被治疗的病人,虽然 9 个状态得到了改善,但是其中只有 4 个人的病情改善归因于药物。[1]但是在真实的临床治疗中,医生如何能够从 9 个显示治疗成功的病人中,将药物和意义响应区别出来?事实上,并不能简单地将安慰剂效应抽离出来,从而发现治疗的内在效果。相反,治疗常常具身于治疗的情境之中,以致于他们看起来能够以非线性的方式被治疗情境放大,产生协同作用。

正因为此,范斯坦倡导的循证医学中的证据,不是指获得和挖掘数据,而是如何从临床病人获得数据,如何培养有经验的医生来基于这些数据作出决定。循证医学要寻求重新创造循证决定与计算所需要的条件。因而真正的循证医学,首先要从病人的需要出发来获得数据,从而将研究结果与病人所关注的需要联系起来。第二个维度则是根据临床数据来做出决定,这样才能得出基于临床数据的黄金准则。符合循证医学要求的医生,对如何治疗病人做出决定,应该是一个精打细算的过程,即充分考虑特定场景下的特定病人才能制定最好的治疗准则,如此才能构成有前景的受控临床实验,才能够连接起病人的个性化特征,从而提供满意的治疗结果。病人的身体在循证医学具有优先性,而不仅仅是去世界化的、脱离了意义世界的身体,这种观点实际上也回复了莫尔曼所言的身体的意义响应。甚至有研究者建议,相比其他医学传统,主流医学或者生物医学的核心能力既不是治疗,也不是预防疾病,而是

---

[1] O. Frenkel. A phenomenology of the 'placebo effect': Taking meaning from the mind to the body. *Journal of Medicine and Philosophy*. 2008,33(1): 58-79.

理解和预测疾病。生物医学在方法上能够为这种理解提供经验的检验，从而作出精确的预测。反过来，能够进行精确可靠的预测，是对理解疾病的一个好的证明。[1]

4. 看护照料与行动的身体意向性

虽然意义响应的使用，指出身体会对多样化的医疗情境做出响应，从而避免了安慰剂效应的模糊与不准确。但是，从方法论上来讲，意义响应如何细致化？如何在技术上对医学中的意义进行细致研究？意义引起身体的生理学状态改变的机制是什么？我们如何能够更好地理解医学中意义响应引起的治疗效果？对此，医学人类学家依然从内隐的无意识信念出发来考察意义响应，进而与心理学领域的预期理论结合起来。如上文所述，无论是条件反射理论，还是预期理论，在身体还是心理才是激发安慰剂效应的源动力上，均存在无法解释之处，没有任何明晰的中介结构来解释安慰剂效应实现的具体机制。

也就是说，安慰剂是自我实现信念，忽略了医疗的多重情境，人类学家提出的意义响应虽然考虑到了医疗的多重情境，但是目的是为了克服生物医学对主观性的忽视。而信念是如何到行动，再到知识，进而引起身体的变化，是意义响应无法回答的问题。心理学和神经生理学在最近的实验中发现，通过控制主观预期，病人使用阿片肽物质瑞芬太尼后，治疗效果并没有翻倍或者表现出显著效应。预期理论没有将身体放在产生意义响应的核心位置，它

---

[1] A. Broadbent. Prediction, understanding, and medicine. *Journal of Medicine and Philosophy*. 2018,43: 289 - 305.

假定头脑中的状态，比如信念、欲望以及期望等，与语言行动一起共享了意向特性。如果仅仅讨论这种效应是如何从一种脑部状态进入另外一种脑部状态这种结构出发，预期理论似乎是行得通的。但是，这种预期是如何从脑部状态到达身体呢？概念和生理活动之间是如何沟通的？正如弗伦克尔（Oron Frenkel）所言，大部分生理学和心理学研究搁置了从预期到生理的过程解释。如果按照预期理论来描述安慰剂效应，我们将不得不需要病人持有一类更加细致的、专门的信念，从而能够产生特定结果，即含有活性化合物的药丸将增加脑部特定区域的活动。但是，这种预设是有问题的。首先，根本不清楚为了达到治疗效果，病人在什么水平上发展他的预期。例如，"我的症状将得到改善"这种模糊的预期足够吗？另外，是否需要细分症状或者涉及的器官？是否需要用 PET（正电子发射计算机断层显像技术）扫描其中的细胞过程？其次，病人知道关于身体器官等相关概念，是否是生理效应产生的充分条件？已有的大量实验表明，不是经历了安慰剂效应的每个人都拥有与疾病对应的具体器官和功能的概念。即使主体将特定的脑部区域概念化，而且研究者通过 PET 扫描可以呈现出来给病人，而事实上病人却报告他们并不知道他们是如何实现某部分神经活动得到增加这种可观察的效果。哪怕这个病人是专家，他知道各种神经如何传递化合物的信息，他也不知道为何他的脑部在某种状况下更加活跃。正如对个体为何可以产生可靠的让单个肌肉抽搐的能力的研究所显示，被试并没有按照脑部或者肌肉中的概念表征来进行活动，生物反馈的神经回路等生理事实仅仅存在于去具身化的观察者的脑海中，而观察者并没有体验被试的活动。这意味着，在执行一些生理反应时，不需要现有清晰的目标或者表征。[1]

　　为此,莫尔曼反对对意义响应进行机制分析,因为意义是关系性的,是一件事情与另外一件事情之间建立的联系,有意义的经验会激活神经生物学过程。尽管如此,意义响应仍面临着没有通过任何明晰的结构来作为中介的问题,意义和认知的、神经神物学过程之间的关系是什么? 莫尔曼自己也承认,需要有更多的科学研究来进行分析。[2]

　　因而,无论是被视为医学黄金标准的双盲对照实验面临的方法论问题,还是有关安慰剂效应本身的研究中对其实现机制进行解释时在身心问题上的矛盾,我们发现,潜藏在这些问题之下的,是生物医学在追求科学上严格性的同时,忽略了疾病本身不可还原的复杂性以及疾病个体化的异质性,人体作为复杂的自适应系统,在健康与疾病上展现出路径依赖和对初始条件和过程的敏感性。[3] 医疗情境中的看护照料和医患关系,而非药物本身,应该成为治疗的核心。这也是循证医学倡导者的核心出发点,让医学研究关注临床中的病人,关注临床实践的科学,医学研究应该基于临床诊断和医病关系,而不仅仅关注药物。约安尼季斯(John Ioannidis)在倡导循证医学的新策略时,明确指出了当下生物医学存在的问题:已有的随机控制实验主要是服务于药物企业需要,国家和政府研究基金不能够处理基本的临床问题,还原主义带来

　　[1] O. Frenkel. A phenomenology of the 'placebo effect': Taking meaning from the mind to the body. *Journal of Medicine and Philosophy*. 2008,33(1): 58-79.

　　[2] P. Hutchinson, D. E. Moerman. The meaning response, "placebo," and methods. *Perspectives in Biology and Medicine*. 2018,61(3): 361-378.

　　[3] 朱晶:《复杂性哲学视角下的人工智能医学》,《哲学分析》2018 年第 5 期。

的局限,临床处方不太关注治疗副作用带来的可能伤害等等。[1]
当然,这并非说明药物在治疗中的作用不重要,而是要将药物的治
疗效果视作临床治疗发挥治疗效果的一部分,而不是全部。

更进一步地,凯博文提出临床看护照料、医患关系之所以重
要,是因为治疗和看护在本质上还是病人和看护者的道德体验。
临床情境中在地化的关于生命价值的道德,特别是对病情和看护
的道德体验,没有得到伦理学家的足够关注。伦理学家要么探讨
高层次的原则,要么讨论参与者的理想德性。病情和看护作为道
德体验,其实是一种互惠性交换。病人和给予照料者(普通人和职
业的医务人员)通过确认、感谢、情绪和意义的呈现,在交换信息的
过程中,事实上实现了互惠。而当下的医学院和医院中的教学,因
为过度关注仪器的诊断信息等硬信息,反而成为了当下医疗的一
种阻碍。为此,凯博文强烈呼吁将照料在医学教学和临床实践中
恢复它应有的活力和重要性,将疾病体验的道德-情绪核心作为治
疗优先考虑的问题,重视病人(常常也包含家庭)和临床(医生、护
士、助手或者其他医学执业人员)之间活生生的关系。[2]

按照弗伦克尔的建议,我们虽然依然无法清晰地理解安慰剂
效应产生的神经生理机制,但是他强调了行动的意向性对于产生
意义响应的重要性,而引发意义响应的是与治疗相关的有意义的
临床情境。目前大量的研究、已经正在持续进行的有关安慰剂效
应的研究,都显示出安慰剂效应治疗处理大量疾病时治疗情境的

---

[1] J. P. A. Ioannidis. Evidence-based medicine has been hijacked: A report to David Sackett. *Journal of Clinical Epidemiology*. 2016,73: 82e6.

[2] A. Kleinman. From illness as culture to caregiving as moral experience. *New England Journal of Medicine*. 2013,368(15): 1376 - 1377.

重要性。意义响应带给生物医学的启示，不仅仅是对安慰剂和安慰剂效应带来的方法论上的挑战，而是许多意义响应发生在没有安慰剂的情境中，比如医护人员的口气音调、对病人的同情、病人的前期经历、看护照料所花费的时间，等等，都会产生治疗效果。虽然目前对安慰剂效应本身的研究及其实现的神经生理学和心理学机制并没有达成一致的观点，在是否保留、更改或者取消安慰剂这一术语上并没有形成共识，在如何对安慰剂效应展开研究的方法论上也没有共通的标准，形成库恩意义上的范式，[1]但是这些研究仍然启发我们重视治疗中人的因素的重要性。事实上，研究者还发现，心理治疗中知情同意、治疗过程中的沟通，也可以引发意义响应，从而产生正面的治疗效果。[2]

5. 回归医学的技艺性与以病人为中心

随着治疗的情境性越来越受到医学家的重视，医学家提出了医学技艺(the art of medicine)来讨论如何应对当下生物医学面临的过度诊断，过度依赖检测、药物等硬信息，忽略病人的个体化治疗和关照等所带来的困境。权威医学刊物《柳叶刀》(Lancet)即开辟了专栏"医学技艺"，专门用来讨论医学的道德价值、人文特征、病人情绪核心等，强调医学中不能被技术所触及的精神本质。医学家和医学人类学家倡导，在面对全球医疗体系在照料方面的危

[1] C. Blease, M. Annoni. Overcoming disagreement: A roadmap for placebo studies. *Biology & Philosophy*. 2019,34(2): 18.

[2] M. Trachsel, M. G. Holtforth. How to strengthen patients' meaning response by an ethical informed consent in psychotherapy. *Frontiers in Psychology*. 2019, 10: 1747.

机时，实际上面临的是失去了意义或者医学灵魂的体制化的医学照料，忽略了病人体验应该是参与治疗和道德体验，而不是被当作机械进行管理。[1]

生物医学研究普遍使用的安慰剂作为评价药物或者治疗有效性的研究方式，但是我们看到，这种研究方法本身在方法论上存在缺陷，安慰剂效应在概念、使用以及测度存在模糊性，而生物医学家却使用它来解释使用生物医学无法解释的有效性现象上的大杂烩，这些给生物医学对有效性的解释带来了困难。将安慰剂效应看作预期或者自我实现的信念，也给知识论中对知识和信念之间关系的分析带来了挑战。而意义响应不仅可以避免安慰剂效应的模糊性，而且考虑了治疗的情境性，挑战了医学强硬路线者认为主观信仰不会影响生物物理实体的观点，凸显了医疗过程转向以病人为中心的重要性。进一步地，通过考察基于传统的意识的意向性观念的预期理论，我们发现意义响应在解释安慰剂如何引起生理上的响应时，如果仍将安慰剂效应仅看作预期或者自我实现的信念，无法为安慰剂效应从脑部到身体的实现进行辩护，而且也无法为从信念到知识提供论证。但是它却为从病人的医疗经验和医生参与治疗来探讨医学有效性的核心问题提供了一条可能的途径，凸显了身体在有意义的情境中产生行动意向性的重要性，以及医学应该重新回复到对身心关系的综合考察的必要性。

当然，因为对意义响应的精确测度和量化很难实现，以及安慰剂效应中无法解决的方法论困境，而且目前的生物医学离开了安慰剂控制试验，尚未有更有效的途径来决定治疗的有效性，所以在

---

[1] A. Kleinman. The soul in medicine. *Lancet*. 2019,394(10199)：24-30.

真实的临床治疗中,医生无法将药物产生的效应和意义响应区别出来等问题交错复杂。每个测量都不能从影响结果的意义中分隔开来,一个绝对的研究控制不可能实现,在受控临床实验中安慰剂效应的测量与比较又是必不可少的,因为离开了安慰剂效应,用什么来决定治疗的有效性呢?这些问题在凸显安慰剂效应的模糊与不精确的同时,也同样揭示了意义响应的缺陷。

尽管如此,不论是医学人类学的研究,还是关于意义响应的行动意向性解释,都提出了相同的建议,即医疗保健和治疗的核心,应该从强调客观性的生物医学以医生和客观的检测数据等为核心,转向以病人的体验,以及以病人为核心而非医生为核心的医疗上来。不仅如此,个体对治疗情境的响应,以及行动意向性导向的身体状况的恢复,都凸显了医生等医疗情境对病人康复的影响。即便是在现代生物医学的治疗中,所有的临床医学情境都是有意义的,包括检查心脏和脑部的昂贵仪器、医院显眼的建筑、手术室的灯光、神奇的处方笺、照护病人的护士等,都会增强意义效应。因而他们都强调,富有同情心的医生能够通过有技巧地参与和控制意义响应来帮助实现生理的治疗效果。一个好的医生最可能鼓励病人,通过共享的意义,并且鼓励他走向治疗的可供性(affordance),因而有助于治疗活动。任何一种治疗行为都应该看作多重因素产生的结果,预期、偏好、动机、医病关系等都会影响到治疗结果。因而,这种以病人为中心的、参与式的治疗,不同于标准化的医学诊断和处方开具,更加关注病人的个性化特征,正如循证医学中所倡导的元分析,对高度异质化的病人症状等临床特征进行分析,目的是为了实现基于个体化证据和特征的以双盲对照实验和仪器诊断为基础的治疗。

　　需要特别指出的是，本章虽然讨论了当下生物医学面临的诸多问题，以及医学哲学中对疾病、健康和治疗等概念的重新界定，并非是要否定生物医学的合理性和在维护人类健康上发挥的以及将继续发挥的重要作用。《英国医学杂志》(BMJ)于 2007 年对世界范围内的 11300 名读者进行了一项调查，问及 1840 年《英国医学杂志创刊》以后世界上最重要的医学里程碑式贡献，其中包括抗生素、疫苗、麻醉术、DNA 结构、疾病的细菌学说、循证医学等，而且卫生、疫苗等几项进展都是针对传染病的。在这些贡献中，名列第一的是卫生(sanitation)，是人类控制传染病最重要的武器。[1]我们也并不是要否定当下生物医学研究的黄金准则，也不是要推翻双盲随机临床实验中对安慰剂的使用在方法上的合理之处。时至今日，使用安慰剂的双盲随机临床实验依然是判断药物(特别是新药)有效性最好的方法。本章意在基于对安慰剂效应已有的科学研究的新发现进行分析，说明药物之外的有意义的临床情境对于恢复健康的重要性，以及医学应该回复到以病人为中心的原初医学精神。

　　另外，我们在强调治疗情境的重要性，医学照料中的道德关怀和体验对于疾病康复能够起到的重要作用时，也并非想表达意义响应是无所不能的，或者意义响应能够替代药物等其他所有的治疗。目前并没有证据表明安慰剂能够使肿瘤收缩，安慰剂效应也并不能够改变疾病的病理生理学。[2] 意义响应的提出者莫尔曼

---

[1] Readers choose the "sanitary revolution" as greatest medical advance since 1840. *BMJ*. 2007,334：111.

[2] Kaptchuk, Miller. Placebo effects in medicine. *New England Journal of Medicine*. 2015,373(1)：8-9.

也指出,促进疾病康复的,是药物、物理或化学疗法与意义响应一起共同发挥的作用。正如诸多医学家所倡导的,今天的生物医学应该回复到以病人的体验为中心的参与式治疗上来,药物与诊断治疗技术的研究和使用,应该与临床判断和照料结合起来,共同促进病人的康复,预防疾病和维护健康。

第五章
疾病的意义响应与
经典医学中的参与式照料

药物和治疗是否有效，不仅是当下对中医的讨论中最受关切的议题，还涉及经典医学所指的经验究竟是什么。我们目前关于中医有效性的评价，依然以药物而非治疗为中心，是基于对药物制备、化学分析、生物活性评价、动物模型、临床试验等生物医学过程的评价。这种评价固然能够提供有效的信息，特别是中药在预防和治疗慢性病方面。[1]中国的刊物上发表的一些发现可能对病人有相当价值，其他国家的医生可能得益于有最大病人群落的中国医生的临床经验。[2]但是这种评价依然是以生物医学为参照的还原主义进路，而且仅限于对药物的生物医学考察，并不能挖掘经典医学在治疗疾病的过程中采取的策略和关照在促进疾病康复、维护健康中所发挥的作用和现代价值。特别是经典医学在看病和诊疗过程中以病人为中心的临床关照以及有意义的医患互动，这些正是今天的生物医学所极力倡导的原则。斯坦福大学医

［1］R. Yuan, Y. Lin. Traditional Chinese medicine: An approach to scientific proof and clinical validation. *Pharmacology & Therapeutics*. 2000,86(2)：191-198.
［2］饶毅、黎润红、张大庆：《化毒为药：三氧化二砷对急性早幼粒白血病治疗作用的发现》，《中国科学：生命科学》2013年第8期。

学院的研究者近日针对当下医学临床和诊断仅仅遵照制度化程序、去病人化、缺乏关照等问题,在访谈和临床诊疗过程的观察基础上,就如何促进医患之间进行有意义的互动、重新发现医学精神、整合医学的科学与技艺,提出了五条原则:准备治疗仪式、专注而完整地倾听、找出病人的关注点、置身于病人的情境、发掘情绪线索。[1] 不仅如此,在对人工智能医学讨论得如火如荼的当下,有医学家和医生在医疗的人文关怀上进一步提出,人工智能医学可以帮助生物医学和临床医疗重拾医疗中对病人关怀的缺失、病人在诊疗过程中的缺位,从而将病人拉回临床诊疗,回复到医生对病人的疾病体验与共情,而不是面对冷冰冰的机器和电脑。

为此,本章将以经典医学中具体的治疗案例和论述,从作为治疗主体的个体的身体感受、治疗个体病人的医生、医病关系、医学照料和家庭照料等出发,探讨经典医学如何从临床经验和对病人的关照、以病人为中心的医患关系与共同的道德体验出发,促进身体的康复和维护健康,从而发掘经典医学在健康照料上的现代价值。

1. 疾病的本质与生物医学进路解释秋石药用

鲁桂珍和李约瑟论证秋石含有性激素,除了从秋石的炼制原料和方法上进行理论分析得出结论,另外一个重要论据,是秋石在中国古代被用作强壮药,用于治疗与性腺功能衰弱有关的疾病。鲁桂珍和李约瑟得出此结论仅依据《本草纲目》对秋石主治功用的

---

[1] D. M. Zulman, M. C. Haverfield, J. G. Shaw, et al. Practices to foster physician presence and connection with patients in the clinical encounter. *JAMA*. 2020,323 (1):70-81.

论述,即"服者多是淫欲之人,借此放肆,虚阳妄作,真水愈涸,安得不渴耶? 况甚则加以阳药,助其邪火乎?"他们从推测的秋石所含有的化学成分进行分析,进而推断秋石可以治疗性腺功能衰弱有关的疾病,同时从医学典籍对秋石疗效的论述反过来证明秋石含有性激素。当然,古人并没有激素概念,我们也并不打算从现代科学知识出发赋予古人某种成就。不过,鲁桂珍和李约瑟从药物可能的化学成分出发去推断秋石的功效,从生物化学的方法论出发去考察药效,虽然他们没有对秋石的炼制方法进行模拟实验,也没有按照生物医学的黄金准则对秋石的药效进行研究,但是这种生物化学的分析进路无疑有合理性,确实也引起了现代医学研究者的兴趣。他们的文章在发表后第二年即被引用,生理学家科纳(George W. Corner)在谈到雌激素的早期发现史时提及鲁桂珍和李约瑟的观点。[1] 在整个秋石研究史上,外文引证文献一直赞同秋石含有性激素,这些外文文献发表的刊物和书籍主要为生理学、化学、医学、科技史类,主要涉及激素的合成、活性机制、神经内分泌学机制以及激素治疗等领域。秋石含有性激素的论点不仅受到国际科学史领域的关注,还影响到科学界。[2]

随着对秋石药用史研究的深入,[3]当我们回复到秋石在古代的实际使用以及医书的记述,从秋石的药性论和药用史本身去考察秋石的主治功用,就会发现,如第三章的论述可知,秋石并非专门用作壮阳药。不论秋石的性味咸温还是咸平、微寒,其味咸已成

[1] G. W. Corner. Early history of oestrogenic hormones. *Journal of Endocrinology*. 1964,31(2), R3 - 17.

[2] 朱晶:《秋石研究的文献计量学分析》,《自然辩证法通讯》2008 年第 6 期。

[3] 孟乃昌、孙毅霖等学者从医学典籍中对秋石的论述,分析了秋石的功用。

公论，并且秋石的药性更多承继于小便和人中白，而且不同的炼法影响秋石药性与主治功用，不同医家对炼法各有青睐和取舍，秋石服用方式还与性别和病证有关。无论是古代的壮肾阳理论，还是现代意义上肾阳虚的症状表现，秋石的药性和功效都显示其不是专门的壮阳药，或壮阳不是其主要功用。从秋石的性味归经等方面来看，秋石也不是专门的壮阳药。虽然从性味归经理论出发，阳炼法得到的秋石虽然性温，具有一定的温补功效，但其主要是通过温通气血来滋养肾阴。从第四章的论述可知，明代后期和清代医家多否定了秋石的温补功效，或强调温补并不是秋石的主要功效。黄宫绣的《本草求真》中对秋石的温补药性作了阐述，由于秋石从小便而来，小便性寒，所以虽然用火加热煅炼，转成温，但是小便中的浊气始终还在，所以"补处少而清处多，温处少而寒处多"，且"非补中正剂"，[1]亦即秋石并不是正统的滋补药物。小便和人中白在历史上没有专门用作壮阳药，秋石虽然为加工炮制小便而成，性味由咸寒转为咸温，具有温补之功效，但医家有关秋石是否具有温补功能的讨论均限于阳炼秋石，阴炼秋石滋阴降火的功效并没有遭到质疑，阴炼法所得秋石更侧重于滋阴降火的功用。正因为阳炼秋石有火毒，多数医家不提倡阳炼法。另外，鲁桂珍和李约瑟认为秋石含有性激素的结论是根据对秋石炼制方法的理论分析得来。已有的秋石炼制方法的模拟实验研究和进一步的理论分析表明，部分炼法所得秋石中可能含有性激素或者蛋白质多肽激素、儿茶酚胺，部分炼法可得到含有性激素的秋石。但是从古人服用的剂量和方式来看，即使秋石中含有激素，也只有部分天然性激素能

---

[1] 黄宫绣：《本草求真》卷6，续修四库全书本。

够发挥药效。另外,已有的对秋石制备方法的模拟实验表明,只有少量制备方法获得的秋石含有性激素,除此之外,即使有炼法所得秋石含天然激素,其含量极少且不纯,[1]更难发挥作用。

需要承认的是,离开了按照生物医学的黄金准则进行药物有效性的实验研究,离开了临床试验和观察等科学研究程序,我们也无法判断按照古代记录所制备的秋石,是否能够发挥鲁桂珍和李约瑟所述及的这些功效。更何况,古代典籍中也并没有指明秋石是专门的壮阳药,秋石入药治疗的疾病种类广泛,在明代多用于养生,以肾系病如淋病、腰痛等为主,在清代多用于治疗咳嗽、哮喘、吐血、牙痛。古代制备秋石的方法繁多,迄今能够找到详细记载的一共有 137 种,而且在有秋石出现的方剂中,绝大部分是复方,除了秋石,还有许多其他药物参与配伍,如人参、黄芪等。利用生物医学的黄金准则对秋石的功效进行考察,无疑困难重重。这也是今天中医现代化过程中,从海量的中药库中筛选出有效药物在方法论上存在的难题。当然,本章的目的不在于论证秋石中的成分是否通过改变疾病的病理生理学而起到作用,而是通过考察秋石等药物在古代长时间的实际制备和使用,从药物的制备、诊断、处方和治疗等具体过程,发掘经典医学在健康照料上的独特之处。

2. 参与式照料作为理解经典医学有效性的新进路

秋石为何在中国使用如此长的时间? 这就关涉到第四章所讨论的对有效的定义。有效性的定义和干预疾病的理论之间有着密

---

[1] J. Zhu, D. Ren. A revisit of preparations of urinary steroid hormones by Chinese. In preparation.

切联系。事实上,任何一种对有效性的分析,应该询问的是更加基本的问题:什么意味着"起作用"? 这种起作用不一定是生理层面的,还包括治疗实践过程中的物质与文化环境。谁决定有效性? 病人的体验是否是医学有效性的核心问题? 照料是否是医学实践的中心问题? 在慢性病中,疾病的改善如何被视作是主观的? 为此,与起作用有关的更基本的问题是:什么是疾病? 生物医学从病理学上来界定疾病,将疾病看作是正常生理功能在细胞、生物化学和物理层面上的失常。经典医学将疾病定义为身体状态的失衡,疾病的治疗意味着身体重新达到平衡。由此,药物的作用在于帮助人体恢复平衡状态。如前文所述,在实际的治疗中,真正的药物效应、安慰剂效应和符号效应在某些方式上是不可分离的,药物效应、安慰剂效应、符号效应都对药物或者治疗的总体效应作出了贡献,从而让病人自我报告有好转的体验。[1] 医学和医学人类学对有效性的研究已经表明并强调,病人的体验是医学有效性的中心问题。[2] 从本质上而言,疾病是病人不想要的某个状态,不能仅仅界定为生物医学上的病理学失常,疾病的观念、理论和对疾病的体验都是社会传统的文化体系中的一部分。因此,治疗不仅仅是生理过程,也是社会文化过程。治疗涉及一个基本的从疾病到康复的转变的逻辑,它既通过文化上显著的隐喻行动来规定,通过意义响应和药物技术本身的效应而产生生理心理效应。为此,对

[1] A. Wahlberg. Above and beyond superstition-Western herbal medicine and the decriminalizing of placebo. *History of the Human Sciences*. 2008,21(1): 77–101.

[2] A. Kleinman. From illness as culture to caregiving as moral experience. *New England Journal of Medicine*. 2013,368(15): 1376–1377.

经典医学中治疗的理解,需要兼顾经典医学中的药物、治疗过程中的关照和体验、医学仪式等过程如何影响身体经验和对疾病的体验,从而共同促进身体的康复。

很明显,生物医学中的双盲对照黄金准则对于研究中国过去的医疗保健是无用的。而在前现代的中国,医疗保健具有一系列特征,都与参与式的医学照料和病人关怀密不可分,挖掘其中治疗情境和照料关怀的现代价值,无疑有助于今天的生物医学建构和回复到有意义的治疗情境。(1)在前现代中国,对疾病是否治愈的判断,依靠病人的自我报告,而不是医学诊断,这在 19 世纪之前的西方医学中也是如此。也就是说,疾病的治愈以病人的主观体验为中心。而早期的记录不可能用今天的语言毫不含糊地被转换成现在的诊断。按照临床医学的观点,如果一种药物没有被证明是特定的,任何治疗上的成功都可以归因于安慰剂效应。这对于中国医学的实践是不适用的。(2)除了我们前面讨论的安慰剂的模糊性,生物医学的黄金准则还面临一个大的问题:现代关于医学有能力治愈疾病的判定,常常依赖于它能成功地处理急性感染或者其他流行性疾病,或者精神创伤,而不是慢性病。而目前很多古代药物的治疗能力,正是与慢性疾病有关,而非急性病或者流行性疾病。也就是说,用现代医学的黄金准则来判定中国经典医学的有效性,并不是唯一可靠的途径。不仅如此,慢性病的治疗对情境更加依赖。(3)经典医学对医者的要求和评判使得诊断过程占据重要位置,医者除了关注病人症状,还会关心病人的家庭关系、情绪等,在诊断过程中表现出对病人的关心,以及对疾病过程中病人体验的关切等,均体现出极为丰富的临床情境。(4)除了经典医学,还有大量的其他医疗形式进入经典医学,其他医疗形式对病人提供照料。古代中国的医者有大量的方法来影响症状,在很多不同的情况下,都可以控制疾病,如医疗仪式等等。这些都是极富文化特征的医疗情境。

通过上述分析以及中医实践的特征,我们看到,作为具有明显文化特征的经典医学,意义响应提供了一个有益的视角来考察经典医学以病人为核心的医学照料优势,进而发掘经典医学参与式的"看病"与诊疗过程中的仪式、符号、医生和病人之间的互动、家庭关怀和照料等如何实现病人身体的意义响应,从而达到治愈。另外,通过对经典医学治疗特征,而不仅仅是药物使用的考察,还可以为生物医学如何突破正在面临的过度诊疗、将病人机械化、不重视个性化的诊疗等困境,提供可能的启发。我们接下来的讨论正是基于此。

3. 早期经典医学治疗中的病人参与和仪式

医学史学家坚持假定,尽管宗教在给穷人的仪式治疗上非常重要,但士族的经典医学在治疗中一直是世俗的,与宗教无关。正如李约瑟在谈到护身符、咒语和祈祷时,认为"它们对于医疗实践来讲是非常外围的,实际上远离了治疗的中心,可以自信地认为,从一开始,中医就是理性的,一直持续到现在"。[1] 席文在对 11 世纪中国的健康保健进行考察后提出,经典医学从一开始就是理性的这种说法,不适用于经典医学的起源,特别是在治疗仪式发挥着重要作用的地方。从经典医学起源之初,一直持续到北宋时期

---

[1] J. Needham, et al. *Science and Civilisation in China*. Vol. 6, Part 6, Cambridge UP. p. 44.

的医疗,民间治疗者和儒医一起,共同在维护民众的健康上发挥作用。对于修习经典医学的医生而言,社会是大秩序的一部分,宇宙秩序和人体一样维持着和谐。不仅如此,在古代中国,因为医者的缺少以及医疗资源的匮乏,大部分民众的健康照料都依赖于仪式化的治疗和本草中的药物,能够得到儒医诊治的民众非常有限。重要的是,民间疗法的仪式化治疗和药物治疗中,对病人个体的特征性关照是治疗的核心,而且也影响到了经典医学。

前文在讨论秋石被经典医学接受以及有关疾病的诊断和治疗理论得到深入论述的状况发生在宋代时,分析了宋代政府对医学的重视与儒医的出现带来了此种风貌。诚然,相比前代,宋代政府对医药学非常重视,包括征集医药文献,组织修订本草和方书,改革医学教育制度,举办国家药材专卖,创办太医局卖药所,管理药材行业等。宋神宗即位之后,甚至还设立了慈善机构,多次诏令京城等老幼病疾以及无依靠者,听于四福禅院,额外给钱收养等。但是,政府对普通百姓的关注仅局限于严重瘟疫之时,对老弱病疾的关心也仅限于大城市。官药局在成立之初,按照医生的处方来销售简单的药材,提供给民众,继而销售成药。原则上,任何有知识的人,即使没有受过医学训练,都可以买到或者自己配置方剂。即便如此,能够购买或通过便利的途径接触到这些便宜、简便的官方药物,并得到常规治疗的人,毕竟只是居住在大城市之中而且是有钱的市民。虽然宋代儒者有尚医风气,有不少士人成为儒医,但是相对大量人口而言,医生的比例依然非常小,并不能满足占人口绝大部分的普通百姓医疗保健的需求。也有一些不是世医或者儒医的医者,他们通过走街串巷来治病,在各处巡游时会带着铃铛,到了要治病的地方时就会摇铃。这些民间传统的医者通常被称为铃医,他们掌握着世医特别是宋元之后的世医所不愿意施行的针灸以及各式外科手术。[1] 即便如此,世医、儒医、官医以及铃医的数量依然非常少。另外,仅仅只有宋代政府才如此重视医疗事业,宋代之后,特别是从明代开始,政府对组织和管理公共医疗事务失去了兴趣。元代 1272 年所设立的医学机构——医学提举司,负责训练医生和处理在相关行政区域的制药、组织出版医学书籍等公共医疗事务,到了明代便不再存续。明代政府唯一存有的医学管理机构是"惠民药局"和"医学",但是在其中任职的医官数量和医生地位降低,一些较积极的官僚只是执行相当简单的工作,比如当疾疫发生时,给穷人提供基本的医疗。到了明代中叶时,药局和医学等不再具有任何真正的功能。[2] 药局已经大多处于荒废状态,明代的普通百姓比宋元时期更难从官方获得便宜的医疗。那么,对于普通百姓而言,民间治疗依然是最主要的,因为这种治疗方式不仅相对经典医学的诊断治疗而言更为普遍,而且更加便宜可行,普通百姓更容易获取而且负担得起。

在经典医学采纳了实体本体论之后的发展过程中,虽然鬼神信仰被排除在外,但是经典医学的药物和疗法与佛道治疗之间一直存有互通。经典医学的医生所使用的是药物和针灸。到明代,道教和医学之间有更加密不可分的关系。在明代精英医学中针灸逐渐消失,针灸术在这段时间主要靠道医来进行,而针灸术被当时的儒医认为是粗鄙之事。经典医学的药物治疗、针灸,不仅为医生所用,也为高僧和道士所用。反过来,具有宗教色彩的禁咒治疗,

[1] 梁其姿:《面对疾病:传统中国社会的医疗观念与组织》,中国人民大学出版社,2011年,第 127—149 页。
[2] 梁其姿:《面对疾病》,第 127—149 页。

其中的仪式性部分,亦被医生所接纳。隋唐时期,官方的太医署甚至将禁咒科列入教学科目,表明禁咒与药物、针灸一样,具有同等的治疗地位。在隋唐时期,禁咒的治疗方式被仪式化了。就禁咒的本质而言,与今天的心理疗法不同,咒语的对象不是患者本身,而是能够接受语言信息的对象;而且咒语的作用方式不是影响患者的精神活动,而是通过仪式性的活动来求得神力、威摄受禁对象。[1] 唐代的禁咒之法治疗的疾病包括外伤、喉痹、产后血运、动物侵害等等。医者一直未将仪式性的治疗拒之门外。

我们在这里无意为宗教仪式的有效性辩护,而是通过展现经典医学的起源和后续发展中与佛道的密切互动,说明仪式性治疗对于经典医学的影响。这种仪式性治疗中对病人的关照,影响着经典医学的风格。比如,在《诸病源候论》中卷四十三"妇人将产病诸候"中有"产后血运闷候",症状表现为"运闷之状,心烦气欲绝是也。亦去血过多,亦有下血极少,皆令运"。描述了生产后的女性产后出血,是分娩期的严重并发症。孙思邈的《千金翼方》中记录了如何治疗"产后血运闷"的仪式细节,其中除了有道士诵念禁咒,还需要丈夫和妇人一起诵念。这种仪式在今天看起来固然是不科学的,但是当我们回复到古代的情境之中,就会注意到在这种仪式中,病人被置于关照的中心。产妇的丈夫需要通过颂咒来公开表达对妻子的关怀,而这种关怀在平日的生活中鲜有表达。该仪式治疗中的病人核心以及家人关照,特别是丈夫的真诚关怀,自然会减轻产妇对分娩的焦虑,激发意义响应。[2]

---

[1] 廖育群:《中国古代禁咒疗法研究》,《自然科学史研究》1993 年第 4 期。
[2] N. Sivin. *Health Care in Eleventh-Century China*. Springer, 2015, pp. 120 - 121.

　　宋代的儒家开始用儒学中的精诚取代鬼神,从而保存了具有有效性的仪式疗法,赋予其合理性。能产生意义相应的符号等治疗过程依然存留,治疗所产生的效验必然也得以存留,民间的仪式性治疗被认为是有价值的。同样,对于普通大众而言,不会在意民间和经典医学治疗方式之间的区别,而更在乎在改变患者痛苦体验上的有效和无效之间的区别。[1] 这些因素共同构成了医家接受仪式性治疗,而普通大众亦可以接触、相信仪式性治疗的基础。

　　不仅如此,早期医学中的仪式后来与自然实体本体论的宇宙观结合在一起,体现在经典医学中药物的制备、服用等方面,而成为一种新的医疗仪式。这种医疗仪式,无异于今天的医学治疗中医生的白大褂、医疗仪器和器械,以及验血等体检,能激发病人的信念。在早期经典医学的治疗中,药物也参与其中的仪式治疗,或者将药物作为护身符。心灵和身体的洁净、良好的道德、群体的规范等都是治疗仪式以及保持健康一部分,从而产生了和仪式、治疗以及药物相关的禁忌,比如斋戒、自省等。同样的规则也出现在泥瓦匠、染匠、锁匠等匠人的操作之中。宇宙世界的秩序、人类社会的秩序和人体的秩序一样,存在着相同的规则。在治疗仪式中,医者、病人,以及病人所在的家庭等,塑造的医疗情境以相当大的力量来传递深刻的意义,进而唤起信念,改变病人及其周围人的行为,并且带来治疗的效果。换句话说,仪式性治疗仅仅只是符号得以应用的一种方式。

---

[1] M. Poo. Images and ritual treatment of dangerous spirits. In J. Lagerwey, P. Lü eds. *Early Chinese Religion. Part Two*: *The Period of Disunion* (*220 - 589 AD*). Handbook of Oriental Studies, section 4, vols. 21 - 22. Leiden: Brill, 2010.

4. 经典医学中的患病说明与患病体验

　　经典医学中的病人处于什么位置？病人的患病体验在疾病的衡量、诊断和治疗中是否重要？关于疾病和治疗的知识是如何在医者和病人之间进行分配的？这些问题都关乎疾病的本质。医学家和医学哲学家布洛迪建议，与其对疾病的本质进行哲学分析，不如去研究患者的真实体验。医学的本质应该是关照病人。[1] 布洛迪采取了维特根斯坦（Ludwig Wittgenstein）和罗蒂（Richard Rorty）提出的哲学立场，去探讨疾病这个词语在不同语境中的应用。与此同时，流行病学家、医学人类学家汉（Robert Hann）提出，应该综合分析哲学中的批判与人类学的描述，来考察疾病的本质。为此，他提出了审视疾病的框架，既吸取了生物医学中的实证主义和经验验证，又没有将生物医学看作是唯一有效的治疗。[2] 我们将借鉴汉的框架，从患病感说明（sickness account）和患病经验，对疾病原因的说明，与疾病相关的各种角色、行为和体制这三个重要维度来考察经典医学中的疾病和治疗，进而说明病人在疾病和治疗中的位置。

　　经典医学中的患病说明和患病经验有何种特点？福斯特（George M. Foster）在《医学人类学》中提出，医疗体系是由多样而复杂的组织形成的，为实现多样化的目的扮演着多种角色。从表面上看，医疗知识对付着疾病和不舒服的问题，实际上，它反映

---

[1] H. Brody. Peabody's "care for the patient" and the nature of medical science. *Perspectives in Biology and Medicine*. 2014,57(3): 341-350.

[2] 罗伯特·汉著，禾木译：《疾病与治疗：人类学怎么看》，东方出版中心，2010年，第 22 页。

了所属文化的基本模式和价值观。只有将医疗体系置于整个社会文化环境当中来观察,才能充分了解群体中各成员的保健行为,从医学脉络了解疾病以及时人对于疾病的心态。可以肯定的是,不论是现代生物医学还是中国医学,无论时空如何变幻,病人对于同一种疾病在不同的文化下可能会有不同的身体体验,但是对于从生病到恢复健康的体验,无疑是共通的。从这一点出发,我们不可否定,中国的医者可以观察并且判断病人从疾病或者外伤中获得康复的状态变化,古代的病人能够感受到不舒服、有痛苦的体验,能够感受到病情的变化和好转,而且医生也能够从中观察到哪一种治疗能够起作用。

从语言的使用上来看,经典医学对于疾病有一套独特的术语和分类系统,其中与生物医学明显不同的,是在分类系统中对症状的描述,患者的疾病体验和经验受到重视。疾病的有些方面是病人经历的,以症状的形式表现,这是主观的;有些是医生临床发现的,以病征(signs)形式表现,是客观的。由此,对疾病进行描述的主观性和客观性是由观察者的不同来决定的,而不是由观察到什么来决定的。经典医学对疾病的认识通过病、证、症三个层面展开。症是指症状与体征,证是对疾病发展过程中某阶段病位病性的概括,而病是对疾病全过程特征与规律的概括。其中,经典医学对疾病的识别、诊断与治疗的描述,既有病者的主观体验,又有医者的客观判断,同时还有两者的互动。比如在《伤寒论》中的热,并不是"发热",不是生物医学中的热,不是医生测量出来的体表温度高于正常值,而是患者告诉医生的体内热感,它与体内冷感"寒"相对。[1]

---

[1] N. Sivin. *Health Care in Eleventh-Century China*. Springer, 2015, p. 44.

隋唐时期巢元方的《诸病源候论》和孙思邈的《千金要方》,作为对疾病认识的经典著作,奠定了整个经典医学对病、证、症进行认识和分类的框架,后人虽多在此基础上进行发挥,但少有出其外者。以《诸病源候论》记录的症状为例,来探讨经典医学中患者经验的地位,我们看到,除了医者的观察,有不少是来自病人的体验。比如该经典对麻风病的不同发病时期的症状均有描述,如早期为"初觉皮肤不仁,或淫淫痒如虫行,或眼前见物如垂丝",中期"或在面目、习习奕奕,或在胸颈,状如虫行,或身体遍痒,搔之生疮,或身面肿,痛彻骨髓",晚期出现"眉睫堕落""鼻柱崩倒""肢节堕落"等,其中"彻外从头面即起为疮肉,如核桃小枣"。这些症状的描述中,医者的观察与病者的患病体验紧密结合在一起。特别是在对疼痛症状的描述上,《诸病源候论》显得尤为细致。在该经典的疼痛证候中,分别用不同的语词来描述疼痛,如表示疼痛义的有苦痛、烦痛、楚痛等,表示酸痛义的有螫疼、螫削等,表示灼痛义剧痛义的有切痛、弦痛等,表示刺痛义的有策策痛、恻恻痛等词。[1] 这些对疼痛的不同描述,来自患者的患病经验,可见医者对患者经验的重视。

不仅如此,在对黄疸、水肿等的论述中,《诸病源候论》将患者对患病感的说明、患者体验和医者对疾病原因的说明结合在一起,如"凡诸疸病,皆由饮食过度,醉酒劳伤,脾胃有瘀热所致","其病,身面皆发黄","瘀热在脾藏,但肉微黄,而身不甚热,其人头痛心烦,不废行立"。类似的论述在《诸病源候论》还有很多。结合生理

---

[1] 李怀之:《〈诸病源候论〉疼痛类词语例释》,《山东中医药大学学报》2016年第4期。

上的脏腑，对症状对应的疾病进行解释，是经典医学认识和分类疾病的特点。《诸病源候论》中与脾相关的症状，集中在不能食、饮食不消、呕逆、干呕、呕吐、呕哕、胃反、恶心、噫醋、腹泻、便秘、癃闭、腹胀、心腹痛，以及唇、口、舌、鼻、咽喉等常见症状，另外还有身体手足不遂等。[1]

　　经典医学对患病感的说明中，虽然以阴阳失衡这一总体原则来解释疾病，但是在具体的疾病成因中，也就是对病因和病机的解释中，自然因素、情绪、自然环境与社会环境等因素都会引起失衡。如《金匮要略》妇人三篇中有妊娠病篇、产后病篇、杂病篇。"气机失和"是妊娠病的病机关键，根据气机失和的病因，又可分为阴阳不调、实邪阻滞、血虚失养、肝脾不和等，其中"虚"为产后病的根本，产后血虚可分别导致成"热""寒""满""实"等虚症，这是自然因素致病。此外，妇人杂病以"多因多证多法"为特点，其中情志的失常也是病因，如"妇人藏躁，喜悲伤欲哭，象如神灵所作，数欠伸，甘麦大枣汤主之"。气候和风土也是经典医学中的一类主要致病原因，比如隋唐时期巢元方的《诸病源候论》将传染病的病因解释为外界的"乖戾之气"。除了"气机""风邪"等不可感知的因素，可感知的自然因素也是致病原因，如《诸病源候论》中提出"疥疮"是由疥虫引发的，而且小儿患疥疮多因乳养之人病疥传染。

5. 经典医学中的看病与以病人为中心

　　经典医学在与疾病相关的各种角色、行为和建制又如何呢？

---

[1] 方肇勤、杨雯、颜彦：《〈诸病源候论〉有关脾理论的研究》，《中华中医药杂志》2018 年第 6 期。

病人生病后,社会对患病经验的反应是安排相应的社会角色,形成相应的社会建制。与疾病相关的行为、角色和建制,会塑造人们看待疾病的观念、疾病在不同个体上的分布,以及人们处理疾病的方式。与也就是说,医生和病患在治疗中的角色、看病中的医患行为以及社会体制对于医生和患者提供的支持在经典医学中呈现何种风貌?

有不少研究提到经典医学的特点或者中医独特的伦理学在于救济和慈和,那么,仁爱、救济除了是医者的德行,经典医学中医生角色还有哪些特殊性? 医疗实践中的医患互动与医患关系如何? 医疗中的病人话语与医生话语、病人权利等如何体现? 前文已经述及,医生在古代并不像今天,已经成为一种职业,有专门的医护人员来维护公众的健康。整个中国古代历史上,太医院等官方医疗机构都没有意愿和能力满足民众的医疗需求,中国古代的病患的救疗方法,能够求助于医生的只是少数,中下层官员以及部分民众,可以从自由开业行医的民间医者那里获得医疗服务。大部分人生病后还会祈祷神祇、求助巫觋、割股疗亲或者自行用药等。不过,我们在这里主要讨论经典医学中的精英医者和病患。

从诊治方式上来看,医者使用望闻问切四诊,除了医生的专门技艺和专业知识用于诊断,医生还通过肉眼观察和脉象来作为诊断的依据之一,看病过程中医患之间的交流与互动,也是经典医学看病过程中的核心环节。

"未诊先问",是经典医学看病的特点之一。虽然诊脉是医者诊断的必要步骤,医者的"问"在诊断中的位置显得更加重要。在诊断之前,医生通过患者对自身疾痛感受的叙述与问询来获得病人所患疾病的信息,并基于此来做出诊断和治疗方案,或判断治疗效果。"《伤寒论》六经提纲,大半是凭乎问者","孙真人未诊先问"。[1] 在问诊的过程中,医生注重倾听病患的患病体验,患者叙述直接的疼痛感受以及病程变化,患者在看病过程中处于治疗的核心,患者作为看病过程中的主体,充分参与了治疗过程。比如在汉方医学家浅田宗伯的医案《橘窗书影》中,记录了看病过程,其中有丰富的医患互动。在首次看病中,医患互动从患者的疾痛叙事开始,患者会叙述如疾痛感受、病情变化及既往治疗史,医生会根据患者的疼痛叙述说明诊断及治疗方法,或者再次诊断,或者放弃治疗。《伤寒论》少阳病中的"口苦、咽干、目眩",以及"小柴胡汤症往来寒热、胸胁苦满、默默不欲饮食、心烦喜呕"等症状,"皆因问而知"。[2] 如果患者的叙述并不完整,医生会进一步询问疾痛的最初状态来完善疾病的整个发展过程用以确诊。《朱丹溪医案》中记录了不少患者自述疾痛后,医生进而详细询问疾病史的案例,比如在"寒热三"中,施官人叙述了"不可劳动,劳动则发热"后,医生通过脉诊判断"此必久病成湿伤血",接着再次问询,病人叙述"遇少劳则喘乏力,小便或时赤"。[3] 在再次诊断时,患者会根据自身感受到的治疗效果向医生叙述疾痛感受,医生再根据患者反馈做出坚持诊断或者是更改诊断方法的选择。[4] 现存的不少医案的体例中,都会详细记载病人从诊治到痊愈的全过程,有的记载病患每日的病情变化,多数医案都会有医生复诊时根据病者口述身体状

---

［1］陆以湉撰,吕志连点校:《冷庐医话》,中医古籍出版社,1999 年,第 23 页。
［2］陆以湉撰,吕志连点校:《冷庐医话》,第 25 页。
［3］朱丹溪:《朱丹溪医案》,上海浦江教育出版社,2013 年,第 10 页。
［4］任定成、张欣怡:《浅田宗伯医案中的医患互动记载研究》,《科学技术哲学研究》2015 年第 4 期。

态的变化加减处方。如"四五日后气渐消,肿渐下,又加补肾丸以生肾水之",或"三日后,脉之数减大半,涩脉如旧,问其痛,则曰不减,然呻吟之声却无",于是"察其起居,则瘦弱无力,病人却自谓不弱,遂于四物汤加牛膝、白术、人参、桃仁……"[1]

　　经典医学的看病过程中,医生对患者生理身体之外的情绪、生活状态与社会关系表达关怀与关注,是第二个特点。患者在向医生叙述时,除了身体上直接感受的疾痛体验,患者也会叙述自身的既往治疗史以及自认为相关的生活事件。比如医案中记载的"陈伯大,性急,好酒色,奉养厚",[2]是病人对疾痛体验之外的叙述。患者还会向医生叙及家庭关系,如"其夫性暴而谐谑"。[3] 医案医话中反映出来的病人的患病说明,和经典医学将疾病解释为阴阳失调是一致的,体现了患病说明与病人患病经验之间的互动。当经典医学对疾病的说明方式在社会上成为定式后,一旦社会成员生病时,它就会影响到社会成员对病情的感受。经典医学强调身体、情绪、社会和环境维度在疾病体验和治疗过程中的相互关系。因而看病和治疗过程既涉及生理的身体,也会关涉非生理的身体上遭遇的痛苦或者不适。为此,《冷庐医话》中专门强调医生的品学不同,病人求医时要找"心地诚谨,术业精能者",而且在看病过程中,"凡求医诊治,必细述病源,勿惮其烦"。[4]

　　看病过程中医生与患者之间的沟通和协商,甚至是医生与患者家庭成员之间的沟通和协商,是经典医学诊断和治疗的第三个

---

[1] 朱丹溪:《朱丹溪医案》,第48页。
[2] 朱丹溪:《朱丹溪医案》,第20页。
[3] 朱丹溪:《朱丹溪医案》,第50页。
[4] 陆以湉撰,吕志连点校:《冷庐医话》,第23页。

特点。医案医话中记述了不少在医患对话与沟通中,病患或其家人对病因的自我诊断或猜测,以及医者对病患的回复和给出诊断处方的缘由。如"忽其季来问:何不加黄耆?"[1]特别是在情志病中,通过医案的解读,我们可以发现经典医学在情志疾病的治疗中,医生和患者共同参与了疾病的诊断和治疗,从而可以达到满意和有效的诊疗效果。以情胜情是古代心理疾患的治疗方式之一。面对情志疾病,医生重视患者社会心理病因,特别是患者在疾病过程中的情绪变化和内心活动,在治疗时除了使用药物、针灸等以外,还多采用以情胜情("五志相胜法")的方式,比如采用发怒的方法可以治疗因为思虑过度而导致的疾患。这种情志疾病的治疗需要患者的参与和配合,在与医生的沟通和协商中取得满意效果。即使到了今天,中医在对情志病的治疗中,医生和患者在看病过程中的交流和沟通,能够重新界定和转变病人的情绪和经验,从而拓展出一条达到有效治疗的通道。[2]中医在情志病治疗上的优势,是今天许多病人遭遇与情绪相关的病痛时会去看中医的一个重要原因。

患者在看病过程中的话语空间,亦是经典医学看病的典型特征。古代患者就医,多是上门求诊或者是延医至病家,治疗的场域不少是发生在病患家中。所以患者的疾痛感受、进展、生活状况有时由家人向医生叙述,医案和医话中常有医者与患者家属进行的对话。病人在看病过程中有话语和权利,病人除了有叙述病痛和表达的权利,对求医和治疗方案也有知情、选择和决定权。病人所

[1] 朱丹溪:《朱丹溪医案》,第110页。

[2] Y. Zhang. Negotiating a path to efficacy at a clinic of traditional Chinese medicine. *Culture Medicine and Psychiatry*. 2007,31(1):73-100.

在的家庭也会参与医者对疾病的诊治,掌握与医者交互的主动权。医生和患者双方均从身体感受、社会及心理角度认识病因进行叙述和表达。而从整个诊治过程来看,医生需要得到患者许可后才能处方开药,治疗环节由医生推进,整个医疗过程的完结,依然由病患的身体感受来决定。以《朱丹溪医案》为例,其中描述病愈的有"饮食皆旧""精神回""微汗而安""得睡、食有味矣""通身得汗,因睡夜半而安"等。

　　在对重症的治疗中,医者与病人、病人家庭之间的互动显得格外重要,其中医患之间的信任、医者的道德与责任心对重症治疗的影响要更加大一些。清代王旭高在医话中感叹:"窃忧世俗,一患重证,必多延医,众因病重,不肯负责,互相推诿,致误事多矣,慨矣!"[1]在医生还没有职业化的经典医学时代,治疗重症,既是对医者医德的考验,也是病人对医者信任的考验。有些有学识的病家及其家庭,多少对医理有些了解,此时对于延请的医生的信任、患者及其家属对医者的信心,对于有效的治疗往往起着关键作用。从意义响应来看,患者及其家属信任某位医家,医生对患者表现出来的仁爱和关照,会营造好的医疗情境,从而激起病人的意义响应,同时也会提高医生的声望。这也是在医者群体中,良医治病诚心诚意,诊治过程中能够灵活处方,慎始善终,从而取得较高治愈率的可能原因。

6. 经典医学参与式医疗的现代价值

　　安慰剂效应的相关研究、循证医学对临床经验的倡导,都指出

---

[1] 王旭高:《王旭高临证医书合编》,山西科学技术出版社,2009年,第8页。

了生物医学的实践并不总是建立在最便利有效的科学证据之上。在对很多病症的理解和治疗过程中,我们或许可以认为生物医学相对而言更为优越,但是我们却要明白,在对许多病症的理解上,生物医学虽然取得了巨大的进步和成果,但并不是对于所有的病症来说,生物医学都显得比其他非西方的医学体系更加有效,世界上很多地区的传统医学使用的方法与生物医学并不抵触。今天的生物医学对疾病的确认,往往由临床上的异样来决定,而这种临床上的异样是由放射师、病理分析师、血液分析员收集到的证据来给医生提供的关于疾病的间接信息。医生不仅垄断了有关疾病的基本知识和判断,而且这种判断还是由硬数据得出的,病人至多只是偶尔主观地体验到了些许自己的病情。

在经典医学中,医者与病患的关系与生物医学不同,是以病人对疾病的亲身体验作为起点,虽然生理疾病过程是引起疾病的原因,但是病人自己的体验以及不希望生病的心情才是首要的,因为它会支配对疾病的解释并且极大地影响治疗。疾病的核心是患病者,而不是细胞或者器官。因而,医学事业不是由细胞、分子或者器官的不正常驱动的,而是由人类受到困扰或者不舒服的体验驱动的。当生物医学在对病理的研究上以借助仪器、非肉眼所观察到的越来越小的人体单位来衡量自己取得的进步时,却忽略了作为主体的病人的感受、社会关系和环境等因素。经典医学将各种不同形式的环境、社会关系、主观体验综合进入对疾病的解释、治疗和描述之中,无疑是对生物医学的一种好的补充。

世界范围内对中医的一般看法是,中医的特殊性在于它有丰富的草药资源或者技术(特别是针刺)来治疗生病的生理上的身体。实则不然,看病过程中的病人中心也是经典医学在治疗方面的优势。席文教授曾自问自答一个重要的问题：我们为什么要研究中国医学史？他的答案是，中医并不像有人所宣称的代表着现代医学的未来，而是如果我们在今天试图思考医学的未来时，中医的历史可以为我们提供无比珍贵的思想资源。其中最具有当代意义的一环，便是经典医学中的医患关系。在看病的过程中，医生来到患者家中，了解病人的生活环境与社会环境，医生和患者的沟通和交流，医生倾听病患对身体疾痛的叙述，对病患的情绪、生活方式、家庭与社会关系的关注，复诊时医生重视患者根据自身感受到的治疗效果的体验和叙述，和病人及其家庭交换对病情的意见，医生的德行和声望，特别是医生在"问"和"说"的过程中表现出来的对病人的关注和关照，看病和诊断过程中病人的家庭对病人表现出来的关心，都会创设有意义的临床情境，在病人充分参与诊断和治疗的过程中，激发病人的意义响应，通过生理通道确实带来病人生理上的变化，对病人的康复产生积极的效果。

事实上，经典医学中的病人参与式医疗，医生对病人投入的时间和关注，正是今天不少主流医学家所倡导的医学的人文性，如斯坦福大学近日所倡导的临床医学的五条原则，凯博文所倡导的病人核心，就是如此。不少调查和研究亦指出，许多人之所以求助于中医，正是因为它较尊重病人的"医病关系"。更重要的是，这种良好的医患互动，和其他社会领域所要求的对人的尊重和关怀不一样，不仅仅是出于伦理上的一般要求，更是因为以病人为中心的参与式治疗，神经生理学和心理学的研究发现，它确实可以引起病人生理上的变化，促进病人的康复。

经典医学注重患病体验，塑造病人中心和病人参与的看病过程，其中的原因是与经典医学对疾病的说明紧密结合在一起的。

经典医学中的疾病和病人，是"病同人异论""病症不同论"和"病情传变论"。因为"七情、六淫之感之殊，而受感之人各殊，或气体有强弱，质性有阴阳，生长有南北，性情有刚柔，筋骨有坚脆，肢体有劳逸，年力有老少，奉养有膏粱藜藿之殊，心境有忧劳和乐之别，更加天时有寒暖之不同，受病有深浅之各异"，[1]所以医生在治病时要仔细审查，在与患者的互动之中，借助患者的患病体验，可以辨别不同的病症和病程，对患者患病经验的重视，从而实现个性化的治疗。

　　需要特别指出的是，经典医学看病过程中的病人中心和参与式医疗的优势，不仅仅是医生的人文关怀会引起意义响应，还会因为医生对病人主观感受和体验的重视，为经典医学的药物和治疗有效性的提高，产生积极的作用。比如，医生会根据病人的用药体验和病程来调整处方和诊治方案，医生在诊断和治疗的过程中会结合病人的主观体验和医生观察到的症状不断地去"验方"，积累医生的诊断经验，检验药物的疗效，调整经典医学中的经验。临床经验才是疾病和治疗的本质，疾病的核心应该更加接近患者的自我体验，而不是肉眼或者仪器检测到的身体。毕竟关于疾病带来的不适和痛苦，以及治疗带来的从不适到恢复的转变，全人类都有着共同的体验。关于药物在临床诊断和治疗中的经验和效验，我们将在下一章中具体探讨。

---

[1] 徐大椿：《徐大椿医话三种》，上海中医药大学出版社，2011年，第21页。

第六章
情境化与具身认知：
经典医学中的药物效验

　　作为天然产物的中草药，在世界范围内获得了越来越多的承认。从中药药方中分离出具有生物活性的单个化合物，证实其有效性并被写入西方药典的案例已有不少。中草药在治疗如上呼吸道感染、癌症等方面的优势正日益得到挖掘，为现代药物设计和开发提供了宝贵资源。不过，青蒿素获得 2015 年诺贝尔生理学或医学奖时，中国记者提问诺贝尔奖评选委员会成员："能不能说这是（诺贝尔奖）首次对传统中国医学的奖励（承认）？"得到的回答是："我们不是把奖颁发给传统医学，而是给了一种新药物的发现，虽然传统医学对于该发现是一种启发。"[1]传统医学对新药物的发现仅仅只有启发作用吗？即使经典医学中的药物对于生物医学仅仅只有启发作用，那么这种启发只限于大量留存下来的中草药库或者古代的方剂本身，而无须考虑药物和治疗所依赖的医学理论？换句话而言，经典医学中的药物和治疗的效验，与经典医学的理论之间有什么关系？经典医学中的经验积累与对有效性的验证是通

[1] D. Normile. Nobel for antimalarial drug highlights East-West divide. *Science*. 2015，350(6258)：265.

过何种认识方式来进行的？本章将基于复杂性科学的研究成果，从复杂性哲学与认知科学的新视角，探讨经典医学中的药物制备和疗效的检验之间的关系，以期更加深入地理解药物的效验与理论之间的关系。

1. 作为复杂系统的人体与疾病：动态、多样与个体化

　　人体和疾病是一个复杂系统，相比复杂的社会现象或者气候变化，疾病还具有三个方面的特殊复杂性。首先，人体内的组织与组织、器官与器官、组织器官与环境之间的相互作用，使得健康和疾病成为一种复杂现象。疾病往往是多种因素引起的，而且因为身体内组织、器官和环境等的相互作用，疾病会发生变化，具有开放性。第二，疾病不仅通常由多重因素所引起，从疾病到康复还是一个动态的过程。身体内的组织、器官与环境等相互作用的各种过程还以复杂的方式互相影响，从而使得疾病的发展具有不确定性。第三，复杂人体系统的各个要素之间以非线性的相互作用，涌现出宏观秩序和规律。人体的个体特殊性，使得疾病体现出个性化特征，从而具有多样性。因此，从复杂系统的视角来看，人体作为复杂的生理系统，具有开放性、不确定性、非线性，以及多层次性与多样性等特征。而疾病和治疗除了与人体有关，人体作为复杂系统所具有的开放性，不仅体现在人体与外在自然环境的相互作用，疾病还与社会行为之间存在密切关系，使得影响疾病的成因和治疗的因素复杂多样，从疾病到康复的过程中还会受到各种因素的影响。作为复杂系统的人体，疾病是一个动态的过程，病原体自身会发生演化，因而疾病还具有复杂系统的动态特征。因此，作为复杂系统的人体与疾病，体现出动态过程性、多样性以及很强的个

体化特征。

　　而现有的生物医学研究方法,无论是药物还是临床治疗,多采用一套标准化的方法与程序,除了从生理的身体解释疾病的成因,对药物治疗的解释主要基于少量因素之间的因果关系与逻辑推理。此外,基于封闭系统的热力学平衡原则,生物医学将健康定义为一种静态状态。因而,无论是对药物还是治疗的有效性评价,抑或对疾病的解释,生物医学关注的是主要的、单一的原因与变量,并且假定微小的影响因素不会带来治疗结果的变化。[1]如前文所分析生物医学判定药物有效性的黄金准则,除了安慰剂效应给该准则带来了方法论上的讨论,对实验过程和数据采取的随机化处理和建立模型时,是为了寻找统计上具有显著意义的差值,只关注被试的整体与平均化特征,而忽略或者去除了异常现象,这些异常现象被处理成无关变量,从而避开了人体和疾病的复杂性。而这些异常变量对于理解疾病,特别是个体化的疾病状态而言,是必不可少的因素。因而对于生物医学而言,因为它往往关注普遍的共同特征,倾向于针对普遍的案例和现象,而忽略异常,在面对疾病的个性化与多样性时,实现个性化、精准的医学与治疗变得非常困难。癌症作为复杂的基因疾病,对它进行精准治疗则更加不易。

　　作为复杂系统的疾病,其动态过程同样难以被生物医学所覆盖。疾病的细菌理论对于现代医学的重要贡献,是实现了从病因到症状的因果解释,从而能够预测,由此开发的新药能够进行针对性治疗。这是生物医学从生理的身体出发解释疾病带来的治疗优

---

[1] W. E. Herfel, Y. Gao, D. J. Rodrigues. Chinese medicine and complex system dynamics. In Cliff Hooker (ed.). *Philosophy of Complex Systems*. Elsevier, 2011, pp. 675 - 719.

势，也正是因为这种优势，生物医学在疾病的细菌理论出现之后，在传染病、急性病等领域取得了巨大的成功和重要进展。生物化学与生理学的结合，使得药物开发针对疾病的生理通道中的特定靶标，以青霉素为代表的药物因为其结合特异性，在针对性治疗方面获得了若干重要的突破，出现了若干特效药。不过，生物医学关于疾病的因果逻辑推理优势，是基于将身体看作封闭的静态系统和简化模型，而且这种逻辑推理与时间无关，因而生物医学中对疾病的分类和对治疗的解释，忽略了疾病发展过程中的变化与动态特征，以及影响因素的动态性。而疾病中动态的、暂时的维度和细节，对于识别、解释、诊断和治疗疾病至关重要。身体和疾病的演化过程具有偶然性和不可逆性的动力学性质，疾病在表征和症状上有各种不同的表现形式，在宏观的临床和微观的生理水平上表现出不同的模式，这也是慢性病的治疗往往难度更大的原因。

相比生物医学中的逻辑—因果模型，经典医学中流动的、动态的身体观，将身体看作开放系统，对疾病的解释是彻底动态性的，这种动态的疾病观点和治疗进路，在药物的制备和使用上得到了具体体现。此外，经典医学中的诊断与治疗过程中，医生对病人疾病发展的动态进程的关注，以及基于患者体验的变化对药物有效性的判断，带来了经典医学在慢性病等治疗方面的优势。也就是说，诸如青蒿素等药物本身具有效果，不能仅仅从古人长期使用积累的经验来进行简单的解释，何况有不少传统药物虽然长期使用，但是不一定有效。从复杂性哲学视角和认知方式的特殊性上阐释经典医学中药物的效验，可以促进我们更加深入理解中药的效验与理论之间的关系。

2. 药物制备中的动态变化与长程考量

经典医学中的药物治疗，是基于性味归经理论，用于解释药物自身的性质如何决定其在身体内的通道，药物进入身体后如何与特定的病症脏腑发生作用，从而达到治疗效果。中药与以现代生物医学、分子生物学和生物化学为基础的现代药物不一样，大多以自然界天然存在的物质为原料，所以对药物进行种植、采集、加工炮制等程序，也是影响药物性味的重要因素。按照经典医学的基本理论，药物与人体一样，都遵循着自然节律，因而药物生长的自然环境、炮制过程、服食后进入人体的作用方式，均影响着药物的性质与疗效。综合考虑这些动态和长历程的因素来鉴定药物的功用，实现对自然的模拟，是经典医学对药物认知方式的特点所在。

就自然环境而言，以制备秋石的原料选取为例，古人对尿液的来源有特别规定，一般要求用童便或男子小便。特别是在明代，尿液的搜集规定了一套严格程序。《养生四要》中记载了两个炼法，阴炼秋石法用童便即可，另外一个炼秋石法则要用八岁以上童男、七岁以上童女至于精血未动者。[1]不仅如此，特意用来炼秋石的尿液在明代有了特定称谓，叫龙虎水。龙虎水取用严格，《万病回春》中记载的"取龙虎水法"，不仅要求尿液供给者的年龄在十三四岁或十五六岁，还对相貌、身体条件、饮食、行动等作了具体要求。《济阳纲目》还特别指明龙虎水的搜集和处理时间。[2]《遵生八笺》中的"取龙虎水法"，不仅要求童男童女，还对样貌、饮食等有详

---

[1] 万密斋：《养生四要》卷 4，续修四库全书本。
[2] 武之望：《济阳纲目》，中国中医药出版社，1996 年，第 911 页。

细要求,在时间、季节、储存器皿、场地上都有避污秽、要求洁净与僻静等禁忌。龚居中的《五福全书》中要求取用童蒙学堂中书童的尿液,除了对尿液的搜集有诸多时间上的禁忌和要求,如"每于三鼓睡足之后,取童尿最清气者入于罐内,及至早起者,亦令入其罐内,此亦最清气者,过此必进饮食,尿无用矣",而对搜集之后尿液的储存则有更多仪式性的要求。[1] 除此,郭佩兰还强调"秋月取童子溺为最"。[2] 因尿液本身就是一味药物,而童男尿液中元气未失,秋时之季具有肃降、解暑、肃清上膈之气等功能,这些都影响着尿液本身的药性,继而对秋石的药性产生影响。而人体本身作为类似于自然、有节律的小宇宙,自然环境又影响着人体,因而童男童女的样貌和饮食,必然也影响着尿液的药性。亦即,自然环境如时间、节气等,均会对药物产生影响。

从尿液炼制秋石,与津液论的身体有关,而明代对尿液提供者的性别和年龄等的要求,以及服用秋石方法的要求,又反映出经典医学中性别的身体。多数炼法中要求尿液提供者为"未破阴阳"或"精血未动"的童男或者童女,是以《黄帝内经》中从生理周期的不同体液作为男女性最主要差异的性别化的身体为基础。按照经典医学的记载,无论男女,都有着相通的经脉、脏腑、气血等人体组织。但男女之所以不同,正是建立在这些相同生理构造的性别差异,例如任督二脉。费侠莉认为以《黄帝内经》为主流的中国早期医学是阴阳同体的一性身体观,特别是古典医学根本上缺乏性别差异的解剖学论述。《素问·上古天真论篇》便以生理周期的不同

[1] 龚居中:《五福全书》修真金丹卷,第14—15页,北京大学图书馆藏明崇祯三年建阳乔山堂刘孔敦刻本。
[2] 郭佩兰:《本草汇》卷18,四库未收书辑刊本。

作为男女性别的最主要差异。经典医学中的男女之别，不只是以解剖学上的器官作为唯一的判断，还以是否有胡须来分辨男女性别。经典医学认为脑髓与肾精之间的流体可以互相转换，而以循行脊柱为主的督脉是其流通的管道。这种两性模式的身体观，是建立在"气—经脉"的功能机制之上的。医学论述里，脑髓、脊髓、肾精彼此之间是紧密相关的。而且经典医学关于身体性别的医学知识，除了体现在描述不同性别的身体的医学语言上有差异，还有关于身体的文化建构。[1]

　　除了尿液的选取，有的医书中要求"男取女溺，女取男溺"，或者"选端洁童男女，各认溺器，各陆续取溺，煎炼成滓，各升取上乘秋石"，或者"先置女垩于银釜之底，次置男秋石于女垩之上，次置女秋石于男秋石之上，次置男垩于女秋石之上，次第安置"。这些是阴阳观念下的性别化的身体观。而且，相对于气的概念，明代医学将血视为更根本的物质。栗山茂久曾指出，中国和古希腊医学皆将血液视为生命的来源，但是他们对于放血疗法却有着极其不同的态度。中国在东汉时期已经不提倡放血疗法，但是西方一直到 19 世纪中叶仍然普遍流行着放血。中国的养生之术忧心生命能量的消散，提防元气的耗竭。而这种担忧在明代显得格外明显，秋石在明中期甚至被称为"人元之丹"，炼秋石后服用，正是为了补充耗竭的元气。无论是以血为基础，还是将气视作更根本的物质，秋石的炼制和使用都体现出经典医学中流动的身体。

　　制备秋石除尿液之外，有的还需加入辅助原料，如皂角汁、石

---

[1] C. Furth. *A Flourishing Yin*: *Gender in China's Medical History*（960 - 1665）. Berkeley: University of California Press, 1999.

膏、水等。秋石方的辅助原料还有很多,按用途可分为两类。第一类是为了去除尿液本身的污秽,如皂角汁、石膏、井水、秋露水、雨水、雪水等。加入这些辅助原料主要是为了增强秋石的药效,去除尿液偏性。古人认为尿液内含污秽,"入皂角汁少许,以杀其秽","投石膏欲易澄清,而精英即结,搅秋露资兼肃杀,而邪秽不容",[1]皂角汁、石膏和秋露水可以去除尿液中的浊气。这类原料在性味上属咸寒,"加以石膏秋露则性咸寒,滋阴降火为更速耳"。[2]第二类是为了增强秋石药效,如白术、松柏叶、杏仁汁、乳汁、白矾、雪梨、甘松、猪油、菜籽油等。白矾性寒,可解毒杀虫、止血;白术和松柏味甘苦,可燥湿利水、温补脾阳;杏仁汁和雪梨可止咳化痰、滋阴润肺;猪油性寒,润燥解毒。尿液中加入这类物质,可增强秋石治疗咳嗽、痰火虚弱症的功效。

药物的炮制过程会对药性进行调整,而这种炮制,也是对自然的模拟。秋石的炼制方法有多种,而不同的炮制方法得到的秋石,性味有区别,主治功用也有差异。从前文表3-4和3-5可知,发现以人尿为主要原料制备的秋石,医家一致认为其味咸,性气却有温、平、寒等不同说法。《宝庆本草折衷》最先论述了秋石的性味,为"咸、温",也有认为秋石"味咸、辛,性凉"。后世有医家将性味与制备方法联系起来,认为或寒或温随秋石的制法而异,阴炼法为寒,阳炼法为温。秋石炼法之多,医家对炼法的讨论之广泛,是历史上其他丹和药难以比拟的。

在解释不同炼法所得秋石的药性理论时,不能仅从现代科学

[1]陈嘉谟:《本草蒙筌》卷12,文渊阁续修四库全书本。
[2]戴明皋:《本草方药参要》卷9,四库未收书辑刊本。

的角度出发，根据秋石的化学成分来判断，而需要回复到古代特有的药物理论。沈括最早论述了阴阳炼法所得秋石药性不同，认为"凡火炼秋石者，阳中之阴，故得火而凝，入水则释，然消散于无体。合质去但有味在此，离中之虚也"。按照张元素的理论，由于阳为气、阴为味、坎为水、离为火，阳炼法得到的秋石经过加热，虽然质去除了，但是味还在，所以气薄。而阴炼秋石"阴中之阳，故得水而凝，遇暴润，千载不变。味去而质留，此坎中之实"，即阴炼法经过加入水稀释、洗涤，所得秋石味薄。因此阳炼秋石以泄为主，阴炼秋石以通为主。在选择不同炼法所得秋石时，应视病证，戴鸣皋认为"大约滋阴降火，消痰嗽，退骨蒸，软坚块，明目清心，必取阴炼者方可用"，"至于阳炼者，味咸性燥，多服有渴疾之虞，而用为下焦药，引经亦可使也"。[1] 即阴炼秋石用来滋阴降火、退阴虚火旺，而肾在下焦，所以阳炼秋石用作治疗下焦湿热的引经药。后有医家进一步区分了阴阳炼法的功用，认为阳炼法味咸性温，祛除疾病速度快，可化痰降火、滋肾生水，药性与海石、青盐同；阴炼用水搅拌、洗涤，味淡，性偏寒。不仅如此，同一类炼法因操作上的微小差异所得秋石，由于咸淡不同，用途也各异。[2]

　　在对不同炼法所得秋石的选择上，有医家认为要"兼用阴阳二石，方为至药"，不过仍有许多医家青睐阴炼秋石，认为"秋石必阴炼者，方可用之"。[3] 明代的黄承昊也极力推荐阴炼秋石，"秋石入药，必须水炼者佳……若火炼者，则精华已去，徒存盐质，恐未必能补阴。且盐湿亦难入药，古方所指秋石，决指水炼

---

[1] 戴鸣皋：《本草方药参要》卷9，第65页。
[2] 张璐：《本经逢原》卷4，四库全书存目丛书本。
[3] 汪燕亭：《聊复集》卷3，第86页，新安医籍丛刊本。

者而言"。[1] 故火炼所得秋石的性味与盐相同,不能滋补肾阴。除了阴炼法和阳炼法的秋石疗效和用法有别,甚至同一种炼法所得秋石由于咸淡不同,用途也各异。《本经逢原》指出:

> 其阴炼淡者,性最下渗,苟非阴分热极,难以轻投。阴虚多火,小便频数,精气不固者误服,令人小便不禁,甚则令人梦泄。其咸者可代盐蘸物食之。喘咳烦渴不寐者,以半钱匙,冲开水服之,即得安寐,觉时满口生津,亦不作渴,补阴之功可知。阴炼淡秋石,治夏暑热淋,小便不通,及浊淋、沙石淋、血淋,老人小便淋沥涩痛。[2]

值得注意的是,经典医学对药物药性的长历程考虑,不仅限于药物进入人体之前,药物入口之后的作用方式,也是药物具有相应主治功用的重要依据。由于药物具有不同的性、气、味,其升降浮沉性质不同,由此决定了它进入人体之后的作用区域。正因为不同炼法所得秋石性味不同,医家认为应根据病人的性别和病证选择炼法和服用方式。为此,陈嘉谟最先提出,"阴炼者为男属阳,孤阳不生,必取童女真阴,男病取女溺炼,即采阴补阳之法;阳炼者谓女属阴,独阴不成,务求童男纯阳,女病求男溺炼,亦阳配阴之方"。[3] 故在服药方法上应该根据病人性别,对尿液来源有所区分。陈嘉谟推崇石膏炼法,认为加入皂角的阴炼法和加热的阳炼

---

[1] 黄承昊撰,乔文彪、邢玉瑞注:《折肱漫录》,上海中医药大学出版社,2011年,第56页。
[2] 张璐:《本经逢原》卷4,四库全书存目丛书本。
[3] 陈嘉谟:《本草蒙筌》卷12,第5—6页。

法均"卤莽虽成，玄妙尽失"。

　　在辨明了进入人体之前的药物的阴阳属性之后，药物如何在人体脏腑之内发挥作用，便牵涉作为认识客体的身体了。经典医学将身体视作持续与流动的，符合天地、自然节律，同为自然万物的药物与人体，通过其中相似的要素而相感、相生，将本草的阴阳、五行属性与人体的阴阳、五行属性相互参补，使服药后的人体机能复转阴阳和合、五行相济的动态平衡，[1]效用由此产生。性气相同的药物，一般而言，不仅具有相似的性质，并能进入相同的作用部位，通过相感、相会、相辅、相益，具有相似的功能。通过检索不同时期的医书与医案，我们发现从宋至清的 87 种医书中记载了157 首用到秋石的不同方剂，184 例用到秋石的医案。将这些方剂和医案对应的病症进行分类，结果显示，秋石入药的方剂共有 55例涉及肾系病，医案中有 52 例涉及肺系病，所占比例均为最大。这也与秋石味咸、色白，入肾经或者入肾、肺二经的药性论一致。《内经》中所谓肺，除了指今天的肺脏之外，还以气论述整个肺循环。经典医学对人体的认知中，气属阳、血属阴，而以"阳生阴长"诠释气能生血的互动功能。所以，治疗人体耗血过多之症，可选择具足阳气的药材。待药物进入流动的身体，可由气的补益促成血的增生，以治愈不足之症。

　　医家依照以阴阳五行为基本理论对药物的认知，设计出炮制秋石的特殊的、复杂的程序，相信经过严格的尿液筛选，加入辅助原料，并通过多次搅拌、过滤或者加热而获得的秋石，在进入人体

---

[1] 蔡璧名：《重审阴阳五行理论：以本草学中的认识方法为中心》，《台大中文学报》2000 年第 12 期。

之后,能够产生有机的作用,使服药后的人体机能复转阴阳合和,去有余,补不足,复平和,恢复平衡状态。由此,经典医学在炮制药物过程中的动态和长历程的考量,与经典医学对疾病的认识有着共同的理论基础,即无论是药物还是身体,都在变化的过程与自然、环境发生着交互作用,药物和人体也发生着作用,而且这些复杂的相互作用,都遵从相同的自然节律与规则。

3. 药物使用中的认知媒介与具身经验

认识身体与照顾身体,是不同文明共有的关注点。我们的范畴、概念、推理和心智是由身体经验所形成,认知依赖于经验,身体与外在事物的各种关系反复作用于我们的身体,在记忆中形成丰富的意象。大脑从这些意象中抽象出同类意象的共同本质,形成意象图式。意象图式是我们经验和知识的抽象模式,是人类所拥有的非常普遍的认知结构,身体经验提供日常推理的认知基础。正如认知科学对颜色的研究一样,对全世界不同区域的人类而言,颜色范畴既是经验性的,也属于全人类所共有的生物和文化世界。[1] 同时,为了获得秩序,人类以有意义的方式来解释躯体经验。

既然经典医学对药物的认知是基于药物存在的自然环境、炮制过程、服食进入人体后的作用方式这一动态和长历程的考虑,那么经典医学赋予具体药物以药性和主治功用时,身体在其中是通过何种方式获得关于疾病、健康与治疗,乃至身体本身的知识? 其间作为认识主体的身体,在自然、疾病、药物与治疗等之间关系的

---

[1] F. 瓦雷拉、E. 汤普森、E. 罗施著,李恒威等译:《具身心智——认知科学和人类经验》,浙江大学出版社,2010 年,第 139 页。

认识上，如何处理人的主体性以及认识的可能性？特别是，药物作用与人体不同部位建立通道的方式，与身体经验有何种具体联系？

无论是《黄帝内经》还是《黄庭内景经》中的身体认识，都是作为认识主体的人，以观念的形式反映并再现所认识的客体：身体。[1] 但是作为思维方式的经典医学中的身体，在认识主体和客体相互联系的认识方法，则未见详细考察。秋石以源于人体自身的尿液为原料制备，又被用于治疗与补益。经典医学的身体，在这里既是认识的主体，又是认识的客体，具有双重性。从元代的张元素开始，具体的药物学理论开始形成。阴阳五行的概念，特别是其中相克、相生、相感继而到相合的转换原则，阴阳五行相互之间的关联性，是医家作为认识的主体，来认识药物及其作用机制的媒介。药物学用阴阳确定药物的气与味，对药物主治功用的把握，以气与味为基础。气包括寒、热、温、凉，味包括酸、苦、甘、辛、咸。气相较于味，气轻者升浮，味则重浊沉降，气为阳，味为阴。同样属于味的酸、苦、甘、辛、咸，也可进行阴阳二分。气味的轻清、重浊，以及气味厚薄的程度差异，均为决定进入人体的本草其上下、升降、沉浮以及功用主治的因素。药物的味、气的阴阳决定了药物的升降沉浮，即药物的阴阳属性。

我们从秋石性味的论述中可知，秋石味咸，但是性气却因炼制方法而有温、平和寒的区别，因而不同炼法所得的秋石在进入人体之后作用部位的阴阳属性不同，其功能主治也不同。阴炼秋石味

---

[1] 蔡璧名：《身体认识：文化传统与医家——以〈黄帝内经素问〉为中心论古代思想传统中的身体观》，《中国典籍与文化论丛》2000 年第 6 期。

咸、性寒，主沉降，有寒泻之功。阳炼秋石味咸、性热，主升浮，有温补之效。故"大约滋阴降火，消痰嗽，退骨蒸，软坚块，明目清心，必取阴炼者方可用""至于阳炼者，味咸性燥，多服有渴疾之虞，而用为下焦药，引经亦可使也"。[1] 这也是为何同为阴炼法所得的秋石，因味不同，主治也有差异的原因。《本经逢原》指出，阳炼淡秋石因为味淡主升，主要用来治疗小便浊淋等。而阴炼咸秋石主降，则具滋养作用，可治喘、咳嗽等。

由于阴阳学说无法独自解释药物与人体之间的作用方式，经典医学将五行纳入，将阴阳和五行两个解释系统进行整合。于是，五味、五色与五脏之间建立起了对应关系，药物的厚薄又与升降建立了对应关系。首先，药物的味道与药物进入人体后产生的效用对应，如辛味具有发散之用，淡味具有利窍渗泄之用，咸味具有润下、软坚、下泻之用。其次，具有不同性味的药物对应于不同的作用部位，如辛味入肺，甘味入脾胃，咸味入肾。再者，五色也对应于不同的作用部位，如青属木入肝，白属金入肺。由此，在归经方面，由于味咸入肾，以色白入肺，而秋石的味以咸为主，且色白，医家一般认为秋石可入肺肾二经。也有认为秋石专入肾经，[2] 或秋石专入肾水，或认为"秋石之咸，本专入肾，而肺即其母，故兼入之"。[3] 又，归经理论的归属还可以经络名称来定位，故有认为秋石"入足少阴经，故专滋肾水，养丹田"。[4] 不论如何，秋石通过入肾，继而

[1] 戴明皋：《本草方药参要》卷9，四库未收书辑刊本。
[2] 黄宫绣：《本草求真》卷6，续修四库全书本。
[3] 沈金鳌：《要药分剂》卷5，四库未收书辑刊本。
[4] 陈其瑞：《本草撮要》，《珍本医书集成》第1册，上海科学技术出版社，1985年，第459页。

通过入肺对人体产生作用。

　　经典医学从自然界的外在事物和外在过程出发，以阴阳五行作为认识方式的媒介，将药物与自然环境、药物炮制过程模拟的自然环境，以及药物与进入人体后所处的小宇宙环境，进行动态地理解。在这个过程中，认识药物、认识自然与认识人体交互进行。但是，仅仅以阴阳五行作为媒介，并对自然进行模拟，无法解释药物进入人体之后与人体具体部位进行作用的特定方式和通道，这就需要有关人体自身的知识，特别是关于人体内部脏腑结构的知识。这样，关于药物作用的精细解释模型才能够建立起来。

　　值得注意的是，对秋石不同炼制方法、性味归经以及疗效的不同解释，与宋元明清时期的医家所属的流派，特别是不同流派对身体内部的不同认识以及身体经验有关。归根结底，与对作为经典的《黄帝内经》的不同诠释和解读有关。人体内部的结构，除了五脏六腑，明清时期的医家还发展出与人体中枢相关的身体理论。例如，关于人体中枢问题，医家有"三焦""气街"与"四海"的概念，这些不同概念的共同点，是将人体分割为几个核心区域。更为复杂的是，对于"三焦"的界定与论述，医家又有分歧，而且分歧最大。从功能来看，三焦是指饮食、水谷消化、运行与排泄糟粕的通道。《素问·灵兰秘典论篇》说"三焦者，决渎之官，水道出焉"，即三焦主管人体的水道。从身体部位上来看，以膈、脐为界，人体分为上焦、中焦、下焦三部，而津液代谢、谷物的吸收消化各部功能不一。三焦的主要功能，如《灵枢·营卫生会》中所说"上焦如雾，中焦如沤，下焦如渎"。上焦宣发布散水谷精气，如同雾气蒸腾；中焦主腐熟水谷，化生精微，如同沤物浸渍；下焦主排泄水液和糟粕，如同沟渠水道。而三焦之中，又以主管排泄的下焦为重。而三焦又与"肾间动气"有关。《难经·八难》说："所谓生气之原者,谓十二经之根本也,谓肾间动气也。此五脏六腑之本,十二经脉之根,呼吸之门,三焦之原。一名守邪之神。"亦即,人体的本原之气在于"肾间",是三焦之原。那么,肾间所藏的本原之气如何通过三焦所主而通达全身呢?《难经·六十六难》中有"脐下肾间动气者,人之生命也,十二经之根本也,故名曰原。三焦者,原气之别使也,主通行三气,经历于五脏六腑。原者,三焦之尊号也,故所止辄为原"的记载,因此,三焦作为信使,将身体的本原之气通过三焦而通行全身,进入五脏六腑。《本草蒙筌》中因而论及,作为与津液代谢相关的、含有先天之气的秋石,进入人体之后,可以"润泽三焦",进而通过三焦作为信使,通达五脏六腑,从而"消咳逆稠痰"。在《本草蒙筌》之后,医家对秋石药效作用与人体通道的解释,多以基于"肾间动气"的三焦理论为基础。

当然,对人体中枢的讨论,还有四海与气街,这两个概念突出头部在人体中的重要位置。四海理论与三焦类似,将人体分为头、胸、上下腹四个区域。不同的是,三焦分部以下焦为重,而四海与气街以头部为重。四海与气街以脑为髓海,诸阳经皆上达于头。此外,也有医家认为人的脏腑系统应该以"心"为主宰,而与三焦相联系的肾,重要性居于次要地位,在人体的地位类似于心,被冠以"小心"之虚衔。因为心肺主司呼吸,如《难经·八难》将"肾间动气"视为"呼吸之门",所以又在肾与呼吸的功能之间建立起了明确关系。因而后世医家以此为基础对心肾之间的关系进行了重新解读,并将它用在药物治疗的理论之中。有趣的是,心肾之间的关系并非一直如此,宋代医家认为肾为呼吸之门户的概念与术士炼养有涉。东汉中晚期,肾脏的生理功能由主藏精转变为主纳气、呼吸。《黄帝内经》中的论述作为经典，后世医家、炼丹家等对此进行不同的理解，并援借一些作为媒介的中介概念，让医学技术得以被人实践和操作。药物的使用是如此，养生技术、针灸技术等也是如此。正如李建民所言，任何令现代人感到陌生的概念，包括气、阴阳、感应、心包、三焦、命门等，都有其身体经验的基础。[1] 亦即，药物的治疗与经典医学对于身体和疾病的认识，有相同的理论基础，特别是药物治疗理论中的身体通道的出现，是基于经典医学对身体内部脏腑结构的认识和经验。基于身体经验和身体认知，药物治疗的解释模型有了特定的方式和具体通道，出现了抽象的阴阳五行原则之下的次级理论和具体模型。

4. 药用经验与临床治疗中的情境化认知

在前文讨论经典医学中以病人为核心的治疗和医学照料时，我们讨论了医者重视病人感受和体验，尊重病人的话语权利，不仅对病人的病痛表达关怀，还关注病人所处的生活环境、社会关系和自然环境，这些都会产生有意义的临床情境，激发病人的意义响应，引起病人生理上的变化，促进疾病的康复。除了意义响应，医者在诊断过程中对病人体验的重视，特别是再诊时倾听病人对已有治疗的反馈，在医者判断药物的效验中发挥着重要作用。也就是说，经典医学中的药物使用经验，并不仅仅只是长期使用，而是医者在使用药物进行治疗的过程中根据病人体验做出的判断与检验，这种情境化认知，是因为医学不仅只有理论与概念，还是一种技艺。

从医者的视角看来，我们在考察本草医书中如何建立起疾病、

---

[1] 李建民：《发现古脉》，第 277 页。

药物和治疗之间的关系时，提出经典医学的医生以阴阳五行之间的整体相关原则，将药物的性味与人体内部脏腑的结构联系起来，从而解释药物进入人体之后与人体具体部位进行作用的特定方式和通道，建立起了关于药物作用的精细的解释模型。正因为此，医者不仅根据这种模型解释秋石的药效，而且还在药物的炮制方法与药效之间建立起了关系，在性别、炮制与治疗之间建立了联系，所以在明清之际出现了多种秋石的炼制方法，以及对秋石药效的不同讨论甚至是争论。他们界定效验的根据是什么？已有研究注意到，主体经验与医学论述之间存在着一层很密切的关系，身体观与身体感之间亦存在一层很密切的关系，两者互相依赖。当我们研究人的身体观念时，不但在研究他们的思想结构，也在研究他们的感官认知。地方性的生理学也强调，医学或者身体的知识会影响个体的主观体验，身体的感知也会形塑医学知识。个人的身心经验与文化象征系统之间有互相渗透的关系。不同文化对主要的感官知觉和体验有不同的注重而呈现差异。作为具有主观身体经验的病者，以及能够从病人对身体经验的表述中获得病人感受的医者，他们对疾病也有着共有的体验和身体感受。无论是中国古代的病人还是今天的病人，疾病所带来的苦痛和忧虑，对所有文化而言都是共同的。

　　以秋石使用过程中的病者体验为例，明代的《折肱漫录》是一部中国历史上罕见的病人第一手报告，善病的文人黄承昊在这本书中长期记录了身体、疾病、医疗与养生的经验，以及病中的身体感。对于黄承昊来说，忧与苦的情绪与心态，才是病人最真切的感受。[1]

---

[1] 张嘉凤：《爱身念重——〈折肱漫录〉（1635）中文人之疾与养》，《台大历史学报》2013 年第 51 期。

而黄承昊本人也通透医理而专求温补，如前文所述，他本人极力推荐阴炼秋石。[1]疾病为身心带来的不适、痛苦、忧虑、焦虑、紧张等是医者和病者共同的体验。需要注意的是，因为已有的文献中较少提到病人服用秋石后主观的身体感受，这种情况也并非药物秋石所特有，因为大部分的文献都是医者的记述。尽管如此，我们依然可以从少量的非医学文献中了解到秋石的实际使用。如秋石实际被用来在煮肉时代替盐、在战争中治疗眼疾，清代的医案中也确实多使用秋石。如清代的《种福堂公选医案》中共记载了147种病症及其药方，其中有5种用到秋石一味。不同的是，到了清代，秋石作为药引而不是作为主要药物的频率逐渐高了起来。如清代张璐的《伤寒绪论》中有四君子汤，其中炮制人参可以用秋石，也可以用青盐，即医家认为用食盐炼制的咸秋石和青盐炮制人参，效果相同。这说明，即使是经典医学中的医者，也会根据药物在具体使用过程中反馈，包括炮制方法、市售秋石的真伪、尿液是否严格选取、士人或病者对药物的评价，进而来调整对药物的认识，并重新将它纳入经典医学的框架之中。在这个过程中，认知与经验又交织在了一起。

　　秋石方在制备方式上的由繁到简，在主治功效上从治疗多种疾病和用于养生，到逐渐用于代盐，亦说明了药物使用过程中患者经验所发挥的作用，以及医者依据经验进行的调适。秋石在北宋时期就开始广泛炼制，"火炼秋石，世人皆能之"。[2]到了明代，有专门为帝王炼秋石的活动。秋石在清代仍是常用药，"目今时医，

---

[1]　黄承昊：《折肱漫录》，第56页。

[2]　沈括、苏轼：《苏沈良方》，第67页。

动必用阿胶、秋石等药"。[1] 直到民国时期,人尿炼制的秋石才开始逐渐被食盐炼制的秋石取代。从明代中期开始,在原料、炮制药物所用的锅灶、耗费的时间、炮制过程中对药物火候和颜色的掌控,以及获得升华物之后的溶解、加热、过滤、煎干等再处理上,秋石的炼制过程都开始逐渐趋于简单。与该趋势相吻合的,是医者对秋石的使用却有越来越倾向简单和实用的趋势。宋金元时期的秋石,实际治疗时还被用于治疗头疮,如南宋的《医说》中说:"冯悦掌御药,服伏火药,多脑后生疮,气冉冉而上,几不济矣,一道人教灸风市穴,十数壮,虽愈时时复作,又教冯以阴炼秋石,以大豆卷浓煎汤下,遂悉平和其阴阳也。"[2]田艺蘅的《香宇集》[3]收有"子久卧病以秋石寄之兼示安心诸方",子久蒋灼病后,田艺蘅寄秋石给蒋灼。蒋灼对此也作诗"病中酬子意以秋石见寄之作"表示回应:

> 君能炼石如霜雪,五月飞琼破晓炎。不让仙人云母屑,绝胜御府水精盐。补天艺在惭无用,煮海功成喜独沾。况是病中忘肉味,点汤何惜更频添。

田艺蘅给蒋灼的秋石为自己炼制,并且这种阳炼法炮制的秋石功效是祛除疾病,药效与盐相同。此外,秋石因味咸,咸能软坚且滋阴降火,在明代还用于煮肉、治疗眼疾。《养生肤语》提及宫廷内膳皆用秋石煮,极咸。[4] 至于用秋石煮肉,是因为"咸能固物,亦可

――――――――――

[1] 钱峻:《经验丹方汇编》,中医古籍出版社,1988 年,第 1—2 页。
[2] 张杲:《医说》卷 4,文渊阁四库全书本。
[3] 田艺蘅:《香宇续集》卷 33,续修四库全书本。
[4] 陈继儒:《养生肤语》,四库全书存目丛书本。

软坚……善庖者言入秋石则易烂，果然”。[1] 秋石还在明代吴桥之变战役中起过重要作用，当时“莱城积粟可三四年，而特苦无盐，盐斤与白金等，凡经时不食盐，眼直不能举，见一线，其病曰雀瞽，之章令城中尽炼秋石，病稍解”。[2] 这段记载一方面说明秋石可治疗眼疾，还表明秋石在明代已用来代盐。秋石实际使用中呈现出来的趋势与医书中的记载是一致的，这也可以从现代模拟实验发现秋石的主要成分为无机盐[3]中找到证据支撑。

需要承认的是，我们并没有利用生物医学的实证分析来检验秋石的治疗效果，从理论上进行推测得出的结论并不是十分严格。为了进一步说明医者的临床诊断和药物的实际使用经验在确证药物效验或更改药物功效中的作用，我们以经过现代科学的实验室与临床研究被证明有效验的青蒿素为例，来探讨经典医学中临床经验与效验之间的相互作用。在青蒿素作为抗疟药的发现与现代提取的历程中，有一个重要环节，是 1967 年国家确定开展全国军民协作的抗疟攻坚战——代号“523”任务——之后，1970 年研究人员余亚纲以上海中医文献研究馆 1965 年汇编的《疟疾专辑》为蓝本，将所记载的方剂依次编号，共计 808 种，后又结合清代陈梦雷编辑的《古今图书集成医部全录·疟门》所收录的组方，将单方列出来，再以北宋成书的《太平惠民和剂局方》为界，挑选出在单方和复方中频繁出现的重点药物：雄黄、青蒿、乌头、乌梅、鳖甲等。这些选中的药物做成的制剂在进行鼠疟模型筛选时，青蒿对鼠疟

---

[1] 郑复光：《费隐与知录》，文渊阁续修四库全书本。
[2] 张岱：《石匮书后集》，文渊阁续修四库全书本。
[3] 张秉伦、高志强、叶青：《中国古代五种“秋石方”的模拟实验及研究》，《自然科学史研究》2004 年第 1 期。

原虫有 60—80％的抑制率。研究者对比了不同溶剂对青蒿的提取物的效果后,发现青蒿的醇提取物有效,虽然每次效果不稳定,但是反复筛选后发现对鼠疟原虫的抑制率能达到 80％甚至更高。值得注意的是,在实验药物中,矿物药、动物药和植物药都在备选之列。屠呦呦也提到,在对胡椒提取物的 100 多个样品进行实验筛选研究之后,发现它对疟原虫的抑制作用并不理想,不得不再考虑选择新的药物,同时又复筛以前的研究结果中显示有较高抑制率的中药。青蒿因为在实验过程中表现出来过较高的抑制率,但是效果并不稳定,于是又放弃了青蒿。屠呦呦 1971 年下半年从葛洪的《肘后备急方》中的"绞汁"用药经验获得启发,猜测青蒿中的有效成分可能会因高温或酶而分解,后来经多次摸索,探索出乙醚提取物显示对鼠疟原虫 100％抑制率,发现了青蒿抗疟的有效单体。[1] 在研究过程中也发现不同季节采收的青蒿对青蒿提取物的效价有很大的影响。从青蒿素的发现过程来看,经典医学无疑认识到了青蒿在治疟方面的效果,并且因为这种效果,青蒿药用在使用中被传承下来。《神农本草经》中记载了青蒿以及同样被生物医学证实为具有抗疟效果的常山,并且记述了常山主治"热发温疟"。《肘后备急方》在治寒热诸疟方中专门列出青蒿。《本草纲目》中有青蒿"治疟疾寒热"的记载。及至清代的医书中,"疟门"依然收录青蒿。在对青蒿的使用中,还积累了对青蒿的外形特征和生长条件的认识,宋代曾记载"蒿之类至多,如青蒿一类,自有两种……陕西绥、银之间有青蒿,在蒿丛之间,时有一两株,迥

[1] 黎润红:《"523 任务"与青蒿抗疟作用的再发现》,《中国科技史杂志》2011 年第 4 期。

然青色"，[1]而到了清代，对青蒿的生长条件和状态有了更细致的记载，如"生华阴川泽，今处处有之"。[2] 还通过自然形态和气味等对比青蒿和柴胡在治疗疟疾上的功能，如"青蒿有二种，一黄色，一青色，生苗于二月，其深青者，更异常于常蒿，至深秋犹碧，其气芳香疏达与柴胡相仿佛，非少阳药而何，所以柴胡治疟，青蒿亦治疟也"。[3]

"察药必慎""录方必勤"，[4]是医者的行医原则。使用过的药物如果有疗效，应该将它记录下来，良医的有效治疗方法，将会被采用。经典医学中的原则与今天的医学家范斯坦倡导的循证医学中注重临床证据是一致的，循证医学强调从临床病人获得数据，培养有经验的医生来基于这些数据做出决定，从而连接研究结果与病人的需要。在医者的具身性认知中，药物在治疗过程中表现出来的多样性，特别是异常，能够被记录下来。药物制备方式的复杂、秋石实际制备时去繁求简，是医者、病人乃至专事药物制备的工匠在实际使用中尊重多样性，同时又根据药用实践进行的调整。

5. 两种类型的经验：具身经验与共享表征

经典医学的有效性，亦即中医的评价问题，在 20 世纪二三十年代的中西医之争中，已成为讨论最激烈的问题。在今天对中医

---

[1] 沈括著，胡道静等译注：《梦溪笔谈全译》(下)，贵州人民出版社，1998 年，第873 页。
[2] 汪讱庵：《本草易读》，人民卫生出版社，1987 年，第 174 页。
[3] 周岩：《本草思辨录》，人民军医出版社，2015 年，第 42 页。
[4] 陆以湉撰，吕志连点校：《冷庐医话》，第 23 页。

的争论中,一直存在这种惯常的看法,医生和医疗的好坏、是否有效,是基于经验。中医和西医的根本区别,也在于中医的核心特征是经验。那么,现代中医的经验是什么,如何形成? 对中医的评价是否以经验为基础? 在中国古代,对医生的评价是否也是以经验为基础?

当我们讨论经典医学的经验时,与之相关的问题是,什么是经验? 如何处理经验? 这里的经验与现代科学所指的经验有什么不同? 需要做出区别的是,现代科学所指的经验与经典医学的经验是不同的。现代科学的认知,常常借助于观察和测量的仪器,从而超越了基于感官的认知范围,而且现代科学在利用实验等手段获取现实世界的信息时,借助数学语言来表征科学知识,并实现基本假设与具体结论之间的演绎推理。西方医学史的发展中,本来已经认识到医生具有不同敏感度的感知能力,但为了追求"科学客观性"(scientific objectivity)中"可互换的观察者"(interchangeable observer)的理想,因而有意识地压抑个人感知能力,并致力发展可以完全取代人的仪器。[1] 前文在对安慰剂的考察中也提到,安慰剂的使用也是现代生物医学对客观性追求过程中的产物。而经典医学的自然认知中的经验,是基于知觉和行动而获得的,有相当部分与个人性的、难以言传的特殊感官能力有关的经验,依赖于个人直接获取外部对象信息的心智表征和推理能力,包括知觉、直观、基于经验的归纳和类比。雷祥麟的研究指出,经验在前现代的中国并不是方法论意义上的,而是近现代中西医争论时的一种策

---

[1] L. Daston. Objectivity and the escape from perspective. In Biagioli M (ed.). *Science Studies Reader*. New York: Routledge, 1999, pp. 110 - 123。

略。需要指出的是，经典医学中的经验并非直接对应于效验，而是指个体内在生命的感受和情绪，依赖于个体的身体图式。

另外还需要区分的，是作为解释者和被解释者的经验。医学的特殊性，或者医学治疗的特殊性在于，病人和医生都可以成为经验的体验者，而医生又可以成为经验的观察者与表述者。第一种，是个体通过对疾病和康复的体验来获得经验，而这种经验又与效验联系在一起。第二种，是指医生通过诊疗等第一手的实践而学会一门技能。这种经验可以是通过对《内经》等经典医书的研究，也可以是对药物的观察、使用、对病人进行诊断和治疗后而获得。第一种可以通过学习和传承来获得，第二种则涉及经典医学中医者技艺的重要性，医书和方书中保存下来的知识为何会不断地推陈出新也正是缘于此。

不可否认的是，经典医学在具体实践中获得了大量关于身体、疾病、症状、情绪和治疗等相关的经验知识，问题是，既然经典如此重要且不可轻易反驳，那么，如何在经典知识的框架下增加新的知识，并对知识进行修正？李建民提出，中国古典医学的思考或论证方式是一种"反溯证据"的思考方式，任何个人直觉、零碎的经验，必须在原典所提供的解释框架内得到证明、修正或者驳斥。亦即，仅仅依靠"个人"的经验而想成为一门学问，很难取得他人的信赖。换言之，经典医学使用的方法是"历史证明法"。这也是《内经》《伤寒论》在历代不断被改编、注解，甚至一直到现代还被阅读和使用的真正原因，而不仅仅只是依赖"经验"这类轻薄的资源。新知识的形成不会被看作是对旧理论与体系的批判，而仅仅是"阐发"。比如，卢崇汉的《扶阳讲记》这本书中，不再夸耀自己有一百多年的"世医"传统，也不推销他个人使用姜、桂、附子等中药的独门经验，而是强调经典。历来相关典籍的不断重编与注释也是某种程度的"批评"或"否定",特别是医学典籍有"医论""医话"之类的体裁,为医家在阅读典籍后表达不同的意见提供机会,诉诸经典的同时也是一种自我身份认同以及寻求他人对自己的认同。

金元时期对疾病机理和治疗的理论阐释,以及张元素的气味厚薄阴阳升降理论,均是基于对《黄帝内经》的具体阐释。这些医家均承认经典的重要性以及基础性,如前文所述金元时期的刘完素对经典进行解读的合理性和必要性的说明。明清医学中"募原"所呈现的身体观亦表明,虽然募原在古代医学中并不是一个重要的组织,连脏腑的位阶都攀不上,它只为解释疟疾而存在,但是历代医者对于它的解释,随着时间与医者对身体认识的深化而有了扩充。如果用精确划一的观点来审视这些解释,看到的是不同解释之间处处存在矛盾,但是这些脏腑论述的脉络,还是有规则可循的,这些所谓的新理论其实和古典医学有着巨大的相似之处。从我们对秋石的性味归经理论的不同阐释亦可发现,不论明清时期的医家持有何种性味理论,或者用炼制方法和时间等的不同来表达自己推崇阴炼法或者阳炼法的原因,归根结底,都脱离不了经典医学中津液论的身体观。"金元四大家"的刘河间、张子和、李东垣、朱丹溪分别将疾病的属性与原因归结为"火热""邪气""脾胃损伤""阴虚",宋明理学家用理、气、太极、阴阳的概念去表述不同的本体认识,其背后的原理都是一致的。这就回到了前面章节所论述的作为阴阳五行理论的解释带来的多样性。

诉诸经典、对经典重新阐释是一种方式,增加理论负载也是调和经验和经典之间关系的一种方法。亦即,将复杂多变的药物、药效、疾病、症状等归因于各种能够发生变化的因素。比如关于病因的解释，风土等造成的多样化的疾病观的解释，便是对理论负载的增加。例如李中梓对明代医学风土观的考察发现，在古典医学领域中，各种医疗做法之间存在冲突，他用风土来融合各种不同的解释。针对各区域，他再加上对应的五行、季节，以及因各地独特之风而形成的主要季节之气。注解各地疾症时，李中梓回到五行原理。对于治疗五方疾病的适当方式，他的注解其实为因地制宜的草药配方提供了概括的解释，将五行插入原文，也为适合各地的草药配方提供使用策略——这些药方在西汉《内经》成书时并不存在。到了金代，各地用药差异似乎非常明显。于是在《医宗必读》中，李中梓从多种角度出发，探讨医学论著中医疗学说与实际做法的多样性，说明造成多样性的原因，部分是医家长期补充并修正前辈的见解，一部分也源于另外两项因素：元气随时间流逝而渐失，经济状况、饮食习惯与居住环境上的差异。

　　从秋石被医者所接纳和承认的过程来看，方剂的效验无疑是新知识增加的一条最直接的渠道。我们看到，宋代儒医增加，对于通过自学渠道进入医者行列的士人而言，他们努力掌握经典医学知识的同时，也试图通过著述医书来提高自己的声望。而对医学理论或者专业性较高的医经类著作的研究，因为具有较高的难度，并没有成为宋代士人的著述中心，而属于"诸家方论"类的实用性著述，才是他们进行医学研究的重心。他们搜集医方并认定其有效验的方式，包括声称是亲友使用过的，还有就是以秘方、禁方以及来之不易等说明其效验。在现今传世的《肘后救卒方》的序言里，葛洪首先说明他所载录的方剂都是自身搜集而来的。在《肘后百一方》序言中，陶弘景宣称他增补的方剂，乃是得自于"名医垂纪""累世传良""博闻有验"与"自用得力"这四条渠道。《证类本草》作为宋代国家法定药典刊行，沿用五百多年，编撰者唐慎微作为蜀医，为士人治疗疾病，分文不取，"但以名方秘录为请，以此士人尤喜之，每于经史诸书中得一药名、一方论、必录以告，遂集为此书"。此外，小说中所记载的医方，也能成为新的方剂来源。宋代《证类本草》的编撰，即参考了小说中的方剂。事实上，除了杂著、文集、士人自著养生医书之外，在小说中也出现了大量谈医道与秘方的篇幅。《镜花缘》中的药方不是抄自传世医书，反而是医书从小说中辑出医方。清代陆以湉《冷庐杂识》卷四中说："《镜花缘》说部，征引浩博，所载单方，以之治病辄效。"[1]清末的《小说丛话》也提到《镜花缘》，"其中所载医方，皆发人所未发，屡试屡效，浙人沈氏所刊《经验方》一书多采之"。[2] 因而我们看到，方剂来源的广博以及对效验的重视，无疑会不断地对治疗知识进行补充和修订，并通过医书传承下来。

　　从受众的层面来讲，方书和医书的传播，增加了使用者的范围，反过来又会对方剂效验的检验和修正提供例证。唐宋时期官方编定和推行的简易方书，宋明时期出版业的发展，特别是明清时期私人书坊的出现，使以实用为基础的医药大全、本草、方书、妇科和儿科医书得以出版。比如唐代《广济方》，具备《肘后备急方》等诸方书的性质，即以简单易用、廉价药物为主，从而打破了药方只是在官员和世族之间流传的传统。这类所谓"传而有信"的药方，只是单行验方，目的是为患者开方治病，不是在传授医学知识，故不涉及深奥的医学理论，但是在使用和流通中对方剂效验的检验，

[1] 陆以湉：《冷庐杂识》，中华书局，1984 年，第 223 页。
[2] 转引自王燕《近代科学小说论略》，《明清小说研究》1999 年第 4 期。

为新的方剂纳入经典医学的视野提供了可能。

那么，如何将这些通过各种渠道证明是有效验的方剂与医学理论融合呢？通过诉诸加减方，医生个人经验合理性找到了通道。唐代孙思邈虽然在其著作中多次提到"医者意也"，但是书中又有"医自以意加减，不依方分，使诸草石强弱相欺……"[1]的说法。《是斋百一选方》中有载：

> 古人方书，一药对一病，非苟云尔也。后世医家者流，不深明夫百药和剂之所宜，猥曰医特意尔，往往出己见，尝试为之，以故用辄不效。甚者适以益其病，而杀其躯者有之。[2]

这段话是对医者意也的反对，但是反过来也说明医者确实是意也。加减方的原则是根据经典理论，但是理论的灵活性，使得加减方依然是根据医生自己的经验。这样做的好处是形成了多样性，并且在不断尝试的过程中，确实可以将一些有效果的方剂保留下来。

为此，经典医学中的经验并没有直接对应于现代医学中的效验，其特殊性在于，经典医学中的经验既是医者和患者的具身经验，集合了患者对疾病和健康的具身感受、情绪和体验的用药经验，又是医者根据病者经验、已有医书中的既往经验和医学理论所积累的专业经验。这两种经验的交互作用，形成了医者和患者的共享表征（shared representation）。对于患病说明、患者体验与疾

---

[1] 孙思邈：《备急千金要方》，人民卫生出版社，1955年，第10页。
[2] 冈西为人：《宋以前医籍考》，人民卫生出版社，1958年，第1123页。

病说明,医患之间存在共同的认识。经典医学的理论基础,关于平衡与失调的身体、宇宙与社会秩序,对于医者和病人而言能够被共同接受和理解,特别是对于有学识的病人而言,因为经典医学中的理论基础与社会规则一致,作为疾病和治疗的身体,与作为家庭、社会和国家的身体,遵循的规则是一致的。这种共同的理解,让医患之间容易达成共识,接受共同的表征。在这种双重的具身经验形成的共享表征下,经典医学知识和药物治疗,在传承和使用中不断得到更新,从而形成经典医学独有的效验。

6. 病人关照、药物治疗与意义响应的交织

前文我们讨论经典医学看病过程中的病人中心和参与式医疗的优势时,讨论了医生的人文关怀,经典医学将疾病看作是生理-社会-环境的系统模式,不仅会引起意义响应,还会带来患者生理上的真实变化。而且医生对病人主观感受和体验的重视,根据病人体验来判断验方、加减组方,或者使用新的疗法,又推动了经典医学中药物和治疗有效性的提高。因而,经典医学中以病人为核心的治疗和疾病观念,凸显了治疗产生疗效中的双重优势:药物本身的效果与意义响应同时发挥作用,促进疾病恢复、维护身体健康。正如莫尔曼等医学家和医学人类学家所倡导的,促进疾病康复的,是药物、物理或化学疗法与意义响应一起共同发挥的作用。经典医学的特殊之处就在于,它可以同时激发药物和技术响应,以及意义响应。药物、疾病和治疗的医学,如果被狭窄地理解成是生理过程,而并没有被处理成医学干预带来的心理的、社会的、道德的维度,那么对它的认识无疑是片面和缺失的。

经典医学在治疗上的这种双重优势,从复杂性哲学与认知的

视角来看，与经典医学基于流动的、动态的、开放的、相互关联的身体观所建立的疾病与治疗的理论有关。较之生物医学将身体看作是封闭的、静态的与线性的，将疾病和治疗解释成逻辑-因果的，经典医学对身体与疾病的解释是彻底动态性的，这种动态的疾病观念和治疗进路，既体现在药物的制备和使用上，又体现在诊断与治疗过程中，形成了经典医学对具身认知的强调，具身认知所处的独特位置塑造了经典医学独特的经验。

医学与物理学、化学等自然科学最显著的区别在于，它面对的对象不仅仅是物质实体的人体，而是有思考和行动的人，不仅仅是客体，而是有行动意向性的人体。经典医学将照料看作核心，注意到作为客体的身体与作为治疗主体的病人的感受，这是病人的具身认知视角及其优势。对于医生而言，医生的技巧和患者的对话，对临床经验的重视，使得医生从具身和情境化认知出发。这种具身认知不仅仅只是源自医生，而且还结合了病人的具身认知，凸显了治疗过程中的共享表征。患者中心、道德评价、病人关照、医患共同的疾病与健康观念、独特的看病过程，均以经典医学的疾病观念和身体理论为基础，在治疗实践中不断地形成医者在治疗过程中的经验，经过长期积累而获得关于药物和治疗的效验的认识。因而，经典医学的经验，不仅仅是实践知识的大杂烩，药物使用的经验也不是脱离理论的单纯应用，而是基于经典医学理论，不断根据患者的具身体验和医患共享表征的经验。

动态的身体与疾病观念，与医者的具身认知和技艺结合，形成了经典医学在认知上的独有优势。由此，经典医学关注变化和多样性、不忽视异常，注重病者的具身认知，在诊疗过程中积累药物的制备与使用经验，重视个体化差异，从而能够不断调整治疗策略,实现个性化的治疗,并在长期的治疗实践中积累了多样化的治疗方式,认识到不同的疾病症状与丰富的药物。一方面,这种具身认知传统积累和沉淀下来的大量实践知识,有些并没有被生物医学关注到。另一方面,正是因为经典医学中的经验不同于生物医学中基于严格的实验与实证的效验,也带来了经典医学的不足。生物医学从受控临床试验获得的有效性判定、药物作用的机理解释、对疾病的病理学解释等等,可以帮助寻找药物和治疗的特异性,形成因果解释,并做出关于治疗的预言,从而提高治疗的效果,与临床经验形成互补。比如在青蒿素的发现过程中,虽然研究者从医书中筛选出青蒿,发现青蒿是经典医学治疟方中使用频次较高的药物,但是医书中的记载仅仅只是帮助研究者确定了青蒿的粗提物对鼠疟原虫有高的抑制率。此后从青蒿中提纯出单一的化合物,对它的结构和临床效果、治疗何种类型的疟疾等研究,特别是如何提高治疗的专一性和准确性,在改进疗效和减少抗药性上所做的工作,是经典医学所缺乏的。经典医学的经验虽然能够导向效验,但是毕竟与效验不同。经典医学既存在优势,也有不足,这一点,我们将在下一章进行讨论。

第七章
分类、表征与推理、解释

　　不同文化中的分类体系与人类认知有密切关系,因为分类反映出对自然乃至整个世界的认识方式,而分类又是推理和解释的基础。分类背后反映出对本质和变化的认识。分类是人类认知技能的根基,而且这种认知技能不是任何技能行为的产物,而是一种思想或者是一种被表达的主张。分类体系已经得到认知科学家、哲学家、语言学家和社会人类学家的广泛研究。在这些考察之下的基本哲学问题包括实在论与相对主义之间的争论,不同信仰体系之间可通约性的争论,科学与大众信仰之间的争论等。罗维即指出,不同文化的分类,可以为研究实在的多维度以及不同文化中研究风格的多样性提供进一步的证明。[1]对于中国文化中的分类,杨国荣提出,中国文化注重对类的把握,从类的层面把握对象,并以类同为推论的出发点,体现了不同于演绎推理的思维特点。[2]那么,在经典医学对药物和疾病的认识中,是如何进行分

[1] G. E. R. Lloyd. *Ancient Worlds*, *Modern Reflections*: *Philosophical Perspectives on Greek and Chinese Science and Culture*. Oxford: Oxford University Press, 2004.
[2] 杨国荣:《以人观之、以道观之与以类观之——以先秦为中心看中国文化的认知取向》,《中国社会科学》2014年第3期。

类并建立起分类和推理之间的联系的？分类的本体论是什么？经
典医学根据其分类和推理的规则，是如何解释、预测和治疗疾病
的？经典医学的分类与推理、解释原则，有哪些优势和不足？在解
释和预测的精确性和治疗的精准性方面，与生物医学有哪些区别？
我们将通过本草对药物的选取、分类和主治功效解释，来考察经典
医学对药物和疾病的分类、存在、生成与变化的认识，在认识过程
中建立的模型、推理和表征，以及基于模型的解释，从而回答经典
医学中的认知能力是如何实现认识论目的的。

1. 经典医学中的药物分类、原型与本体

　　人类的认知活动是符号的，由规则、管理和习俗来进行操控。
这些规则、管理和习俗，来源于处于特定社会群体中的个人活动。
其中，个人擅长用地方文化资源来获得在自身所处任何环境中成
功生存所需的技能，从而形成各式各样执行认知任务的工具。人
类使用他们所知道的事物、物质、事件和过程的特征和属性，把它
们分成等级、种类和类型。为了实现这种目的，需要有一个系统，
在对某些领域中的事物进行分类后，能运用隐含在分类系统的知
识体系，来再次发现被分类物质的详细特征。人类的日常活动依
赖分级和归类的能力，比如厨师会将做菜的程序建立在食谱所列
的材料种类的知识基础上。而作为专家的现代医生，则会将根据
公认的、标准化的对疾病和药物的分类来选择治疗方案。那么，经
典医学中的分类原则是什么？

　　《神农本草经》确立了本草书的基本形式，以上中下三品来对
药物进行分类。上中下三品的分类原则，依据是药物作用的三品：
养命、养性和治病，实际上是以药物的药效和毒性来作为分类标

准。从表 7-1 来看,上中下三品分别对应于天、人、地,而每一品药中都包括玉石、禽兽、草木、米谷果菜等不同自然分类的药物,不过《神农本草经》并未将它进行具体分类。很明显,这是一种人为分类标准,在药物的种类上一共有三百六十五种,用来与天文中的三百六十五度相对应,一度对应一种。

表 7-1　《神农本草经》中的分类

品级	种数	等级	养护对象	毒性	药效
上药	一百二十种	君	主养命以应天	无毒,多服、久服不伤人	欲轻身益气,不老延年
中药	一百二十种	臣	主养性以应人	无毒有毒,斟酌其宜	欲遏病补羸者
下药	一百二十五种	佐使	主治病以应地	多毒,不可久服	欲除寒热邪气,破积聚,愈疾者

这种分类标准的根源和合理性的获得,是因为它与神仙方技以及汉代的社会规则是一致的,是汉代共同遵循的一致分类。上中下不仅对应于有毒无毒,还对应君臣佐使等官僚等级秩序。在药物的分类上,方家对炼丹药物的选取与药物上中下品的分类原则是一致的。上品药"令人身安命延升为天神,遨游上下,使役万灵,体生毛羽,行厨立至",所以上品药是金丹家的首选。如丹砂、水银列为上品之药,因而在早期的水法丹方中,所用的金石矿物药也是在医药书中被列入上品的药物。[1] 以不同的矿物炼制的水,

---

[1]《三十六水法》,《道藏》第 19 册,第 323—326 页。

服用后效果不一样。[1] 作为上品药的丹砂、云母、玉泉、石钟乳等，为什么具有"轻身益气、不老延年"的作用呢？经验的观察与类比思想，在其中起到了重要作用。这种经验观察，还体现在陶弘景在《本草经集注》对部分药物有毒无毒的调整中。陈元朋提出，为何陶弘景的《本草经集注》中，将列为中品或下品药物的"雀卵""甘蔗""稷米""韭"等看成是"无毒"，而一般的中品和下品药被认为是有毒，或者有毒无毒需要斟酌？这种多将食物类素材认定为无毒的倾向，是因为东汉以来的名医们将日常食材的医疗属性摆放在"温和""可久服""服之不伤人"的位置上。这种认为人体内在不足而可以借由外在食物加以调控的思维，应该正是后世食物疗养医学的渊源。[2] 李建民也认为"用先于理"，分类服用不同的草石之药，并不是人类对某种药物的药性理解在先而后才服用，而是相反，即经由长时间尝试服用而累积经验。当然，古人所积累的经验与性味之间是否以及如何一一对应，则是古人如何处理分类与推理、经验与理论之间关系的问题。至少，在实际使用的层面上来看，经验在药物分类以及实际使用过程中的作用是不可忽视的。

上中下三品的分类，还与儒家关于社会秩序的思想有关。上中下与君臣佐使对应，体现的是社会秩序。上中下与天地人对应，体现的是宇宙自然秩序。因而这种分类，与天文术数、儒家、道教所共同承认的秩序和规则结合了起来。这也是本草获得合法性地位的一种方法论的取向，因而其对药物的分类和记载，既有对数术

---

[1]《轩辕黄帝水经药法》，《道藏》第 19 册，第 319—320 页。
[2] 陈元朋：《中国食物疗养传统的形成与变迁》，李建民编：《从医疗看中国史》，中华书局，2012 年，第 385—438 页。

的附会，又有经验的面向。《神农本草经》确立了本草书的基本形式之后，从唐代的《新修本草》到宋代的《政和本草》，虽然不断地增补新注与新药，但是这种分类一直是后代本草的典范。《新修本草》按照玉石、草、木、禽兽、虫鱼、果、菜、米谷等分类，一共收入药品八百余种，是在《本草经集注》的基础上发展而来的。其中禽兽部上品药，与人相关的，有龙骨、人乳汁、发髲、乱发、头垢和人屎。人部药与《本草经集注》中相同，而且分类也相同。即便不是本草的著者，孙思邈在《千金·食治》的"序论第一"，以"果实第二""菜蔬第三""谷米第四""鸟兽第五"来区分食材基本物性，这与本草书籍中采用的分类办法完全一致，而且孙思邈不但对食材的分类与本草一致，在记载论述各色食材的笔触也与药物一致。孙思邈的这种做法除了可以看作是沿袭汉魏以来"医经正典化"余论的做法，通过引用已经被视为正典化的古典医论来强化自己的观点，[1]还可以看出本草中的分类方法在本草之外也被广泛采用。

　　认知心理学的研究表明，人类实际上在进行分类时，喜欢使用原型，更愿意将要分类的对象与原型进行匹配。在对某物进行分类时，待分类的对象和被讨论的类型或者种类的原型之间的匹配，比关于正在讨论的事物的特性、形式上定义该种类的必要和充分条件有多大程度的匹配这样的命题推理更为重要。而这种原型是相似性判断和推理的基础。在本草的三品分类中，并没有实体的本体来作为原型，而是以关系性的特征作为分类基础，并且将分类

---

[1] 陈元朋：《中国食物疗养传统的形成与变迁》，李建民编：《从医疗看中国史》，
第385—438页。

作为药物功能的依据。这种分类既有经验的基础，又有关系性的推理。这种分类系统是开放性的，优点是能够不断地吸收新的知识项而不会产生新的重大矛盾，可以用来描述一个知识体系的内在结构和范畴。而以特征而不是原型作为分类系统，在进行相似性判断时，可能产生逻辑上无懈可击但是实际上无价值的范畴。比如我们根据螺丝和螺母的相似性做出分类判断时，得出的结论是有意义的。但是如果根据两者都比原子大这一共同特征来将"螺母和大象"分为一类时，那么这种分类的意义则不那么明显了，特别是当我们根据分类来做出进一步推理时。

2. 药物分类中的自然类：实用、变化与关联

关于自然类（natural kinds）是否有跨文化的普遍性，是实在论和相对主义之间论战的一个困境。关于生物学上的分类，似乎凸显出自然类的普遍性，关于动物分类应该在所有人类的认知中都是共通的，它们对应于人类的认知模块。而对自然类的哲学考察可以帮助我们理解人类为何能够成功利用自然类进行分类。特别是在考察科学为何成功时。哲学家关注的是科学领域的自然类分类实践为何是最好的实践。哲学家从科学领域的分类实践出发，采取自然主义的进路，试图对科学实践提供完整的理解。尽管关于自然类是否应该独立于人类思维、反映自然的结构，哲学家有不同的争论，而经典医学关于药物和治疗不仅仅关注作为生物性的人体和动植物本身，心理、社会文化等都是疾病和治疗的一部分。我们将借鉴基于自然类的分类是可以被经验证据证实或者否证，从而能够帮助我们理解世界并且用可预测（predicable）的方式来

思考世界[1]这一特点，来分析经典医学中的自然类分类方式。

在中国本草类书籍中，能找到这种基于自然类的分类方式。陶弘景在《本草经集注》的"陶隐居序"中叙述了他集注《神农本草经》的经纬。其中，

> 魏、晋以来，吴普、李当之等，更复损益。或五百九十五，或四百卅一，或三百一十九。或三品混糅。冷热舛错，草石不分，虫兽无辨，且所主治，互有多少。[2]

陶弘景认为始于神农的本草，魏晋时期虽然经过吴普等加以校订，但是药物之数、三品之分属、药性、动植物的类别、药物的主治等，较为混乱，无法成为医者的常备之书。陶弘景按照玉石、草、木对中品药进行了进一步分类，按照虫兽、果、菜、米食对下品药进行了进一步分类。这种分类方法中，既有自然分类，也有经验使用的目的，比如果、菜、米食是按照实用的原则。本草自汉代以来，经历魏晋南北朝的发展，呈现专门而多样化的格局，为医学知识发展带来新的面貌。隋唐时期，面对着多样而分歧的医学知识，开始了整合工作。唐代政府在《新修本草》完成后，开始掌控本草知识的权威。《新修本草》的颁布与使用，除了其权威地位透过国家权力颁行于地方而建立起来之外，还配合了绘画图谱，易于掌握与学习，因而确实指导了《新修本草》成为本草用药的依据。其分类原则依然是按照玉石、草、木、兽、虫鱼、果、菜、米的分类。

---

[1] M. Ereshefsky. Natural Kinds, Mind Independence, and Defeasibility. *Philosophy of Science*. 2018,85(5)：845 - 856.
[2] 陶弘景著，尚志均、尚元胜辑校：《本草经集注》，第3页。

　　而到了李时珍的《本草纲目》，则采取了新的分类原则。他在"序例"第一卷中提到，陶弘景在上中下三品分类之下，列出了"部类"，后来唐宋诸多医家增补，在三品之名下又分了数条，但是分类仍显混乱，"或二物而同处一处，或木居草部，或虫入木部，水土共居，虫鱼杂处……名已难寻，实何由觅……今则通合古今诸家之药，析为十六部……物以类从，目随纲举"。即便如此，如表7-2所示，李时珍的分类仍然混杂着多种分类标准。在纲的分类上，遵循了自然类的原则，但是在目上，既有药物本身的自然群、生态和产地的分类，又有相对于人而言的感觉性质、可食用、形状、药性、技术的分类，[1]即实用的分类。在本草这种实用的分类中，自然类与社会类（social kinds）混杂在了一起。

　　这种实用的社会类分类体系的出现，并非仅仅在李时珍的《本草纲目》中出现。《尔雅》《艺文类聚》《太平御览》《周礼》中都有依照用途的分类与自然类共存的情况。如《艺文类聚》中将宝玉和布帛放在植物之下，《太平御览》中将珍宝、布帛、资产、百谷、饮食归为一类，放在与木、竹、果、兽、羽族等同的位置。这也说明，中国古代并没有如亚里士多德的分类系统中的动、植和矿物的三分法。而关于动植物的单独分类倒是在汉代就已经形成了。而且，越接近近代，本草书中有关药物形态、颜色、生长环境等博物学性质的记述越来越多，有专门的本草图谱类书籍，其中的记述也逐渐趋于精确。尽管如此，本草学直到清代始终没有脱离博物学，没有成为现代意义上的药物学。[2]中国最早的植物志——《植物名实图

---

[1] 山田庆儿著，廖育群，李建民编译：《中国古代医学的形成》，第194页。
[2] 同上。

考》在 1848 年出现,但是其中的分类方式仍然是以汉代的《神农本草经》为原型,知识体系与明代 1505 年成书的《本草品汇精要》以及李时珍的《本草纲目》中有关自然物之间的关系和特征的描述依然相同。也就是说,本草中按照上中下三品的分类以及按照实用的社会类和自然类这几种方式,在后世一直得到继承与展开。

表 7-2　《本草纲目》中的分类

纲	目
水	天水、地水
火	
土	
金石	金、玉、石、卤石
草	山草、芳草、湿草、毒草、蔓草、水草、石草、苔、杂草、有名未用
谷	麻麦稻、菽豆、造酿
菜	荤菜、柔滑、蔬菜、水菜、芝栭
果	五果、山果、夷果、味、瓜、水果
木	香木、乔木、灌木、寓木、苞木、杂木
服器	服帛、器物
虫	卵生、化生、湿生
鳞	龙、蛇、鱼、无鳞鱼
介	龟鳖、蚌蛤
禽	水禽、原禽、林禽、山禽
兽	畜、兽、鼠、寓、怪
人	

本草中的这两种分类方式与亚里士多德传统的种属和种类分类系统不同。在亚里士多德的系统中,分类知识只被限制在事物

的必要和充分属性上。存在物基于它们的普遍特征,而被划分为"种",种又根据它们的共有特征被归类为属,从而形成了等级结构分类。这个规则使得任何种类都具备"属"中在它上层的"种"类的所有特征。也就是说,按照事物的特征,可以依照不同等级进行细分,而且标准是一致的。相比之下,当李时珍对纲进行分类时,由于没有制定统一的原则,纲的分类混杂了自然类和社会类,再进一步对目进行细分时,便出现了标准不一、分类混杂的现象。中国的本草学到了清代仍然没有脱离博物学的范畴是一方面,而即便是在19世纪时,世界范围的博物学研究不论确定或分类新的品种,都必须查考书籍,在很大程度上依赖于文本知识。19世纪英国的博物学研究者在中国进行考察时,利用了《植物名实图考》和《本草纲目》,但是因中文材料的分类系统与西方不同,加上中国也没有统一的分类词汇,英国的博物学研究者只得披沙沥金,只挑那些合于"经验事实",足以辨认个别动、植物的材料。虽然他们通常认为这些本草类书籍琐碎而且体系性不强,但对于一些不需仔细观察的较大动物或植物,中文材料仍能提供重要帮助,比如英国人从中国文献中"发现"中国鳄(Alligatorsinensis)便是如此。[1]

　　如果仅仅对本草中的自然类分类进行专门考察,那么这种自然类的分类是否能够被经验证据所检验和证实,从而帮助我们理解世界呢?我们以秋石在本草中被置于人部药的位置为例来进行分析。在《本草纲目》中,人与禽、兽等被看作是同一个等级,而且兽纲中又分为"畜、兽、鼠、寓、怪"五个不同的目。那么,在对生物

---

[1] F. Fan. *British Naturalists in Qing China: Science, Empire, and Cultural Encounter.* Cambridge: Harvard University Press, 2004.

的分类中，除了本草类书籍，中国古代是如何看待人和其他动物、草木之间的区别的？是否人类在动物的分类上，存在跨文化的普适性？今天生物学的分类原理依据是进化，进化论是明确形成的分类系统，只有根据这一系统的分类才可以称为自然类。尽管如此，这种分类只限于生物。而对于古代中国人来说，并没有建立一套只限于生物的分类依据，因为自然、人类和社会是相通的，遵循相同的秩序和规则。在分类体系中，人类和社会与自然在同一空间中给予确定位置，这种分类是基于对整个世界的考察，而不仅仅是生物。

　　《周礼》将动物分为毛物、鳞物、羽物、介物、蠃物，《太平御览》列举的动物类包括麒麟、虎、牛、马、羊、猪、凤、鸡、雀、龙、龟、蛇。《本草纲目》的兽中也有"寓"和"怪"。在动物之中，既有传说中的动物，又有有灵性的动物，还有家养的动物。这些动物和人之间如何区分？按照道德来区分人和动物，是一种分类标准。《荀子》的区分标准是"水火有气而无生，草木有生而无知，禽兽有知而无义；人有气、有生、有知，亦且有义，故最为天下贵也"。这里是将生命、知觉等能力、道德作为区分草木、动物与人的三条标准。孟子的观点也凸显出道德在区分人和动物上的重要性："人之有道也，饱食、暖衣、逸居而无教，则近于禽兽。圣人有忧之，使契为司徒，教以人伦——父子有亲，君臣有义，夫妇有别，长幼有序，朋友有信。"[1] 如此，有生命的生物之间便有了等级或者层次。这一点与古希腊不同，希腊哲学家以认知能力来区别人和动物，中国古代思想家则通过道德观念把人区别于其他动物。不仅仅是人和动物的区别，

---

[1] 朱熹：《四书章句集注》，中华书局，1935 年，第 70—71 页。

关注不同类别之间的变化，而不是分类本身，是本草以及中国古代分类思想中的一个重要特点。在《淮南子》《抱朴子》等呈现的分类中，并没有绝对的标准，与汉代共同遵循的阴阳五行等相关和感应的准则一致，本草以及本草之外的书籍之中更关注的，是事物的变化而不是分类本身。这种对变化的关注体现在两个方面，一个是生物的种类和类别之间的变化，一种是使用这种变化的关系和规则来建立不同类药物的作用机制和原理。

不同生物种类之间可以相互转化，不同物体的形态之间也是可以转化的，这是本草乃至其他记载背后共同的思想，也是中国古代思想关于分类的第一个特殊之处。如《淮南子·地形训》[1]中对动物进行了细致分类：

> 万物之生而各异类。蚕食而不饮，蝉饮而不食，蜉蝣不饮不食，介鳞者夏食而冬蛰。咶吞者八窍而卵生，嚼咽者九窍而胎生。四足者无羽翼，戴角者无上齿，无角者膏而无前，有角者指而无后。

但是这些"万物"是会发生转化的。《淮南子·俶真训》中说"夫水向冬则凝而为冰，冰迎春则泮而为水，冰水移易于前后"。关键是，这些不同种类的动物之间会发生变化，而且变化基于一定的规则，那就是阴阳五行以及彼此之间循环转化、系统感应的原则，《淮南子·地形训》中的解释是"窥生海人，海人生若菌，若菌生圣人，圣人生庶人，凡窥者生于庶人……五类杂种兴乎外，肖形

---

[1] 刘安：《淮南子》卷18，四部丛刊本。

而著"。

　　动物之间的关系和变化，是中国古代思想家也是医家关注的核心。因此，事物之间发生变化的原则，不是从事物的本质出发，而是从状态出发，考虑事物之间基于五行和阴阳的相生相克以及循环转化。五行和阴阳，指向的并不是本质和实体，确切地说是一种状态，而且这种状态并不是静止的，而是动态和交互的。因此，动物的种类，乃至所有生物的种类或类别也不是固定的，它们处于不断变化、转化和循环之中，因而物种之间的边界并不固定。不仅如此，因为天地万物都遵循同样的规则，所以不同动物的生成、转化、分布、外观、习性、栖息地等都与五行和阴阳原则相关。

　　正如我们在讨论尿液和秋石的药性时所言，使用这种变化的关系和规则来建立不同类药物作用机制和原理，是本草在分类的基础之上成为专门学问的基础，也就是药物知识的理论化。本草家将人之四体、五味直接对应于"天有四时、五行"，如陶弘景所言"疗寒以热药，疗热以寒药"的规则，与病理学的理论相结合而产生的药物治疗知识。亦即，不论历代本草中使用三品分类、自然类分类，还是基于实用的社会类分类，要与经典医学的理论结合起来讨论药物的有效性，就必须引入阴阳五行的相关原则。正是因为这种相关性，不仅仅动植物和矿物，服器，各种不同的水、火等都可以用来入药，人部药的出现亦是如此。用于治疗的药物，还需要有一套基于实际疗效的检验机制，这就涉及分类与推理是如何联系在一起的。

3. 药物与治疗解释中的模型、推类与表征

　　已有的对经典医学或者中西思维方式的比较研究，往往认为

相较于古希腊逻辑对演绎推理的偏爱,学者们把推类视为中国古代逻辑的主导推理类型,并倾向于将推类逻辑本质归于类比推理。晋荣东通过对中国古代推理实践的考察后提出,中国古代虽然有推理逻辑,但是这种推理逻辑是推类,而不是类比推理,在直观上与西方逻辑有着明显的不同。而中国古代多使用的逻辑原则是推类,基于类同原则的制约又具体化为演绎、归纳和类比等形式各异的推理类型。不仅如此,这种推理的担保机制是类同原则,如"同类相推""异类不推",满足了同类推理的要求,就可以同类相推。[1]另外,类比并不等于类比推理,类比的能力并不等同于类比推理。类比推理是一种推理形式,本质上依赖于至少一种类比。在这种推理形式中,根据两个系统之中的相似性,在来源和目标上做出推断。比如,如果你喜欢电影 X,那么你将会喜欢电影 Y,类比推理是一种推理形式,结论的可能性将因为来源和目标之间相似性程度的差异而呈现区别。[2]我们将从类比并不等同于类比推理,而且中国古代逻辑中多使用推类这两点出发,分析经典医学中的对药物和治疗的推理与解释方式。

前文已述及,虽然《黄帝内经》中有了关于病因、治疗以及药物的论述,但是在具体的药物、疾病、身体和治疗之间建立起细致、统一的解释框架,也就是药物知识的理论化,出现于金元时期。此后,本草用基于阴阳五行的性味归经理论去解释药物的疗效,在五

---

[1] 晋荣东:《推类理论与中国古代逻辑特殊性的证成》,《社会科学》2014 年第 4 期。

[2] B. S. Genta. How to think about analogical inferences: A reply to Norton. *Studies in History and Philosophy of Science*. In Press, https://doi.org/10.1016/j.shpsa.2019.12.001.

味、五色与五脏之间建立起了对应关系,药物的厚薄又与升降建立了对应关系,沟通了药物的味道与药物进入人体后产生效用的桥梁。而在此之前,从《五二十病方》中出现尿液药用的记载,唐代的《本草拾遗》中将尿液的"性"界定为"寒",元代的《阴证略例》中才提及尿液"咸寒",到了明代的本草书籍中普遍同时指明尿液的药性。那么,在此期间,医者并未对尿液的药性进行界定的情况下,如何看待尿液的治疗? 对于秋石而言,虽然从南宋开始就有关于其性味的讨论,但是医者对其性味并没有统一的看法。本草中的分类、推理和药效之间的关系是什么? 阴阳五行的系统相关原理究竟在使用药物的实际治疗中发挥了什么作用?

先从经典医学分类系统的特征来看,学者在分析中国传统知识的认知取向时指出,在以文字得以传承的中国传统知识中,我们所能看到的主要是基于知觉和行动而积累的概念知识,少有将心智表征中的思想对象或观念实在化,并以此作为指称的知识子类,并未发展出与经验相分离的先验知识,并不存在一个基于纯思而形成的理性传统。[1] 我们在对尿液与秋石的起源和应用过程的探讨中,可以发现对尿液和秋石经验的使用在药物发展过程中起到的重要作用。除了本草中的两种代表性的分类方式,从历代本草和方书的演变过程,都可以看到本草在编撰时除了药物种类增多之外,还会进行产地分辨、变化分类方法、核定炮制方法、吸纳外域药物、绘制本草图谱、区别采摘时令等等。无论是唐代官方修订的《新修本草》,还是李时珍的《本草纲目》,都可以看到基于知觉、

---

[1] 郦全民:《中国传统知识生成和传承的认知取向》,《河北学刊》2015 年第 3 期。

直观和经验的自然认知方式，在药物知识的形成和积累方面所占据的地位。秋石被纳入本草和方剂等医学典籍的过程也说明了经验在中医知识形成过程中的作用，宋代儒医对方书编撰过程中对有效验的方剂的搜寻，宋代政府组织编定大型方书时亦遍求方书，《证类本草》在编撰时，作者也是多方引证，亲自寻求方药。因为自然认知是人们仅借助于自身感官对周围的自然和社会环境进行感知，而人类本身又具有普遍的核心认知结构，这就意味着不同文明体系中的传统知识在基本类型或形式上必定存在着许多共性，我们前面所讨论的对动物从外观上的分类即是如此。关于矿物和动植物入药，不仅在中国，在其他文明中也有类似的药用传统。与此同时，由于三品分类、自然类与社会类分类并没有如亚里士多德的种属分类系统中对分类特征的充分和必要的条件要求，因而本草的分类系统具有开放性，能够允许医者在经验检验的过程中，将多样化的具有"偶然性"的特征不断补充到本草之中，对本草中的药物进行增减。因此，不同地区的自然和社会环境不尽相同，所生成的传统知识的具体内容乃至具体类型也就会存在差异，所以会存在具有地域特色的药物知识。比如中国医学中关于南北不同的风土与疾病的认识，注意到南北方不同的气候环境与疾病之间的区别，而南方瘴气之多，与后来对青蒿素治疗疟疾的发现，即有着密切关系。

需要注意的是，只有在中国才出现了长时段、大范围地将尿液作为药用，而且会从尿液出发来炼制秋石的行为。这与不同文明基于经验而形成的关于世界的基本看法的自然观和宇宙观方面存在差异有关。除了经验的使用之外，秦汉时期关于生命的观念的变化是尿液作用药用的思想基础。炼丹术思想从对有自然之理的身体、可以效法自然的身体、具有能动性的身体的承认，转向了自身就可以作为炉鼎的身体、超越了有形的身体、内在的身体以及道德的身体。这种转变背后身体观念变化的内在机制，是从尿液炼制秋石这种行为出现的观念支撑。正因如此，我们也可以发现，虽然在不同文明体系中都拥有包含自然观的传统知识，但其具体内容却呈现出多样性，因而关于药物的具体知识也呈现出多样性。不一样的是，经典医学中药物和治疗知识的多样性，不仅仅是因为知觉和感官积累的经验，还与经典医学的疾病理论有关。

　　人类的知识具有相对自主的三个基本来源：由感知过程所产生的知觉知识；由行动过程产生的技能知识；由思想所产生的概念和命题知识。那么，用于连接药物与药效的阴阳五行原则，可以看作是一种概念知识。特别是，这种概念知识是否能够用来解释现象，并将这些知识运用于行动之中，也就是性味理论是否能够指导具体的治疗原则并取得成功。我们看到，从《五十二病方》到《神农本草经》《本草纲目》，再到《植物名实图考》《成方切用》；从《黄帝内经》到《诸病源候论》《医宗金鉴》；从《名医类案》到《临证指南医案》，不论是本草、方剂还是医经、医案，构成其理论知识核心的主要还是阴阳学说或阴阳五行学说。不仅医学，天文学、地学、技术以及社会现象等领域也是运用该模型或者由其衍生的次级模型。那么，在长达数千年的文化进化中，中国传统知识体系为什么长期沿用这样一个解释和预言世界的基本模型呢？阴阳五行是基于相关性原则，而不是因果关系，而且阴阳模型由具体的"二分"所获得的概念加以高度的抽象，是关于整个世界的最小解释模型。在这个模型中，包含着足以使得关于世界的两个相互对立的断言都可以为真的规定。如果一个知识体系中包含两个相互对立的命题，且认定它们皆可为真，那么该体系就能断定任何一个命题为真。由此分析，阴阳学说在逻辑上是永真的。于是，当这种模型被用于解释现象时，它就具有很强的解释能力。[1] 阴阳学说或阴阳五行学说对于世界上的现象作出的解释，具有很强的包容性。这种解释带来的优势是，医家可以在此基础上发展出脏腑、经络、穴位等次级概念，并在这些概念之间利用阴阳五行原则建立药物作用的通道与疾病的本体论原则。从前文对药物知识理论化过程的分析可知，从对药物治疗效验的承认、本草药物学的建立，进而到经典医学基于内部身体结构的药物治疗解释，都是以阴阳五行这一系统相关原则为基础，并由此发展出次级概念，加入对天、地、人、节气与身体内部的气血运行和构造的认识，并不断地调整天人关系、人的认知边界与主体性。

4. 推类与相关性解释的优势与不足

通过对本草中的分类，以及尿液和秋石在本草中的位置、连接分类与推理的理论原则等进行分析，我们看到，本草中按照上中下三品的分类以及按照实用的社会类和自然类这几种分类方式，在后世一直得到继承与展开。第一种分类方式的出现与当时普遍承认的社会秩序和规则有关，第二种分类方式的出现体现出人类认知的核心结构与普遍性的同时，也显示出中国传统认知方式中实用的取向。而第二种分类方式以及其下的次级分类方式并没有将

---

[1] 郦全民：《中国传统知识生成和传承的认知取向》，《河北学刊》2015 年第 3 期。

被分类物的特征作为分类的充分必要条件，这使得中国的本草学一直没有脱离博物学的范畴。中国古代思想中的分类，除了各个文明共有的自然类，还与道德和社会秩序有关。不仅是经典医学，关于其他知识的分类，中国古代亦没有产生统一的分类词汇。

本草作为药物学的理论化，依靠的是性味理论，其基础是作为次级的分类系统：阴阳五行学说。而这种分类和对本质的把握，并不是从实体入手，而且这里的类并不是一种等级分明的分类学结构，而是事物之间的相互联系和转化。作为中国古代主要逻辑的推类，不仅在直观上与西方逻辑有着明显不同，而且这种推理的担保机制是类同原则，如"同类相推""异类不推"，满足了同类推理的要求，就可以同类相推。推类与类比推理不同，类比推理是依据两个或者两类对象在若干属性上的相同，推出它们在其他属性上也相同的推理。这是一种从个别到个别的推理，其前提和结论之间没有必然联系。而推类理论将把类同原则——前提与结论所涉及对象应该同类同理——视作推理的担保机制，这种主张体现了同类同理关系的各种实质性担保，推理者有权利从前提推出结论。好的推理不一定是有效的、保真的，但是它可以是保权的。由此，这种推类的推理方式，使得中国古代逻辑总是将推理与"明故""察类"等具体认识过程联系起来，始终与认识论紧密联系在一起，从而更加具有经验性、实践性和情境敏感性。[1] 这种推类方式，不同于西方逻辑的担保机制。西方逻辑认为，有效的逻辑形式为从前提过渡到结论提供了担保，前提的真可以借助有效的逻辑形式

----

[1] 晋荣东：《推类理论与中国古代逻辑特殊性的证成》，《社会科学》2014年第4期。

传递至结论，而推类需要的是类同原则。本草中按照这种推类的逻辑，对药物的主治功效进行解释时，同类的药物便可以同理，具有类似的功效。按照阴阳五行原则，药物可以通达和它在五行上同类的身体部位，而这种类别又可以按照药物的颜色、方位所属、升降等进行定位和细分。

由此，在概念知识方面，推类和阴阳五行学说的生克相关性作为基本的解释模型，具有很强的包容性。这种推理和解释的优势是为多样性的容许和关注提供了可能。虽然中国医学出现互相竞争的理论，但是因为都能够对经验进行解释，使得经验现象与理论模型实际上发生了分离，从而能够容许并鼓励经验知识的多样性，特别是人造药物的出现和获得承认、对药物的炮制方法的建立等，为药物和医疗在具体实践中容许多样性提供了可能。另外，正是因为对相关性的关注，而不仅仅关注因果，所以更加关注五行相生相克之中所产生的变化，从而使得中国古代医学和天文学更加关注异常现象，而不是普遍现象。例如中国古代对异常天象的关注，才使得他们关注到了黑子、彗星、新星等天文现象，而这些天文现象在关注规律性知识的古希腊天文学传统中是不被重视的。另外，对身体、社会、家庭、药物疗效等之间关系的关注，使得中国古代医学将家庭关系、医患关系等放在医疗的中心，而这正现代生物医学所缺失的重要环节。

以金元四大家的医学理论与争论为例，不论是刘完素"六气皆从火化""用药悉取寒凉"，还是张从正的"先论攻其邪，邪去而元气自复也"，或者是朱丹溪的"阳常有余，阴常不足"及"相火论"，虽然他们的理论主张看似矛盾，但都是建立在阴阳五行的原则之上，而且能对个性化的疾病和治疗获得看似有效的解释。历史上不同时期、不同医者对秋石药性归经的认定虽然不尽一致，但都是依据阴阳五行原则做出的推断。当在批评其他医者对秋石药性的论断时，医者会根据环境、尿液搜集者的性别、炼制的时间、炮制方法等方面来做出说明。当解释药物的阴阳属性出现相悖的情况时，还可以用阴中有阳、阳中有阴、阴阳偏胜来进一步辩论和划分。例如《本草纲目》中最早对尿液的药用依据张元素的理论作出说明时，即使用了"浊之清者""清之浊者"的说法。正是因为这种解释原则是基于相关而不是因果，而阴阳的划分以及与经验物质和现象的联系具有变通性，所以不论如何，医者可以在诊断和治疗的实践中，根据病人的具身体验对医学理论进行注解，对药物进行"加减方"。中国医学中知识的内核是《黄帝内经》等经典，而后来医者在此基础上对其进行注释，注入新的理解，但是并未像西方一样引起革命，正是因为经典医学的理论模型和解释体系能够自己消化反常，从而不会因反常而引起革命，继而建立新的范式。

但是，这种推类和相关性解释也存在不足。首先，在推类逻辑中，药物是否同类，不是通过前提为真来进行担保，而是通过察类等认识论过程来进行，这就又回到了药物使用的经验和分类方式。本草中的分类不是亚里士多德传统的种属原则，药物分类的特征对于该类别而言，既不是充分的也不是必要的。再者，本草中的药物分类也不是可以被经验所检验的自然类，分类以阴阳五行的关系性变化为基础，因而分类的标准并不是稳定的，难以用经验进行严格的检验。而且，推类是从个别到个别的推理，其前提和结论之间没有必然联系。经典医学对药物和治疗的解释常使用中国古代推类逻辑之下的类比推理。类比推理作为一种推理形式，结论的可能性将因为来源和目标之间相似性程度的差异而呈现区别。因为这个原因，类比推理常常会得出不可靠的结论。[1] 不仅如此，推类逻辑中因果解释的缺乏，使得经典医学难以用一个普遍机制或者功能来解释疾病的原因和治疗。在科学中，解释性模型被用来表征产生我们正在研究的现象的机制和过程，当真正的机制可能呈现的时候，这种模型会利用一些被认为具有同一普遍类型的来源，从而解释某一类现象。如果这个模型在内容上实际上一点也不比观察数据的抽象表征，比如一个分析模型更丰富，那么它实际上并没有产生多余的内容，从而不能够促进解释真实机制的理论的产生。基于阴阳五行理论的疾病和治疗解释模型，在具体应用时，实际上并不比具体的医家在诊断论治中依靠经验进行分析的模型更丰富，所以在实际使用时，会造成理论解释和具体治疗的分离。

这种相关性解释模型的不足，不仅造成理论模型与经验现象的分离，还出现了使用经验现象对理论进行附会的情况。比如本草中药物的性味，因为性味源于阴阳五行学说，而不是经验的味道或者气味，发展到后来变成了用各自效用的经验，反过来被归纳入外貌齐整的味之五行结构中。例如尿液的性味；孙思邈在《千金食治》中对各种食材的性质属性的归属；《雷公炮制论》中对药物的经验性辨识与经典医学理论的相互配合；《本草纲目》中火部药所收录的药物并没有关于气味、毒性的记载，显示了"火部"药的出现在《本草纲目》中只是为了配合李时珍的五

---

[1] B. S. Genta. How to think about analogical inferences: A reply to Norton. *Studies in History and Philosophy of Science*. In Press, https://doi. org/10. 1016/j. shpsa. 2019. 12. 001.

行宇宙构架，[1]等等，都说明了这一点。

5. 结合关联性思维与因果解释

经典医学对药物知识的积累和分类方式，体现出中国医学乃至整个传统知识的认知取向是以基于知觉和行动而积累的经验知识占主要成分，更加偏向实用。这种基于知觉和行动的认知，一方面带来了本草中药物知识的丰富，其中不乏即使在今天看来仍具有相当实用价值的药物；另一方面，在经验的基础之上形成的以关联性思维和推类为特征的关于世界的基本看法的自然观和宇宙观，中国文化本身的多样性对经验的影响，药物知识和治疗因文化而非自然环境造成的多样性，是中国古代医学知识形成在认知上的一个重要特征。这种基于相关性的思维方式，为多样化的治疗和药物带来了可能，同时因为因果解释的缺乏，也使得中医今天在治疗的专一性、药物的生理毒性等方面受到质疑。将经典医学中关联性思维带来的优势与生物医学结合，而不仅仅是用生物医学中的黄金准则去检验或者挑选古代方剂中留存下来的药物，将是一条更加适合中医现代化的可能方式。

生物医学中对药物、疾病和治疗解释的本体论是生物本体论，其中第一个取得突出地位的生物本体论是基因本体论，从而形成了生物医学中的一个重要范式。[2]生物本体论也是基于自然类的分类，在疾病的理解和药物治疗的专属性认识上产生着主要影

---

[1] 李建民：《〈本草纲目·火部〉考释》，《"中央研究院"历史语言研究所集刊》2002年第3期。

[2] B. Sterner. Review of Sabina Leonelli's data-centric biology: A philosophical study. *Philosophy of Science*. 2018,85: 540–550.

响。基于器官、分子、基因等不同层级的生物本体,无论是疾病的
病理学、药物设计还是治疗中的结合特异性原则,生物医学在推理
形式上都采取了逻辑性的因果原则。[1] 比如,诊断遵循着条件模
式,如果有幽门螺旋杆菌,则患胃溃疡。特别是,生物医学从基因
水平解释疾病被赋予一种优先的因果或者解释作用。药物的作用
不仅基于因果解释,在今天的药物开发中还倾向于基于因果特异
性,因果关系存在高度的特异性,这种结合特异性对于生物医学的
因果解释而言非常重要。正因为此,生物医学在疾病和治疗的精
确预测与有效性上呈现出独特的优势。[2] 这也是虽然在 19 世纪
末期之前不同的文明都有药物和治疗的传统,但是生物医学却取
得了根本性的优势地位的重要原因。

　　自疾病的细菌理论在 19 世纪 60 年代被提出以来,生物医
学基于此,在概念、解释和治疗上呈现出层级式的认知结构。疾
病按照解剖学的身体系统进行初级分类,次级分类则按照引起
疾病的原因来划分。对于任何一类疾病,生物医学都有一个解
释框架,即特定的因果解释模式。按照这种因果解释模式,一种
疾病能够解释相应的症状,是因为这种疾病会导致这些症状的
出现。如果治疗会带来疾病缓解或者痊愈,那么这种治疗才能
够被判定为是有效的。如前文所述,双盲受控临床试验被视为
生物医学研究的黄金准则,目的就是为了排除不相关的因素,从
而检验药物或者治疗在因果原则上是否有效。在此基础上,生

[1] P. Thagard. *How Scientists Explain Disease*. Princeton: University Press, 1999, p. 35.

[2] A. Broadbent. Prediction, understanding, and medicine. *Journal of Medicine and Philosophy*. 2018,43: 289 - 305.

物医学可以针对性地通过药物设计来提高治疗效果。比如,青蒿素类药物至今无疑是中国药物研发对于世界药物最大的贡献,但是青蒿素并非没有缺点,也不是可以替代所有其他抗疟药的唯一药物。在分子结构上,青蒿素完全不同于其他抗疟药,是全新的一类药,迄今国内外仍然在试图寻找更好的衍生物,以便改进疗效,减少抗药性。这仍需要生物医学的研究进一步阐明青蒿素的作用机理来改进疗效。与生物医学结合,确定中药特定化学成分和特定疾病的关系,从因果解释出发来补充相关性解释的不足,对于进一步发掘经典医学中药物的价值是必要的。结合生物医学来研究中药的毒性、不良反应和副作用的意义,也在于此。

诚然,今天仍然有很多疾病,即使是生物医学也无法有效干预,从普通的感冒到癌症、心脏疾病等。即使到了今天,生物医学能够处理的癌症和心脏疾病依然非常有限,这类疾病依然是全球范围内的首要杀手。今天的中医在慢性病方面的优势正逐渐凸显。结合生物医学的方法论和解释模式来探讨经典医学,是否会陷入还原主义的困境,或者会否定经典医学中理论的价值? 虽然经典医学和生物医学在本体论、概念和解释模型上存在巨大差异,但是并非是不可通约的两种完全不同的范式,两种理论之间依然能够互相理解。[1] 而这种能够互相理解的基础,就是人类认知方式的普遍性,和生物医学一样,经典医学也有一套语言、概念、解释模式。特别是,医学除了是理论,还是一种技艺。无论是医生的临

---

[1] P. Thagard, J. Zhu. Acupuncture, incommensurability, and conceptual change. In G. M. Sinatra, P. R. Pintrich eds. *Intentional Conceptual Change*. Mahwah: Lawrence Erlbaum Associates, 2003, pp. 79 - 102.

床经验还是病人的体验，都为两者的理解提供了进一步的可能。系统生物学、人工智能的发展，又为当代中医与生物医学的密切结合提供了新的可能前景。

第八章
经典医学知识的传承和评价

经典医学知识在认知方式上是基于自然认知，特别是关于药物的知识，大部分是古人与自然环境和社会内部相互作用所获取的知觉知识、技能知识以及与经验相关联的概念知识。在其中，只有能够表达为命题的知识，比如医学理论和方剂，才可通过口语或文字来进行交流和传播，而诊断、针灸等疗法则需要借助于身体的活动或外化为具有一定用途的器物才能实现。在概念知识方面，阴阳五行学说作为基本的解释模型，其解释能力为医学知识和药物知识，特别是人工加工的药物知识的多样性提供了可能。那么，这种多样性是不是一种大杂烩，容纳了不同的甚至是互相矛盾的学说？或者经典医学只是医者意也，仅仅凭借个人的经验？我们也知道，在经典医学的发展史上，一直存在着被尊崇的经典理论，那么，经典医学中的文本知识和技艺性知识是如何传承和评价的？经典医学中的药物和治疗知识的多样性与不同类型的传承方式之间存在何种关系？经典医学中的经验在文本知识和技艺性知识中发挥着什么样的作用？经典医学知识的认知、传承和评价之间存在着何种关联性？

1. 文本知识、具身知识与经典的形成

　　李建民以秦汉或更早之前的古典医学为主体,研究了医经"正典化"的过程,他将中国公元前 3 世纪至公元 3 世纪这一时期的医学命名为"古典医学"。[1] 直到近世,我们发现医经仍然代表着某种医学知识的秩序与权威。经典形成之后,就会成为一门学科的知识内核,从而形成一些信念或观念。经典形成之后,与一般的知识不同的是,新知识的形成,新知识要成为可靠的知识,就必须加以证明,但经典则无需验证,相反,却可以为其他信念提供根据。也就是说,有些知识比其他知识更具有根本的意义。但是,经典医学的理论并不是一个集装箱,并非历代医家不停地往其中装填东西,而成为一个大杂烩。李建民认为,经典医学并不是滚雪球式地越来越多地累积知识,而是以排除为原则,不断地确立经典。虽然医书的数量越来越可观,但是从中也会挑出经典,同时平行竞争的学说也有轻重,后世医家绝不是一视同仁。廖育群也提出,古代医学著作虽然不枚胜举,医方著作又何止千万,但其中最受推崇的核心著作不过数种;常用的方剂、药物都十分有限,于是这些内容构成了中国传统医学宝库中的核心、精髓、主流——也就是传统中的传统。

　　那么,哪些是经典呢? 经典是如何形成的呢? 为什么这些书籍具有经典的地位? 汉代确立了以《黄帝内经》为核心的经典,古典《素问》《灵枢》《难经》《神农本草经》《伤寒论》等大致形成于汉

---

[1] 李建民:《督脉与中国早期养生实践——奇经八脉的新研究之二》,《中央研究院历史语言研究所集刊》2005 年第 2 期。

代,即公元3世纪以前。数术之学的介入,使零散的医学经验得以系统化,并试图发挥一定的指导作用,用阴阳五行学说来进行诊断。在唐代之前,历代的名医及其著作成为经典,前代的名医具有不可侵犯的地位,凡是名医的经方和药方,都是经典。到了唐代,医学知识经历了多方面的整合,除了前面章节中提到的本草知识的官方重修,针灸知识也进行了整理。孙思邈在《千金要方·大医习业》中,开始便指出《素问》《甲乙黄帝针经》是作为大医首要习读的文本。作为沿袭汉魏以来医经正典化余绪的人士,孙思邈提出:

> 凡欲为大医,必须谙《素问》、《甲乙》、《黄帝针经》、《明堂流注》、十二经脉、三部九候、五脏六腑、表里孔穴、本草药对,张仲景、王叔和、阮河南、范东阳、张苗、靳邵等诸部经方;又须妙解阴阳禄命,诸家相法,及灼龟五兆,周易六壬,并须精熟,如此乃得为大医。若不尔者,如无目夜游,动致颠殒。次须熟读此方,寻思妙理,留意钻研,始可与言于医道者矣。[1]

另外,唐代已经有了官方的医学教育机构,传授医学内容有了统一的规定和内容,通过这种方式也确定了一批经典,如《唐六典·太医署》中说:"诸医、针生读《本草》者,即令识药形、知药性;读《明堂》者,即令验图识其空穴;读《素问》、《黄帝针经》《甲乙》《脉经》皆使精熟。"[2]我们在对本草中分类体系的讨论中也发现,《神农本草经》是现知最早的本草学著作,但其记载的药物不过三百六

---

[1] 孙思邈:《备急千金要方》,第1页。
[2] 李林甫等撰,陈仲夫校:《唐六典》,中华书局,1992年,第408—410页。

十五种。唐宋两代再修订成《新修本草》《证类本草》，均依照《神农本草经》中的体例和模式，凸显了其作为经典的核心地位。明清医家对《神农本草经》的尊崇程度更是空前无比。

到了宋代，特被是宋仁宗时期，政府从强调方剂转到早期经典中的治疗准则上来。宋代政府对医药学的重视所采纳的一系列努力，如对古典医学著作进行校勘整理、编撰大型方书专著、改革医学教育制度等，进一步确定了经典的地位，并促进了经典的传承。其中宋代的校正医书局对《素问》《伤寒杂病论》《金匮要略》《针灸甲乙经》《脉经》等医书的校对，加上宋代印刷术的发展，使得宋代的医者、受医学教育的学生以及尚医的士人都能够有机会接触到这些经典。而且，在宋代的医学考试和学习制度中，要求和儒家一样记诵经典，学习《素问》、《难经》、脉侯、修合药饵、针灸等。当时的医学学生，不管分属哪一科，都需要修习《素问》《难经》《诸病源候论》《补注本草》《千金要方》。此外，《脉经》《伤寒论》《千金翼方》《黄帝三部针灸经》与《龙木论》等也是医学生修习的医经。随着官方的校订、商业印刷版本的出现，宋金元时期的医者和士人有越来越多的途径获得这些经典，并试图将《诸病源候论》与当时的治疗结合起来，并逐渐综合了针灸以及方剂中的药物治疗。其中，综合的基础就是《素问》关于治疗和疾病的阴阳五行学说。此时的医家们不断地赋予东汉医家张仲景所著《伤寒杂病论》的条文以新的解释，提出"六经辩证"的纲领。不过，医家们并非有经必尊、凡古必复，而是在整理、构建医学体系的过程中，根据自身的需求寻找适合的材料。

明清时期对医家关于"明医"的讨论，可以反映出明代中后期对经典的尊崇。晚明以降，不仅医家注重对《内经》《伤寒论》等古代医学经典的研究和阐发,还提倡在经典的基础上开方用药。明代孔贞时指出"'名医'不少,'明医'少,'名医'而'明医'则尤少,名不有其名,而明不恃其明尤少之少"。那么,什么是真正的"明医"呢?应该是秉承医经之旨,在此基础上选择对应病症的诊治策略和方法。[1] 正典化于两汉之际的经典,其后在唐代得到一定程度的搜集和义疏,最后再由宋代以降的主流知识阶层承继推衍,进而持续至今。皮国立对明清医学中"募原"所呈现的瘟疫论述与身体观进行考察后,亦提出,中医"创造"知识不是不可行,但是其灵感首先必来自古典医书。其中吴有性的论述呈现的瘟疫的募原身体观,即从古典医学的体系出发,但却在后世医者不断注解、引用的过程中,重新确立了募原说,进而可以和古典医学"六经"接轨。在这些医家对身体的不同解释的背后,往往能找到相通的路径,即经典。经典在扩充的过程中,有创新、有因袭,而且又可以为新的理论所使用,彼此会通。

2. 医者身份与技艺性知识的传承

什么是医?什么是医疗照料?在古代中国,并没有一个专门的定义,因为医生并没有成为一门职业,也没有形成现代医学的同行评审和交流等机制。即使是在美国,1920年之前,医生也并非一个专门的职业,从业者需要受到职业的训练并取得资格。理论上,任何人只要从事和医学与治疗相关的工作,都可以认定自己为医生。而且医的身份,在传统中国社会具有流变的特质,仅仅按照

---

[1] 余新忠:《"良医良相"说源流考论——兼论宋至清医生的社会地位》,《天津社会科学》2011年第4期。

巫医、道医、儒医进行分类，无疑简化了历史事实。关于中国古代医学知识的传承，学者们已经做了大量深入研究，基于田野考察对当代中医的知识传递也进行了深入分析。[1] 不过，我们这里想要考察的是经典医学的知识传承与认知取向之间的关系。经典医学通过自然认知获得了知觉知识、技能知识以及与经验相关联的概念知识。而中国医学在古代，既是一种技艺，需要以口授、身教和模仿等形式进行传播与继承，其概念知识又通过文字进行传承，这就造成了医学知识传承以及新知识产生过程的复杂性。

　　哪些人掌握着医学知识和技艺呢？秦汉时期掌握医药知识的是巫、医、技艺等三个不同类的群体。前面的篇章中我们讨论过巫觋的治疗，巫为接事鬼神者或事鬼神祷解以治病请福者。巫在秦汉时为祝宗卜史的属官，而且大多数的巫是民间淫祠的灵媒。另外，巫、医皆为救疾治病之人，但是两者的社会地位都不高。而在医者之中，又有掌握不同技术的人，有"疾医""阴阳医"与"神仙医"等。也就是说，秦汉时期，巫、医均掌握着相关的医学技艺。秦汉时期医学知识的传授具有封闭性，医学知识的传授限于师徒和家传两种方式。学习者的身份受到限制，而且秘传性很重，才德兼备以及具有天分的子弟才能获得传授。职业性的方士的知识传授，在周秦以下往往是借传授仪式、师授口诀等，对珍秘之方达到"禁"的目的，当时称之为"禁方"。[2] 医学师徒传承的传授过程严肃而神秘，在《黄帝内经》中记载了相应的仪式，例如择日、斋戒、对天盟

---

[1] 如 E. Hsu *The Transmission of Chinese Medicine*. Cambridge：Cambridge University Press，1999。

[2] 李建民：《中国古代"禁方"考论》，《"中央研究院"历史语言研究所集刊》1997年第1期。

誓、握手授书等程序,以示对这套知识的尊重。禁方除了禁而不传、秘而不宣,主要通过传授仪式和师授口诀等程序,因为医书技能不可能只玩索文字,也必须临床操作。作为技艺的医学,除了文本的理解外,技术还是只可意会不可言传的知识,这种具身性的知识尤其需要师授。这种传授方式除了一方面可以促成技艺的多样性,另一方面容易导致知识的失传。而从效验来看,禁方和秘方又因为其神秘性而增强了使用者的意义响应。

魏晋南北朝以来,学术文化的发展寄存于门第,士族成为学术文化的主要载体,因而医学知识也展现出独特的传习模式。此时的医学知识逐步集中到少数医家手中,有的加以垄断、世袭。到了南北朝时期,医学知识被门阀的医家与山林的医家所占有。这一时期,家族传承是医学知识授受的重要途径。魏晋南北朝医学传承,亦以医传家族得以延续发展,并为隋唐医学所继承。家族相承是魏晋南北朝依赖医学传授的重要模式。隋唐以后,官方医疗机构建立,由官方机构培训医学人才,出现了在私人传授之外的传授途径。医学知识的传授,在官方医疗教育体系下,由太医署官员负责教授。即使在家族之外,医学知识也得以传授,医学知识的传授从秘传及家族传承中释放出来。唐代官方医疗机构出现后,秘传和家传作为知识传授形式,仍然存在,但是官方作为医疗教育的机构,训练出来的医生和针灸生等必须经过考试才能保证教育的素质。这种传习形式的改变,也很可能导致一些观念的转变,特别是对经典的重视。

隋唐之际建立的官方医疗组织,确定了其职能,指明了隋唐医学发展的重要方向。医学知识的传承在师徒传授和家族传承之外,有了第三条路径,即官医和官方医学教育。官方医疗组织确立之后,成为提供医疗教育和诊治的重要场所,官方医疗人员负责编撰医书和大型方书,如《诸病源侯论》《新修本草》《四海类聚方》《广济方》《广利方》等。隋唐朝廷和皇室透过官方医疗机构的设立,延揽了一批医家为朝廷或皇室服务。太医署最基本的职能是提供医学教育,训练医学人才,[1]补充了传授的模式,以考核来传承知识,为医学知识的传授设定了标准和门槛,建立了评价机制,因而是重要的转变。医学知识的传授方式会影响医学知识的内容。在师徒和家族传递的模式中,知识传递的内容随着师傅、家传而定,可能各家有所宗主,或者专门以某种医术或者医经为传承核心。比如南北朝的医学力量,医学知识的影响,与家族有密切关联。但是官方教育机构出现后,传授医学内容有了规定,而学生经过考试及进行临床实习,达到标准后,才可以成为官方认可的医者。以宋礼部贡院三场选试授医职制度为例:

> 医学则赴礼部贡院三场选试,于《难经》、《素问》、《脉经》、《本草》、仲景《伤寒论》、《圣惠方》、《病源》,此七经内出题。第一场,则墨义三道,脉义二道。第二场,大义三道,假令论方义一道。第三场,假令法二道,运气一道。比之士人,止不赴殿试,其举业亦为科场。[2]

隋唐时期,官方医疗机构吸纳了南朝医学世家入内,佛道医也

---

[1] 范家伟:《大医精诚:唐代国家、信仰与医学》,台北东大图书公司,2007年,第45页。

[2] 陶御风、朱邦贤、洪丕谟:《历代笔记医事别录》,天津科学技术出版社,1988年,第10页。

进入官方医疗机构或皇室,医学知识得到了整合。在这个过程中,促进了经典的形成,禁咒等也成为独立的科系,被视为与针灸、药物具有同等地位的治疗方法。这些都为经典医学的文本知识和治疗技艺建立了相对统一的基础和规范。

到了宋代,除了政府如唐代一样继续关注医学,组织修订医经方书,推行官方的医学教育,一个重要的转变就是儒医的出现,使得自学成为医学知识传递的新方式。传统中国医学在知识传递形态上所具有的"封闭性",大约到宋代便可以画上句号,能读会写的知识人掌握医学知识的机会大幅度提高。医学知识被垄断传递的状况被打破,尚医人士可以自行阅读当代或者前代医家的著作。儒医成为一股主流的力量,他们除了传承医学知识,同时也具有书写与解释医学观念的能力。到了南宋时期,被称作儒医的,不止是士人之中的精通医学者,士人之中弃仕为医的人也大大增加,这类士人良好的行医风范与治验成绩,使得时人逐渐将他们与儒医等同视之。[1] 前文对秋石药效理论论述的出现和变化的分析也发现,宋代出现了病因和治疗知识的理论化,金元时期出现了药物知识的理论化,这些与具有阐释和创造新知识能力的儒医的出现有密切关系。

明代的医生训练基本上与政府无关,分为三种:师徒、家族传承以及自学。从清代吴翌凤对明代庸医的批评即可见政府的医学考试制度从金元到明代的变化:

> 元立医学十三科,曰:大方脉杂科、小方脉科、风科、产

---

[1] 陈元明:《两宋尚医人士与儒医》。

科、眼科、口齿兼咽喉科、正骨兼金疮科、疮肿科、针灸科、祝由科、禁科。其程试科目每三年一试,期以八月,中选者来春二月赴大都省试。其法考较医经,辨验药味,合试经书,则《素问》《难经》《圣济总录》《本草》《千金方》也。时重其选,故名医特多。明则试医士不过论一篇、歌诀一首。今则罢是科不试矣,无怪乎庸医遍天下也。[1]

不过,自从具有权威和声望的金元四大家出现后,医学的师徒关系就有了细微的改变,这种现象一直持续到明清。师徒关系中有了更强的知识传承与情感联络,老师的权威地位更加受到强调,发展到后来有了以理学为榜样的医学谱系,各种医学谱系强调不同的与疾病成因或疗法有关的理论。特别是,这种传承不限于狭义的师徒,还可以通过阅读老师的著作,或者是与其讨论来进行。比如金元的刘完素和他的追随者之间的知识传递,像是一群志同道合的朋友在分享其中佼佼者的经验和知识,这些人有着共同的观念和兴趣,进而共同工作使得他们得以构成区别于别人的一个群体,最终形成门户。另外,还有一大群相互之间并无具体关系可考的医人,均声称是刘完素及其学说的传人,而细考其知识来源及获得途径,实际上就是阅读刘完素的著作。[2] 明清时期,特别是明代中后期以后,医生通过医学而入仕的途径几乎完全丧失,而随着人口增多,科举和官场失意者的队伍日渐庞大,这使得越来越多科场失意的寒士选择医业作为谋生之道。这对于医学知识的流通

---

[1]陶御风、朱邦贤、洪丕谟:《历代笔记医事别录》,第10页。
[2]吴以义:《溪河溯源:吴以义科学史论集》,新星出版社,2008年,第5—10页。

以及民间医疗资源的丰富,起到了极大的促进作用。这段时期出现了大量医书的撰著、出版和销售,通俗性的入门医书的大量涌现,医学入门与日用类书的大量刊行,专门为初学者或者外行人设计的平价版本入门书与歌诀的刊行,使得医学图书市场出现繁荣,民间医疗资源变得丰富。[1] 明代的士族或者知识阶层,多半拥有一些普及性或者参考性的医书。医学知识通过书籍流传的过程中,从者益众,而其最初的理论结构和基本信条却同时淡化,为其后所长成的新的、更丰富的理论和实践所取代。我们从秋石的炼制方法以及秋石入药的方剂在明代急剧增多,即可以看到这种变化。这种方式在带来知识流通的同时,无疑也为新知识的增加提供了重要途径,特别是医案的撰写、搜集和流传,为作为技艺的医学知识的传递,提供了清晰的指导。我们从明代士人黄承昊撰写的《折肱漫录》中可以得知,他获取医学知识的途径,除了自学医书,还从名医和草泽医人处学习,当家中仆妇患小便不通时,他也从“草泽医人”处学得疗法。其次,他从亲友的教导或是友人传授中获得验方。重要的是,黄承昊除了大量阅读医书、本草、方书与笔记文集等书籍,并参考个人与亲友的亲身经验,以及得到医者与亲友的传授,他还会通过亲试鉴别药物的功效。《折肱漫录》中有关药物功效的记载,黄承昊宣称全是经过亲试,且曾印证方书。[2] 技艺性知识的广泛流通与传承,具身经验在修习医学中的应用,是

---

[1] C. Brokaw. On the History of the Book in China. In C. Brokaw, K. Chow (eds.). *Printing and Book Culture in Late Imperial China*. Berkeley: University of California Press, 2005, pp. 3 - 54; C. Brokaw. *Commerce in Culture: The Sibao Book Trade in the Qing and Republican Periods*. Cambridge: Harvard University Asia Center, 2007.

[2] 黄承昊:《折肱漫录》,第 1—2 页。

累积与修正医学知识的方式之一。

明清之际师徒传授的途径变窄,家族传递在朱震亨时期逐渐强化,门户传统的成分在朱震亨之后显得更深,受业者子侄的比例相当高,医术医经不再传"外人"。而且不同的谱系之间,师徒传承的严谨程度不一,比如朱震亨对知识的传授,呈现出类似儒家师生的、比较严格的授受模式,而且在朱震亨的教学态度上,也表现出系统性:先学习《内经》,转而从事临床,论病辩证,最后复归思想观念,论"太极阴阳",以期融通。家族传递的世医的优势在明代以后才开始出现,特别是当医学发展的中心从北往南转移时,大家族在许多地方有了更强的影响力,地理分布呈现出明显的家族关系,例如在江苏、浙江、安徽以及之后的江西与湖南。由于家族传递更加注重实践而轻理论,它的影响力更限于地方。而同时这种重视实践的面向,给药物和治疗手段的传承、药物的销售也带来了新的面貌。秋石在清代开始,炼制方法逐渐变得简单,最后直接采用食盐为原料来炼制,正说明了这种药物使用、流通和传递过程中的实践面向。

不过,这种传承方式的私人性,使得一些实际上并没有多少效验的方剂,因为神秘或者故作神秘,而得以流传。而被传承方剂知识在传授的神秘性和仪式性,也使得方剂因为神秘、仪式因为神圣而增加使用者的信念,而医者本身也宣称方剂的效验是因为这些仪式和师说。在古代,医学知识的传授,依赖医书的流传以及医者之间的授受,直到后来的师徒相传、世业相传,仍是传习的主要方式之一。古代医学知识的秘传性占有一定成分,在师徒相传的过程中,并非所有人都能够获得传承,只有才德兼备以及具有天分的子弟才获得传授。在周秦以下往往是借传授仪式、师授口诀等,对珍秘之方达到"禁"的目的,当时称之为"禁方"。禁方是医家、术士、方士共同拥有的概念。[1] 禁方从传授来看,要么声称方剂的神秘,而从验效来看往往声称其神异。师徒结盟之后,师傅乃授书、解说。方术传授,与其说是靠简帛文字,倒不如说是靠师弟之间的代代传递。从禁方不私传、重视口授心传的脉络来看,方技之流传是"师之求弟甚于弟之求师"。早期禁方的传授者如徐大椿所言,大部分是奇人、隐士、仙、佛甚至鬼神。另一种情况是,草泽铃医衣食得不到保障,迫使他们把自己的经验、效方视为至宝,不愿轻易传授,更不愿公开出来。这主要是同业竞争而导致医家秘而不宣,故托"禁方"传授形式对其技术与方书有所控制。一般的民众偶尔听闻奇效之方,争相刻写,不愿意示人。民间私自相互传授某些药方,也有可能有托名禁方的情形。孙思邈所撰的《禁经》中,是指对所谓禁术的流传有所控制。禁方由奇人、隐士等传授,其性质是明效大验,以师授为主,师傅主动传授,适用的范围较广。师徒传授时,医学传授过程严肃而神秘,在《黄帝内经》中记载了相应的仪式,例如择日、斋戒、对天盟誓、握手授书等程序,以示对这套知识的尊重。医学知识的秘传,表示医学知识传授的严谨,但是并非不传或不外传,而是找到适合的人,才能倾囊相授。这些无疑都增强了方剂的传授者、被传者和使用者对方剂具有效验的信念。按照莫尔曼的意义相应,有意义的事件包括医疗过程中的关系、对话、形式、信念、知识、承诺、历史、药物、技术等等。在这里,具有神秘特性的秘方或者禁方无疑会增强使用者的信念,方剂由此变成

---

[1] 李建民:《中国古代"禁方"考论》,《"中央研究院"历史语言研究所集刊》1997年第1期。

是有意义的事件，病人对有意义的事件产生响应，进而实现身体状况的改善。

当我们讨论经典医学中的经验时，需要注意的是其中不少仪式性的治疗，以及被认为是秘方的方剂，通过医学知识传承的多样化的方式，被保留下来。比如在《外台秘要方》的避瘟疫的方剂二十首中，均有民间疗法中的仪式性信息，其中一首方剂[1]所用药物名为"鬼箭羽"，用"三角绛袋"盛装等，将药物作为护身符，均与民间疗法有关。秋石有种炮制方法叫做乳炼秋石奇方，辅助原料和炮制过程繁复，除了加入皂角汁于尿液中之外，还有杏仁汁、猪油、人乳汁等。《遵生八笺》中记载了这种炼法。[2]这些辅助原料的使用，固然可以用不同药物的性味理论来解释，但也有不少禁忌和仪式的成分。比如"取南桑、北榆、东槐、西柳、中松各一枝，共扎成一握"，炼秋石要在秋天，而且要用秋露水。特别是秋露水的取用，要"以布取，清晨露水盛降之时，用布二三匹铺禾草稍上一宿，即时温透，搅入盆内收之"。其中的药物来源与配合，以及炮制的时间、取出的时间等，都具有仪式性。对于药物进行采集、处理、服用等方面的要求和规则，很难用经典医学中药物的性味理论来进行解释，亦即，这不是经典医学理论本身的要求。那么，方剂的搜集或者编撰者为什么会选择它们呢？其中不排除这些仪式在民间流行时产生过效验。另一方面，经典医学认知方式带来治疗多样性的同时，也必然会将一些药物或者治疗本身不具有效验的方剂传承下来。

---

[1]《外台秘要方》卷4，文渊阁四库全书本。
[2]高濂：《遵生八笺》卷17，第8—9页，文渊阁四库全书本。

3. 对医者和医学知识的评价

让医者和病人对药物和治疗产生信任的根源是什么？明清之际,经典医学在认识论上发生了变化,对于温补理论重新进行了认识。晚明医生与温补学派联系在一起,包括孙一奎、张介宾以及赵献可,将命门看作是医学中心。命门是身体中的先天太极,同样也涉及佛教乃至是道教的内丹论述。即便徐大椿对温补学派进行了批评,认为赵献可并不理解张仲景医学的精髓,而且赵献可将命门作为身体尺度的观点从未成为主流,他依然被认定成一位重要的温补学派人物,六味丸和八味丸依然是中医中最重要的方剂。[1]这些都启发我们思考,药物的炮制、实际使用和理论之间的关系,在中国古代,究竟是何种风貌？医者和病人如何看待和评价治疗的有效性？在生物医学或者现代科学中,因为现代科学研究方法、科学研究目标的实证主义特征,现代科学研究和医学研究有一套固定规范。科学社会学家默顿提出了科学的规范结构,指出科学家在从事科学研究时有一套潜在的规范：普遍主义、无私利性、公有性、有组织的怀疑。[2]重要的是,科学家在同行评审、评价、交流和奖励等方面都体现出这些规范。既然医生在古代中国并没有成为一门职业,没有形成现代医学的同行评审、评价和交流等机制,那么,古代中国的医学知识是如何评价的？这就涉及究竟哪些

[1] de Vries L. The dangers of 'warming and replenishing' (*wenbu* 溫補) during the Ming to Qing epistemic transition. *Asian Medicine*. 2015,10(1-2): 90-120.

[2] R. K. Merton. *The Sociology of Science: Theoretical and empirical investigations*. Chicago: University of Chicago Press, 1973, p. 268.

知识能够被称为"医学知识"。

3.1　经典、师传与效验

是否精通古典，是否得到师传，是否有效验，是评价医学知识好坏的几个准则。这种评价方式在不同时期各有侧重，又与传承方式有关，同时还受到中国文化中其他因素的影响。

秦汉时期职业性的方士，因为其传授形式是师传，通过师授口诀等，对珍秘之方达到"禁"的目的，方术之士宣称禁方的验效取决于这些仪式与师说，即反映出师传的重要性。不过，不同的师承传统很难评价高下。在医学方面，不同师说之间，不免亦有高下，但是很难有固定的判定标准。而且同一时期的高低水平的方书之间并不一定有直接继承关系。比如周秦之际方技或医学知识有多个体系并存，持不同学术观念的方士或医者都诉诸自己的老师来为知识的合法性辩护。师徒传承中，以诉诸师说来作为效验。这就造成了不同学说之间互相竞存的局面。不仅晚周秦汉的脉学诸说并存，要么同源异流，要么自成一说，而且扁鹊、仓公、张仲景、孙思邈等唐代以前几位方技大家的渊源各异，师承也不同。

师徒传承对于作为一门技艺的医学来讲，固然有利于具身知识的学习与传承，因为中国古人通过自然认知获得的知觉知识、技能知识，可以意会不可以言传，需要通过身体借助于身体的活动或外化为具有一定用途的器物才能实现。医学文本本身并不是自我证实的，或者有透明性，文本还需要阐释。文本很难传递技艺性的信息，它并不是具身知识和信息的自我承载者，因而师徒传承可以将其中的具身知识和技能知识保存下来。雷公得以受黄帝学业时，曾诵读医者六十篇，但是反复诵读仍然有不能理解的地方。淳于意在自述受阳庆之学的过程时也提到,需要有受、读、解、验四个过程。亦即,医者有隐晦者必经师之解读,经验技术也有书难以尽载者则有待师之演练。朱震亨对学生的教授也分为先读《内经》,以后再遍及诸医书,接着进入临床阶段,最后朱震亨才对学生的知识进行检验并详加校正。经过这三个阶段,学生才算学有所成。如此看来,经典医学知识的传承与评价方式是结合在一起的,不同流派的医学知识之间难以比较、交流以及"进步"。但检验与承认方式,靠的是弟子的承认,而非同行或者经验上的证据。这是经典医学与现代科学不一样的地方。在传递方式方面,有些医人如朱震亨谆谆善诱,与后学讨论经典医案。有的像罗知悌一样,常如孤云野鹤,超然世外。而且,医生之间缺乏严格的同行评价。因而知识的学习和传授方式多样,并非学院派式地传授。不过,我们如果用今天科学划界进步的标准来评价医学知识,也难以成立,而且也不适合采用进步的医学史观来看待中医。简单地认为它是从简单到复杂,或者从复杂到简单,或者是递进关系等等,这些评价都不适合。诉诸师说的评价方式的好处是,除了和文本知识一样,容许多样性的技艺得以流传,使得中国医学的诊断和治疗方式呈现出多样性。更重要的是,保证了技能性知识能够得以传承,如前文所述,经典医学的看病过程在治疗疾病和维护健康上发挥着重要作用。

是否学习和精通经典文本,也是评价医者及其医学知识的另一个标准。特别是医学知识的传承在唐宋时期呈现开放化的趋势之后,官方医疗教育系统出现,能够训练出朝廷官医时,是否承接师说、家族传递便不再是成为上医的必要条件,具备高超的医术,能够通过考核,才算得上是上医。我们看到,陶弘景对于"明医"的标准与孙思邈所说的"上医",均以掌握听声察色诊脉,才能治未病之病。到了唐代,评价标准便发生了变化。对于父子相承的世医而言,因为其服务对象为当地的乡里邻间,效验无疑是让其获得声誉并在竞争中立足的最好方式。

宋元以后,这些累世业医的家族,往往极力争取中央与地方医官之职,以便在激烈竞争的市场中立于不坠之地。宋朝以后,儒医社群出现,医者整体的社会与经济地位较过去提高,从医成为儒生在科举失败后重要的生涯选择。读书之人也可以通过自学的渠道成为医者之后,对医生和医学知识的评价标准也发生了变化,是否精通经典变得尤为重要。明代士人对医的评价,虽然与其执业心态、个人心术、医疗技术有关,但特别注重其能否阅读经典。明医应该是秉承医经之旨,在此基础上选择对应病症的诊治策略和方法。[1] 在士大夫眼中,地位与声名高不等于医术好,而且很难通过父子相传获得精微的医学知识,只有通过广阅经典才能掌握医学奥妙。不仅如此,这类士人往往强调他们不只是熟悉医学经典而已,也具备专业的知识来治病、实践医疗行为。

3.2　道德评价

医生在古代并非职业,任何人都可以自称医生,只要医者和病人达成协议即可。与职业化的科学不同,医者的入职没有门槛。从这个观点来看,医者在认识论上并不需要知道真正的知识,关键是看他是否获得了传授的资格。而实际上,经典医学对医者的评价并非如此简单。在古代中国,从道德的和实用的考虑出发进行

---

[1] 余新忠:《"良医良相"说源流考论》,《天津社会科学》2011 年第 4 期。

评论,是传统文化的认知上的一个取向,对医者的评价也是如此。正如罗维所言,在古代希腊和中国,都存在着认识论层面和实用层面的两种质疑模式。他们既不关注教会的权威,也不关注理性的争论,而只关注什么是有用的,能够带来人类的福祉。不过,不一样的是,在古希腊,如果信念是错误的,就必须根除,因为它们是虚假的;而古代中国会针对它们的无效和不道德。

在中国古代的医学著作中,医学从来没有和价值分开过,医生被看成是圣人,而不仅仅是技艺家。孙思邈在《备急千金要方》中讨论了"大医":

> 凡大医治病,必当安神定志,无欲无求,先发大慈恻隐之心,誓愿普救含灵之苦。若有疾厄来求救者,不得问其贵贱贫富,长幼妍媸,怨亲善友,华夷愚智,普同一等,皆如至亲之想。亦不得瞻前顾后,自虑吉凶,护惜身命,见彼苦恼,若己有之,深心凄怆,勿避险巇,昼夜寒暑,饥渴疲劳,一心赴救,无作功夫形迹之心。如此可为苍生大医。反此则是含灵巨贼。自古名贤治病,多用生命以济危急,虽曰贱畜贵人,至于爱命,人畜一也。损彼益己,物情同患,况于人乎?夫杀生求生,去生更远,吾今此方,所以不用生命为药者,良由此也。[1]

这种道德评价在隋代许智藏的记述中表现为"孝子不可不知医"。[2] 在宋代更加如此,此前人们常用"明医""良医"等词语来

[1] 孙思邈:《备急千金要方》,第1页。
[2] 余新忠:《"良医良相"说源流考论》,《天津社会科学》2011年第4期。

表达对医者的正面评价,看重的是医者技艺的高低。随着宋代士人尚医风气的开展,儒医一词也应运而生。这个词语在始生之初,固然有其社会阶层上的含义,但至南宋时期,它的道德意味则日趋浓厚,它是宋代"儒学价值观"移用于医者与医学的表现,也同样是前代所未有的价值观。作为中国传统社会里的知识阶层,不像今天的专家,只要求掌握特定领域的专门知识。中国的士人阶层则需要有广泛而普遍的知识,除了精通医术,还需要有其他领域的知识。[1] 这也说明了中国文化中以人观之的特点:以人的需要为认知的出发点,同时以实现人的价值目标为认知的指向,既指向其事实层面的规定,又关注其价值规定,在这个过程中认知与评价是统一的。[2] 为此,在医者群体,良医治病需诚心诚意,关注病人的患病体验,诊治过程中能够灵活处方,慎始善终,从而提高治疗效果和治愈的比例。

3.3　病者评价与医者声望

虽然医学研究与科学的其他门类一样,其评价依靠同行评审和同行之间的交流。但是医生与科学家不同的是,医生还需要面对作为外行的病人。即便是在今天,要评价一个医学体系依然非常复杂,包括如何治愈疾病、如何预防疾病、如何降低死亡率、如何描述人体的构造和生理机能、描述病变是否准确、对于健康与疾病的观念是否综合等。对于经典医学而言,情况则更加复杂。但是

---

[1] Introduction: thinking with cases. In C. Furth, J. Zeitlin, P. Hsiung(eds.). *Thinking with Cases: Specialist Knowledge in Chinese Cultural History*. Honolulu: University of Hawaii Press, 2007.

[2] 杨国荣:《以人观之、以道观之与以类观之》,《中国社会科学》2014 年第 3 期。

无论如何,古代的医者和今天的医生一样,需要面对病人,病人的评价亦成为对医者评价的重要因素。

择医而治、多元求医正是这种缺乏同行评价之下,古代中国病人和患者之间特殊关系的写照。我们以明代士人为例,明代人择医看重医生的名声,而且士人的择医标准往往成为普通大众择医时的参考。那么,如何选择医生? 医生的名声与什么有关系? 这些因素包括医生是否是官医、名医和世医,依靠街坊朋友的推荐,或者延请临近的医者。但是,仅仅只靠名声,还不能让病者对医者获得完全的信任,即使已经知道谁的医名较好,但没有亲身经历,也无法判断。所以病者,特别是病者所在的家庭,因而还会复向求医,或者由于医疗无效等原因致使频繁换医。有钱人家常常请多名医者来同时展开诊疗,甚至就病理治疗展开辩论。因而病人在求医治病的过程中,病人家属甚至亲朋是看病过程中重要而关键的参与者,成为具有疾病治疗方式决定权的主体。诊疗过程中病人及其家属会干预医者的用药处方,家人也会成为影响治疗进程的关键,具有与医者交互的权利。而且我们从医学知识的传承方式上来看,懂得医理的医者不一定擅长治疗,反之也是如此。病者所在的家庭会请来许多医生互相讨论,而不敢轻信某一位医生,因而众医会诊也很常见。在这种特殊的医患关系中,病人评价对于医者的声望而言,显得尤为重要。病人痊愈时,医者要么会得到诊金报酬,要么会请病家代之以序文来提高声望。这种状况直到今天也是如此,只不过明清时期的病人择医是一个具有高度正当性的论述,甚至连名医都会主动为病家提供如何"择医"的指导,而且认为"择医"是病者的责任。相对而言,今天不会有太多医生会公然指导病人如何"择医"。[1] 除了同时请多名医生之外,病者还会不断更换医生,这种状况也很常见。早在明初,医疗市场上的医生参差不齐,病家很难判断哪位可以胜任,因此还是不断更换医生。龚廷贤所撰的《病家十要》中便包括"择名医"和"肯服药"。

多元求医或巫医并用,也是中国古代病者惯常的做法。病者既寻访名医,也求神问卜,请医只是病患治疗的一种途径。在医疗市场上,巫者与医者呈现竞争,《病家十要》中还有"莫信仰,信之则差,一端诳诱,惑乱人家",[2] 即说明病者求巫的状况。我们在前面的章节中讨论过,对于大部分的普通大众而言,并没有太多机会接触到儒医、世医或者官医,而且也负担不起。一般百姓在生病时,常先选择看巫医,及至病情恶化才转投修习过经典医学典籍的医者。不仅如此,士人也会接纳宗教方士。黄承昊的记述表明,他除了请医家诊治之外,也和许多同时代的人一样,求助于宗教人士、问卜、请仙与方士。[3] 在明代医疗市场上,甚至出现过巫者对医者进行排挤造成医者生意不佳,医者甚至改而学巫的情况。

无论是多元求医还是病者择医,这些都反映出在医疗的过程中,医疗的主体是病人,医疗的过程是全家参与,有同多位医生磋商协调的复杂过程,其中病人可以择医而求治,病人的家庭也会参与医疗的过程。在这个过程中,病者身体的感受成为定义症状以及治疗是否有效的判定。因而病人不仅是医疗资源的使用者,他

---

[1] 雷祥麟:《负责任的医生与有信仰的病人:中西医论争与医病关系在民国时期的转变》,《新史学》2003年第1期。

[2] 龚廷贤:《万病回春》,传世藏书本。

[3] 张嘉凤:《爱身念重——〈折肱漫录〉(1635)中文人之疾与养》,《台大历史学报》2013年第1期。

们甚至是医学知识的生产者。[1]从医生的层面来讲，道德的评价，以及病者对其声望的评价和传递，特别是望、闻、问、切等经典医学必需的诊疗过程，都会让医生在诊断和治疗过程中对病人表现出言语上的关切。而经典医学对疾病原因的解释又常常与情绪、环境风土、饮食、起居、行为习惯、社会关系等联系在一起，因而医生到病人家中探访时，除了脉诊，还会了解病人的居家环境与社会关系，倾听并了解病人对身体感受的描述，并花费时间和病人交换对病情的意见。而在民间疗法中，草泽铃医、巫医、佛僧等给予的不同的治疗，虽然他们关于健康和疾病的理念不同，但是会更加关注病者本身所处的环境和社会关系。在不同的疗法中，这种对病人的关切，以病人为核心的治疗，正是今天的医学所极力提倡的。正如席文所提出的，我们研究中国医学史，并不是因为它代表着现代医学的未来，而是当我们企图思考医学的未来时，中医史确可以为我们提供无比珍贵的思想资源，帮助我们突破习以为常的视野，而打开全新的思考空间。

4. 道德评价与具身知识传承方式的优势

无论是天文历法、木工、造纸或是医药学，经典在中国古代知识的传承中一直占据着重要位置，比如《鲁班经》《九章算术》等。除了经典，技艺性知识的传承，在中国也体现出不同于西方的独特之处。中国的许多技艺不是与机械有关的技艺，不能够通过看机械图来获取知识，这些技艺性知识往往与热、生物化学、蒸发、氧化、发酵等能量和化学转化的内部过程有关。在温度计等精确的

---

[1]　雷祥麟：《负责任的医生与有信仰的病人》，《新史学》2003年第1期。

测量技术出现之前,这些技术都依赖于匠人或者技术实施者的个体感觉,这些具身性知识无法用图形或者文字来明确地表达和传承。[1]

而经典医学中的典籍的特殊性在于,经典的形成、传递和评价,都与效验有关,涉及病者的体验和感受。作为技艺的医疗,面对的是有生命的作为主体的人。医学经典在历史上的涵义,远较我们现在的理解更为丰富。在受、读、解、验的过程中,医学文本知识和技艺性知识得以传承,特别是当有些情况下文本知识的传递既不有效又不可靠时,师徒传承或者世医家族传承对技艺性知识的传递则显得更为重要。直接的言语传递、身体经验的体验和传递,均凸显了经典医学独特的技艺性认识论。

固然阴阳五行理论无所不包的解释能力在某种程度上没有允许经典医学去发现支配现象的内在机理或因果规律,而且缺乏理论模型的基本认知功能——对世界上会发生的现象作出准确的预言,但是经典医学对经典的尊崇与诠释、阴阳五行理论包容性强的解释力却有着因果规律的统一模式所不具有的优势:阴阳五行的解释模型允许对经典进行不同的阐释,一方面给理论和治疗的多样性提供了空间,另一方面,结合多种知识传承方式,理论又允许在知识传承的过程中根据具体治疗的经验和疗效对知识进行修正,并赋予新知识以合法性。在这个过程中,理论的包容力与反诉证据强调经典之间的张力,保证了经典医学知识既呈现出多样性,保留了有效验的方剂和疗法,又允许得到经验的验证,同时又没有

---

[1] J. Eyferth. Craft knowledge at the interface of written and oral cultures. *East Asian Science*, *Technology and Society*: *An International Journal*. 2010,4 (2): 185 - 205.

形成知识的大杂烩。

经典医学知识评价中的特殊性,医学知识的形成与评价中缺乏同行评价,部分声望是由病人所赋予的,评价中对道德的强调,以及经典医学的诊断模式和过程,也使得医患关系和诊疗过程中家人的关照、医生的关切等都显得尤为重要。特别是经典医学中道德评价,医者对病人的关切不仅仅是出于职业道德,而是力求将知识与实践结合在一起的"知行合一"。这种特有的德性认识论,是中国文化所特有的。中国哲学自先秦以来在知行问题上即有着丰富的积累,知行问题成为宋明以来中国哲学的核心问题之一。特别是王阳明的致良知,将良知良能看作是一种灵动的实践智慧,是道德的创造性之源。[1]这种知行合一的德性,而不是虚假的德性,是内在体现在实践中的德性,而且在实践中可以被辨识。德性从而成为认识论上规范性的敦促,可以避免欺骗和被操纵,因而这种属性也不需要太多的条件。[2]这种内在的德性,保证了经典医学承续以病人为中心的参与式医疗,并构成了中医历史中最具当代意义的一环,即治疗过程中以病者为核心的医病关系,医生和家庭的关切和照料将病人看作治疗的主体。不仅如此,医者的道德评价和病者评价,特别是医者将德性看作是实践智慧,在与疾病和病人打交道的过程中既成就了自己的德性,同时也使病人乃至其家庭各得其所。这种德性认识论可以为今天的医学所面临的伦理与实践问题提供借鉴和启发。

---

[1] 郁振华:《论道德——形上学的能力之知》,《中国社会科学》2014 年第 12 期。

[2] Y. Leung. From factitious to veridical attribution of virtue: How Wang Yangming can do a better job than Alfano in facilitating virture acquisition. *Journal of Value Inquiry*. 2019,53: 289–307.

结　语

中国经典医学在治病识药的实践中认识到了疾病、环境和人体的复杂性与动态相互作用,而这种多样性又和经典医学对身体的认识、对疾病说明的本质有关,与知觉、概念、推理和解释、知识的传承和评价方式有关。经典医学的优势不仅仅体现在多种被生物医学承认的药物被不断发掘,也不仅仅在于其理论本身所具有的丰富的社会文化内涵,而是经典医学的理论与药物治疗实践所共同反映出来的认知方式。单独讨论经典医学中的药物或者经典医学的理论本身,而忽视经典医学的实践,都是片面的。经典医学丰富、漫长而又具体的实践史,可以帮助我们突破惯常的视野,打开全新的思考空间。认知科学哲学、医学人类学、科学知识社会学为我们提供了新的理论视野和概念工具。借用这些视野和工具,我们以反思和展望为双重视域,对经典医学的身体观和认知特征作理论层面的概述。我们既不是用生物医学的视角去比照经典医学,这将陷入还原主义的困境;也不是从经典医学本身去为其合理性辩护,这需要专业的医者进行更为精深地探讨,而是从人类认知的普遍性和差异性出发,关注经典医学的实践而不仅仅是文本,将经典医学编织进入更宏阔的世界性视域之下,回答经典医学独特的认知特征,进一步发掘经典医学的现代价值。

1. 经典医学的认知特征

1.1　自然认知与生理—心理—社会的疾病观念

疾病仅仅是生理功能失常吗？相比其他文明中的传统医学，中国的经典医学在形成之初就显示出对疾病认识上优势，不仅形成了疾病和治疗的实体化的本体论，而且还注意到社会化的、心理的身体，将关于疾病、健康、治疗以及疾病状态转变的解释，置于一种实体本体论的框架之中，形成了生理—心理—社会的疾病观念。经典医学既关注作为实在的身体，也注意到社会文化、自然环境和情绪等对疾病和健康的影响。

经典医学中的药物，从秦汉时期一出现便与禁忌和鬼神信仰脱离了关系。对外在的、体表的身体的观察，疾病所产生的明显的身体感受，对生命进行养护的个体本体论观念，促进了药用知识的形成。与此同时，作为疾病和治疗理论基础的医学经典《黄帝内经》中展现出来的，是数术化的身体观。阴阳五行的原则将先验的身体与经验的身体结合起来，经典医学理论试图在人的体表、天地自然以及人体内部之间建立起相关、感应与转化关系的系统联系。这种身体观并非单纯以对客观的、物质的人体的经验探索和认知为基础，而是以中国古代对自然、天体、社会规则的认识为基础，即宇宙观基础之上的身体观，并试图进行推理、预测、控制疾病与维护健康。这种基于实体本体论的思维方式，以及利用相关、感应、类比等进行推理来解释疾病和治疗的模式，成为后来不断丰富的医学理论的基础。数术化的、先验的身体在治疗实践中逐渐纳入了自然主义的生理的身体，宋元时期经典医学在身体、疾病与药物治疗上形成了统一的理论。在这个过程中，医者身份的变化，政府对医学的关注，儒者尚医风气的出现，药物使用过程中的效验，中国哲学对天人关系的调整，士人习医的风尚与宋代医学知识传承方式的变化，都影响着医学知识的形成和论证。

因而经典医学中的疾病与治疗观念，生理—心理—社会模式的疾病与治疗观念的形成，并不是一蹴而就的，既有理论内部发展的逻辑，也有社会文化所造成的影响，是在不断调适认识身体与疾病过程中形成的经验。从这个意义上而言，经典医学的理论和治疗实践是紧密交织在一起的。我们在讨论经典医学的理论价值时，如果仅仅是将经典医学中的社会文化元素当作一种遗产进行留存，认为这就是对经典医学现代价值的彰显，无疑是低估了经典医学中对疾病认知的心理—社会文化维度的现代价值，忽视了经典医学的药物、治疗与理论之间的密切关系，也必然会失去经典医学独有的社会文化特征。

1.2　具身认知与情境化认知

经典医学中的经验，不是实践知识的大杂烩，药物使用的经验也不是脱离理论的单纯应用，而是基于经典医学所展现的具身认知和情境化认知。这种认知方式，与经典医学基于流动的、动态的、开放的、相互关联的身体观所建立的疾病与治疗的理论有关。不同于生物医学将身体看作是封闭的、静态的与线性的，经典医学对身体与疾病采取了彻底动态性的认识，这种动态的疾病观点和治疗进路，既体现在药物的制备和使用上，又体现在诊断与治疗过程中。对具身认知的强调，塑造了经典医学独特的经验。

经典医学从自然界的外在事物和外在过程出发，以阴阳五行作为认识方式的媒介，将药物与自然环境、药物炮制过程模拟的自然环境,以及药物与进入人体后所处的小宇宙环境,进行动态地理解,并将人体内部脏腑结构的认识结合起来,建立了一套关于药物作用的精细的解释模型。在这个过程中,认识药物、认识自然与认识人体交互进行。药物治疗的理论与实践在宋元时期能够建立起稳固的桥梁,也就是熟悉治疗的本草药物学家与熟知经典医学理论的医生对有效性的判定之间能够建立起统一的标准,亦与身体观念的转变有关,即对具有能动性的身体的承认,对道德的身体的承认。身体观念发生变化的内在动力,是道教对有形的外在的身体的承认,转向了对儒家的道德化的身体的综合。

经典医学的身体具有双重性,既是认知的主体,又是认知的客体。经典医学中的经验也是双重的,医者经验的获得,除了通过对经典医书等文本知识的解读,还强调对药物的观察、使用、对病人进行诊断和治疗后,从治疗过程和情境中所获得的具身经验。

1.3　病人中心、参与式医疗与共享表征

生理—心理—社会模式的疾病与治疗观念形成之后,给经典医学带来的优势之一,是以病人为中心和参与式医疗,在看病过程中形成的有意义的医病关系。这种有意义的医疗情境,不仅仅是生物医学倡导的人文关怀,或者是医学伦理,还因为这种有意义的医疗情境会激发意义响应,带来患者生理上的真实变化。

生理—心理—社会模式的疾病与治疗观念的优势之二,是医生将病人的主观经验和感受作为诊疗有效性的检验,结合医生的具身认知,从而形成经典医学中独特的效验。医生重视病人主观感受和体验,将照料看作核心,注意到作为客体的身体与作为治疗主体的病人的感受,根据病人体验来判断来验方、加减组方,或者

使用新的疗法,又推动了经典医学的药物和治疗有效性的提高。因而,经典医学中以病人为核心的治疗和疾病观念,凸显了治疗产生疗效中的双重优势:药物本身的效果与意义响应同时发挥作用,促进疾病的恢复和身体健康,即经典医学特殊的看病过程和具身认知,可以同时激发药物和技术响应,以及意义响应。

优势之三,是经典医学中医者和病者形成了共享表征,通过医患互动,检验和提高疗效。经典医学将疾病理解为身体失调,其理论基础与社会规则一致,作为疾病和治疗的身体,与作为家庭、社会和国家的身体,遵循的规则是一致的。作为解释者的医者和作为被解释者的病者,共享了一套共同的疾病观念,医患对于患病说明、患者体验与疾病说明之间是一致的,是能够共同理解的。经典医学独特的看病过程,对病人主体性的强调,允许医者和患者的双重经验进行交流和互动,形成了医者和患者的共享表征,让医患之间容易达成共识。因而医者既能获得患者对疾病和健康的具身感受、情绪和体验的用药经验,又能利用病者经验、已有医书中的既往经验和医学理论所积累的专业经验。在这种双重的具身经验形成的共同表征下,经典医学知识能够在传承和使用中不断得到更新,从而形成经典医学独有的效验。

1.4　关联性思维、推类与多样性

本草按照上中下三品的分类、自然类与社会类混合分类等多种方式。三品分类方式的出现与当时普遍承认的社会秩序和规则有关,并没有实体的本体来作为原型,而是以关系性的特征作为分类基础。自然和社会类分类混合这种分类方式体现出人类认知的核心结构与普遍性的同时,也显示出中国传统认知方式中的实用取向。自然类和社会类混合分类以及其下的次级分类方式的简单和混杂,既有经验的基础,又有关系性的推理,使得中国的本草学一直没有脱离博物学的范畴。中国古代思想中的分类,除了各个文明共有的自然分类,还与道德和社会秩序有关。不仅是经典医学,关于其他知识的分类,中国古代亦没有产生统一的分类词汇。这种分类的优势是,为药物和医疗在具体实践中容许多样性提供了可能。

本草作为药物学的理论化,依靠的性味理论,其基础是作为次级的分类系统:阴阳五行学说。这种分类是通过对本质的把握,并不是从实体入手,而是关注事物之间的相互联系、相似性和转化。经典医学由此建立的推类,或者衍生出来的类比等,能够解释这种本身就建立在相关性上的推理的有效性,但是却阻止了对发现支配现象的内在机理或因果规律并产生精确的预测的解释模型的追求。这种非基于因果的解释和推理,因为缺乏特异性和预测,也使得经典医学在治疗的专一性和精准性上不及生物医学。

1.5　道德评价与技艺性知识的传承

现代科学中知识的出现、承认、评价和传承,因为有一套共同的基于实证的原则,所以从产生、论证、认可到交流、传承,都遵循一套相同的规则。正如莫顿所提出来的科学的规范结构,用实证主义的科学观,可以建立起关于科学知识的产生、传承、评价和交流的一致性解释。

诚然,中国经典医学不像现代科学有统一的、精确的认识和评价标准,但也并非是大杂烩。经典医学知识的传承和评价以经典为基础,但并非对所有的著作都一视同仁。虽然中国古代的许多领域都有经典,但经典医学中经典的特殊性在于,对于经典的形成、传递和评价,效验在其中占据重要位置。因为治疗涉及病者的体验和感受,作为技艺的医者面对的是有生命的、作为主体的人。医学经典在历史上的涵义,远较我们现在的理解更为丰富。诉诸经典来寻求证据支撑,是中国经典医学知识评价中的特殊性之一。而医家们并非有经必尊、凡古必复,而是在传承和构建医学体系的过程中,根据自身需求寻找适合的材料。

　　师徒传承、世族相承、官方医学教育以及士人自学是中国经典医学知识传承的不同方式。师徒和世族传承方式,保证了必须通过身体活动来获得的技能性的诊断和治疗知识得以传递。医学教育和士人自学这两种方式,在让医学经典和理论进行传承的同时,基于医者对药物和疗法有效性的判断、对身体的经验和观察,医者还能够根据经典理论修正和增加知识。医学知识的形成与评价中缺乏同行评价,带来了医疗市场的鱼龙混杂,不过医生的部分声望由病人赋予、评价中对道德的强调,又促使医者在诊断和治疗过程中更加关注病人和治疗的有效性。

　　中国经典医学知识的形成、传承和评价是交织在一起的。固然阴阳五行理论包容性强的解释能力在某种程度上阻碍了经典医学去发现支配现象的内在机理或因果规律,而且缺乏理论模型的一个基本认知功能——对世界上会发生的现象作出准确的预言,但是对经典的尊崇与诠释、阴阳五行理论包容性强的解释力却有着因果规律的统一模式所不具有的优势:阴阳五行的解释模型允许对经典进行不同的阐释,一方面给理论和治疗的多样性提供了空间,另一方面,通过结合多种知识传承方式,理论又允许在知识传承的过程中根据具体治疗过程中的经验和疗效对知识进行修正,通过增加理论负载来调和经验和经典之间关系,并赋予新知识以合法性。理论的包容力与反诉证据强调理论和经典之间的张力,保证了经典医学中的知识既呈现出多样性,保留了有效验的方剂和疗法,又允许得到经验的验证,同时又没有形成知识的大杂烩。

2. 经典医学认知方式的现代价值

前文分析了中国经典医学的认知特征以及这种认知特征给经典医学的诊断和治疗带来的独特优势。不可否认,经典医学理论虽然繁多,但基于相关性的经典医学理论不能作出精确预言,缺乏生物医学治疗和诊断中的精准性,理论也不乏自相矛盾之处。经典医学中的药物和治疗虽然多样,但也混杂着无效甚至在生理上产生毒性的药物和有害的治疗。阴阳五行学说包容性强的解释能力,会造成理论模型与经验现象的分离,出现使用经验现象对理论进行附会的状况。这些都是我们所必须承认的。不过,我们既不能以生物医学为标准,去"评判"或者去"否定"经典医学的理论的价值,也不能简单地以"存医验药"的方式,将其中被生物医学证明为有效的药物"验"出来,并以此来作为今天倡导中医的证据。当我们用认知科学哲学中具有普遍性的理论视野和概念工具,分析中国古代特有的社会文化与环境的特殊性所造就的经典医学的独特认知方式之后,我们的讨论不应该满足于论证或者否证经典医学的合理性,而是要将经典医学的认知方式置于更加宏阔的全球化时代文明互动的背景下,成为我们解决当下问题的思想材料和灵感源泉。

2.1　非机械化的身体与身心关系

不可否认,生物医学作为主流医学,对实证证据和精确性的追求,确实带来了对疾病认识和治疗的巨大进步,特别是在传染病和急性病的治疗方面,为促进人类福祉发挥了巨大作用。但生物医学将身体看作是生物、化学和物理系统而建立的生物-生理模型,过度依赖和关注仪器与实验室测量所获得的硬数据,注重越来越小的分子、基因等不同水平的微观身体,将疾病看作是细胞、组织、器官等生理上的问题,不鼓励对非物质方面进行考察,忽视身体损伤、压力、幸福等软信息,由此带来了过度诊疗、不必要的住院、对诊断手段的不合适使用等问题。特别是当医学与商业利益发生冲突时,带来的问题和矛盾就更加尖锐了。

经典医学将各种不同形式的环境、社会关系、主观体验纳入对疾病的解释、治疗和描述之中,身体不是机械的,而是与环境、社会、心灵发生着关联,这种生物—社会—心理的疾病模式更能体现出医学的本质。虽然生物医学机械式的身体观,从 20 世纪 70 年代开始就受到了批评,但是我们看到《柳叶刀》等知名医学刊物上的文章,在描述健康状态时并没有发生太大变化,大部分文章依然通过控制组和治疗组进行排它实验,少有研究涉及测量心理维度对健康的影响。中国经典医学的疾病观念,特别是由此产生的治疗的有效性,比如在情志病、癌症等慢性病等的治疗上已经展现出来的优势,可以为当下改变疾病治疗中客体化的身体、回归医学的本质,即关照病人[1]、去客体化提供有益的借鉴。同时也启发今天的心智哲学、脑科学等重新审视身心关系和人的主体性,思考如何将文化上形成的心理现象与人体的物质性结合起来。

---

[1] H. Brody. Peabody's "care for the patient" and the nature of medical science. *Perspectives in Biology and Medicine*. 2014,57(3): 341-350.

2.2　疾病的动态性、个体性与治疗的多样性

复杂多变的致病因素以及疾病的个体化特征,依然是生物医学难以处理的问题。生物医学在追求科学上的严格性、疾病的线性因果解释的同时,难以处理疾病本身不可还原的复杂性以及疾病个体化的异质性。人体作为复杂的自适应系统,在健康与疾病上展现出路径依赖和对初始条件和过程的敏感性。利用海量数据刻画疾病的复杂性,正是人工智能医学在方法上能够显示出其优越性的地方。[1]

中国经典医学动态的、开放的身体与疾病观念,与医者的具身认知和技艺结合,形成了经典医学在认知上的独有优势。经典医学关注变化和多样性,不忽视异常,注重病者的具身认知,在诊疗过程中积累药物的制备与使用经验,重视个体化差异,从而能够不断调整治疗策略,实现个性化的治疗,并在长期的治疗实践实践中积累多样化的治疗方式,认识到不同的疾病症状与丰富的药物。一方面,这种具身认知传统积累和沉淀下来的大量实践知识,有些并没有被生物医学关注到。人工智能医学与经典医学的整合,可以进一步挖掘药物、疾病和症状中潜藏的非线性模式,为慢性病的治疗找出可能的方案。另一方面,经典医学彻底的动态疾病观念,医者在治疗过程中会格外关注疾病中动态的、暂时的维度和细节,亦即症状,这些对于识别、解释、诊断和治疗疾病至关重要。经典医学的诊断与治疗过程中,医生对病人疾病发展的动态进程的关注,以及基于患者体验的变化对药物有效性的判断,经过现代转化,亦可以为今天的过于关注疾病的状态而非动态过程的生物医

---

[1] 朱晶:《复杂性哲学视角下的人工智能医学》,《哲学分析》2018 年第 5 期。

学,促进个性化治疗的实现,提供启示和借鉴。

2.3　医患关系与有意义的医疗情境

经典医学在看病和诊疗过程中以病人为中心的临床关照以及有意义的医患互动,正是今天的生物医学所极力倡导的原则。今天的生物医学在诊疗过程中,过于遵照制度化程序、去病人化、缺乏对病人的关照和交流、病人面对的是冷冰冰的机器和电脑等问题,日益凸显并引发矛盾。斯坦福大学医学院的研究人员最近提出的准备治疗仪式、专注而完整地倾听、找出病人的关注点、置身于病人的情境、发掘情绪线索[1]等五条临床医学伦理原则,正是为了促进医患之间进行有意义的互动。经典医学中医者对病人的照料和关怀,是当下所倡导的医学精神的体现。不仅如此,经典医学诊疗过程中与病人乃至其家庭的互动,病人和家庭在临床治疗中的话语权力,医生与病人及其家庭的协商和互动,也形成了良好的医患关系中的重要环节,对于今天的临床医学诊疗和伦理关怀都具有重大的启迪意义。

另外,经典医学对医患互动的关注并没有止步于医学的人文关怀,而是通过医患互动来提高诊疗的有效性,将病人的主观经验和感受作为诊疗有效性的检验,同时在这个过程中形成新的医学知识和技艺。任何一种治疗起作用,既可能是特异性的药物,也可能是特异性药物之外的其他因素,或者是这些因素共同作用的结果。如流行病学之父范斯坦所言,临床医学中存在的生物医学研

---

[1] D. M. Zulman, M. C. Haverfield, J. G. Shaw, et al. Practices to foster physician presence and connection with patients in the clinical encounter. *JAMA*. 2020,323 (1):70-81.

究,应该既重视个人临床经验,又强调采用现有的、最好的研究证据,二者缺一不可。虽然约安尼季斯倡导循证医学对临床经验的重视时,提到当下虽然遇到了各种困难,但是依然是一个值得向往的目标,而且应该是可能的。经典医学中如何创设有意义的临床情境,以及当下中医的诊疗经验,都为当代医学在临床上如何促进医患互动、实现有意义的临床情境提供了丰富的思想和实践资源。

2.4　临床经验、具身知识与技艺传承

医学不仅仅是文本知识,还是一种技艺。中国经典医学对临床诊疗中医学的技艺性、文本之外的医者具身知识的重视,从经典医学产生之初,便形成了此种风格。无论是诊疗过程中的辨证论治、望闻问切,还是未诊先问,抑或修习过程中的受、读、解、验,都凸显了经典医学独特的技艺性认识论。

今天的医学实践中,临床实践成为科学的内科医生的最根本挑战,相比医学研究,临床医学正在衰落。相比临床经验,内科医生更加偏爱应用基础研究或者药物学研究中的既定结论,不少医学指南中将治疗概述得过于简单。临床医学与基础医学研究的分离,使得科学研究的目标不再是探讨疾病的机制,而且从事科学研究的研究人员常常没有受过临床训练,这些对于医学和医学教育而言,都是非常危险的。[1] 经典医学对医者在临床诊断中积累的技艺性知识的强调,以及师徒传承或者世医家族传承作为技艺性知识传递的重要方式,经过现代转化,可以在新的理论视野下发扬传统。

----

[1] G. A. Fava. Evidence-based medicine was bound to fail: A report to Alvan Feistein. *Journal of Clinical Epidemiology*. 2017,84: 3 - 7.

2.5 整合关联性思维与因果解释

经典医学对相关性而非因果性的关注,使得它更加关注变化和异常现象,从而产生了多样化的治疗和药物,以及对病症的细致描述。另外,这种关联性思维也使得现代中医以关联性的方式,将中医与现代医学的理论和疗法融合起来,[1]从而取长补短。

经典医学虽然和生物医学在本体论、概念和解释模型上存在巨大差异,但是两者并非是不可通约的,两种理论之间依然能够互相理解。[2]经典医学中的一套语言、概念、解释模式,能够在医学实践中进行翻译和转化,当代的不少中医实践、国际上对针刺的研究都说明了两者的可理解性。在不丧失中医理论的前提下,整合经典医学中的多样性与生物医学的治疗特异性和预测的精准性,依然是一个富有前景的方向。经典医学与生物医学的融合,除了可以进一步发掘传统药物、阐明药物成分与特定疾病的关系、适应范围和毒副作用,提高疗效,促进研究的规范性与实证性,还可以在面对疾病的动态复杂性、过程敏感性以及突现特征时,扩展相关性推理与解释的优势,让经典医学在增进全人类的福祉方面发挥更大的作用。

3. 人类认知的普遍性与差异性

从自然认知的层面上来看,中国古人对药物、疾病和人体的认

[1] Lin W, Law J. A correlative STS: Lessons from a Chinese medical practice. *Social Studies of Science*. 2014,44(6): 801–824.
[2] Thagard P, Zhu J. Acupuncture, incommensurability, and conceptual change. In Sinatra G M, Pintrich P R. (eds). *Intentional Conceptual Change*. Mahwah: Lawrence Erlbaum Associates, 2003, pp. 79–102.

识,多基于知觉、直观和经验。经典医学中用来理解健康和疾病的实体本体论和系统进路,与欧洲或者现代西方所采用的初级概念和思维风格是一致的。本草中对药物的自然分类,对于疾病和健康的判定与身体感受,与其他文明都存在一致性。这些都说明了自然认知的普遍性。

不过,对于疾病和治疗的理解,需要通过次级的概念层次来传递,自然认知所产生的知识是需要自然媒介进行表征和传播的,而这些次级概念层次和自然媒介又受到不同的社会经济、物理环境以及政治、哲学等影响,因而认知又具有文化上的差异性。数术化身体观的产生、阴阳五行学说作为医学理论解释原则的出现,与社会秩序、儒家道家的不同思想观念有关。秋石作为药物,从出现、承认到炼制方法的繁复,从在明代流行于民间和朝廷到清代末期改用食盐炼制,从药物使用与理论的分离到药物理论化知识的出现,这些都受到炼丹术的流变、儒医的出现、理学和新儒学对天人关系的认识、知识传承和评价的方式、医患关系、书籍出版业的状况等社会文化因素的影响。不仅如此,经典医学的认知除了与中国文化中的其他传统的技艺性知识一样重实用,还在理论与经验不断进行调适的过程中,发展出基于身体和经验的理论知识。这些都为我们今天探讨文化对认知的影响提供了重要的思想资源。

需要承认的是,通过对单个药物的考察和理论分析进行研究,固然可以细致地揭示经典医学认知特征中的某些层面,但也留下了诸多尚待深入研究的问题。第一,本研究仅根据认知科学、医学人类学和科学知识社会学的已有研究成果,从理论上分析了药物在炮制、使用、名称、传承等方面的仪式会在药物使用的过程中产生意义相应,但是未进行实证研究。如果实验条件允许,可以设置受控实验,进行药物生理效应以及意义响应的实证研究。还可以通过田野调查,对现代中医治疗中的意义响应进行细致分析,进一步挖掘诊疗如何从医患互动中受益。第二,本研究仅通过历史上的具体的药物,分析了文化对认知的影响。还可以设置相应的实验和调查,对传统文化对当代中国人认知的影响进行实证研究,促使对文化和认知之间的关系探讨得出更加精细的结论。第三,本研究仅根据本草中药物的分类,探讨了经典医学中的推理。还可以比较经典医学中知识推理与中国古代其他领域中推理的区别,从而进一步发掘经典医学对知识的分类和推理的特殊性。第四,本研究仅考察了药物的性味归经理论是如何在药物、自然、身体和疾病、治疗之间建立起联系的,并没有细致考察药物的毒性。经典医学所指的毒并非生物医学意义上的生理毒性。经典医学如何界定、识别和认知毒性,其毒性与药物治疗之间的关系是什么,为什么现代医学可以从砒霜药用中受到启发、探索出使用三氧化二砷来治疗急性早幼粒细胞白血病等问题,都有待进一步的研究。

参考文献

一、丛书

1. 《北京大学图书馆藏善本医书》，北京：中医古籍出版社，1987年。
2. 《北京图书馆古籍珍本丛刊》，北京：书目文献出版社，1998年。
3. 《传世藏书》，海口：海南国际新闻出版中心，1995年。
4. 《丛书集成初编》，上海：商务印书馆，1935—1940年。
5. 《丛书集成新编》，台北：新文丰出版公司，1986年。
6. 《丛书集成续编》，上海：上海书店，1994年。
7. 《道藏》，北京：文物出版社/上海：上海书店/天津：天津古籍出版社，1988年。
8. 《古今图书集成》（医部全录），北京：人民卫生出版社，1959年。
9. 《海外回归中医善本古籍丛书》，北京：人民卫生出版社，2003年。
10. 《历代本草精华丛书》，上海：上海中医药大学出版社，1994年。
11. 《明代传记丛刊》，台北：明文书局，1991年。
12. 《明实录》，台北："中央研究院"历史语言研究所，1962年。
13. 《三三医书》，北京：中国中医药出版社，1998年。
14. 《四部丛刊》，台北：商务印书馆，1979年。
15. 《四库全书存目丛书》，济南：齐鲁书社，1997年。
16. 《四库禁毁书丛刊》，北京：北京出版社，2000年。
17. 《四库未收书辑刊》，北京：北京出版社，2000年。
18. 《文渊阁四库全书》，台北：台湾商务印书馆，1986年。
19. 《文渊阁续修四库全书》，上海：上海古籍出版社，1995—2002年。
20. 《吴中医集》，南京：江苏科学技术出版社，1992—1993年。
21. 《新安医籍丛刊》，合肥：安徽科学技术出版社，1990年，1992年，1995年。
22. 《医书集成》，上海：上海科学技术出版社，1985年。
23. 《珍本医书集成》，上海：上海科学技术出版社，1985年。

24. 《中国本草全书》,北京:华夏出版社,1999年。

25. 《中国方志丛书》,台北:成文出版社有限公司,1990年。

26. 《中国医学大成》,上海:上海科学技术出版社,1990年。

27. 《中国医学大成续集》,上海:上海科学技术出版社,2000年。

28. 《中医古籍整理丛书》,北京:人民卫生出版社,1984—2005年。

29. 《中医古籍珍稀抄本精选》,上海:上海科学技术出版社,2004年。

30. 《中医珍本丛书》,北京:中医古籍出版社,1983—1987年,1997年。

二、原始文献

1. 《碧玉朱砂寒林玉树匮》,《道藏》本。

2. 《魏伯阳七返丹砂诀》,《道藏》本。

3. 《灵砂大丹秘诀》,《道藏》本。

4. 《黄帝九鼎神丹经》,《道藏》本。

5. 《擒玄赋》,《道藏》本。

6. 《三十六水法》,《道藏》本。

7. 《上洞心丹经诀》,《道藏》本。

8. 《悬解录》,《道藏》本。

9. 《轩辕黄帝水经药法》,《道藏》本。

10. 《云笈七签》,《道藏》本。

11. 白居易:《白氏长庆集》,《文渊阁四库全书》本。

12. 陈嘉谟:《本草蒙筌》,《续修四库全书》景印万历元年孟秋月周氏仁寿堂本。

13. 陈其瑞:《本草撮要》,《珍本医书集成》本。

14. 陈三山:《药症忌宜》,上海:上海科学技术出版社,1986年。

15. 陈继儒:《养生肤语》,清道光学海类编本。

16. 陈修园著,仲书、志环点校:《医学从众录》,太原:山西科学技术出版社,1996年。

17. 陈言:《三因极一病证方论》,北京:人民卫生出版社,1957年。

18. 陈衍编,郑金生整理:《宝庆本草折衷》,据元刊本整理,收入《南宋珍稀本草三种》,北京:人民卫生出版社,2007年。

19. 陈致虚:《上阳子金丹大要》,《道藏》本。

20. 陈致虚:《周易参同契分章注》,《文渊阁四库全书》本。

21. 陈自明:《妇人大全良方》,《文渊阁四库全书》本。

22. 程颢、程颐著,王孝鱼点校:《二程集》,北京:中华书局,1931年。

23. 戴明皋：《本草方药参要》，《四库未收书辑刊》景印清抄本。

24. 独孤滔：《丹方鉴源》，《道藏》本。

25. 范晔：《后汉书》，上海：商务印书馆，1958 年。

26. 方贤：《太医院经验奇效良方大全》，《续修四库全书》景印正德刻本本。

27. 方勇评注：《庄子》，北京：商务印书馆，2018 年。

28. 高濂：《遵生八笺》，《文渊阁四库全书》本。

29. 葛洪著，陶弘景增补：《肘后备急方》，北京：人民卫生出版社，1956 年。

30. 葛洪：《抱朴子》，上海：上海书店出版社，1986 年。

31. 葛洪：《神仙传》，北京：中华书局，1991 年。

32. 龚居中：《五福全书》，北京大学图书馆藏明崇祯三年建阳乔山堂刘孔敦
    刻本。

33. 龚廷贤著，杨维华整理：《万病回春》，《传世藏书》本，据金陵周氏刻本
    整理。

34. 郭佩兰：《本草汇》，《四库未收书辑刊》景印康熙五年郭氏梅花屿刻本。

35. 寇宗奭：《本草衍义》，北京：中华书局，1985 年。

36. 洪遵：《洪氏集验方》，上海：上海三联书店，1990 年。

37. 黄承昊撰，乔文彪、邢玉瑞注：《折肱漫录》，上海：上海中医药大学出版
    社，2011 年。

38. 黄宫绣：《本草求真》，《续修四库全书》景印乾隆绿圃斋刻本。

39. 京里先生：《神仙服饵丹石行药法》，《道藏》本。

40. 李昉：《太平广记》，北京：中华书局，1995 年。

41. 李光玄：《金液还丹百问诀》，《道藏》本。

42. 李林甫等撰，陈仲夫校：《唐六典》，北京：中华书局，1992 年。

43. 李时珍：《本草纲目》，《文渊阁四库全书》本。

44. 李梴著，邓必隆等校注：《医学入门》，南昌：江西科学技术出版社，
    1988 年。

45. 李道纯：《中和集》，《文渊阁四库全书》本。

46. 李真人：《龙虎还丹歌》，《道藏》本。

47. 李中梓著，王晋三重订：《雷公炮炙药性解》，《中国医学大成》本。

48. 李顺保：《宋太医局诸科程文格注释》，北京：学苑出版社，2007 年。

49. 刘安：《淮南子》，《四部丛刊》本。

50. 刘汉基等：《药性通考》，《续修四库全书》景印道光二十九年刻本。

51. 刘温舒：《素问入式运气论奥》，《道藏》本。

52. 刘完素：《素问玄机原病式》，北京：人民卫生出版社，1956 年。

53. 陆龟蒙：《甫里集》,《文渊阁四库全书》本。

54. 陆以湉撰,吕志连点校：《冷庐医话》,北京：中医古籍出版社,1999 年。

55. 马王堆汉墓帛书整理小组：《五十二病方》,北京：文物出版社,1979 年。

56. 梅彪：《石药尔雅》,《道藏》本。

57. 缪希雍：《神农本草经疏》,《文渊阁四库全书》本。

58. 牛兵占等：《中医经典通释·黄帝内经》,石家庄：河北科学技术出版社,1994 年。

59. 钱峻辑,赵宝名点校：《经验丹方汇编》,北京：中医古籍出版社,1988 年。

60. 钱易、黄休复撰,尚成、李梦生点校：《南部新书　茅亭客话》,上海：上海古籍出版社,2012 年

61. 青霞子：《龙虎元旨》,《道藏》本。

62. 日华子著,尚志钧辑校：《日华子本草》,安徽省皖南医学院(内部资料),1983 年。

63. 尚志钧辑校：《神农本草经辑校》,北京：学苑出版社,2014 年。

64. 沈德符：《万历野获编》,北京：中华书局,1959 年。

65. 沈括著,胡道静等译注：《梦溪笔谈全译》,贵阳：贵州人民出版社,1998 年。

66. 沈金鳌：《要药分剂》,《四库未收书辑刊》乾隆四十九年奇丰额刻本。

67. 施肩吾：《西山群仙会真记》,《道藏》本。

68. 苏敬等撰,尚志钧辑校：《(补辑)新修本草》,芜湖：芜湖医学专科学校,油印本,1962 年。

69. 苏轼、沈括著,宋人合编：《苏沈良方》,北京：人民卫生出版社,1956 年。

70. 司马承祯：《服气精义论》,《道藏》本。

71. 孙承恩：《文简集》,《文渊阁四库全书》本。

72. 孙奇逢：《孙徵君日谱存录》,清光绪二十一年刻本。

73. 孙思邈：《备急千金要方》,北京：人民卫生出版社,1955 年。

74. 孙思邈：《太清丹经要诀》,收入《云笈七签》,《道藏》本。

75. 孙应奎,郑金生等校点：《医家必用》,《海外回归善本古籍丛书》本。

76. 唐慎微著,艾晟刊订,尚志均点校：《大观本草》,合肥：安徽科学技术出版社,2002 年。

77. 唐慎微著,张存惠增补：《重修政和证类本草》,《四部丛刊》景印金泰和晦明轩刊本。

78. 唐慎微著,张存惠增补：《证类本草》,《文渊阁四库全书》本。

79. 唐慎微著,王继先等增补：《绍兴校定经史证类备急本草》,北京大学图书

馆藏日本天保七年神谷克桢抄本。

80. 陶承熹:《惠直堂经验方》,《珍本医书集成》本。

81. 陶弘景著,尚志均、尚元胜辑校:《本草经集注》,北京:人民卫生出版社,1994 年。

82. 陶弘景:《养性延命录,上海:上海古籍出版社,1990 年。

83. 滕弘:《神农本经会通》,北京:中医古籍出版社,1993 年。

84. 田艺蘅:《香宇集》,明嘉靖刻本,《中国基本古籍库》。

85. 万表辑,万邦孚增补:《万氏家抄济世良方》,《文渊阁四库全书》本。

86. 万密斋:《养生四要》,《续修四库全书》景印清乾隆六年敷文堂刻万密斋书本。

87. 汪讱庵:《本草易读》,北京:人民卫生出版社,1987 年。

88. 汪舜民纂修:《(弘治)徽州府志》,《四库全书存目丛书》天一阁藏明代方志选刊影印明弘治刻本。

89. 汪燕亭:《聊复集》,《新安医籍丛刊》综合类,初刊于嘉庆十五年。

90. 王冰:《补注黄帝内经素问》,北京:中华书局,1991 年。

91. 王宏翰:《古今医史》,《中国基本古籍库》。

92. 王贶:《全生指迷方》,北京:人民卫生出版社,1986 年。

93. 王明:《太平经合校》,北京:中华书局,1960 年。

94. 王明:《抱朴子内篇校释》,北京:中华书局,1985 年。

95. 王焘:《外台秘要方》,《文渊阁四库全书》本。

96. 王旭高:《王旭高临证医书合编》,太原:山西科学技术出版社,2009 年。

97. 危亦林:《世医得效方》,《文渊阁四库全书》本。

98. 魏伯阳:《周易参同契》,《道藏》本。

99. 魏岘:《魏氏家藏方》,北京大学图书馆藏日本抄本,日人据宋本校。

100. 吴旻:《扶寿精方》,《珍本医书集成》本。

101. 吴普等述,孙星衍、孙冯翼辑:《神农本草经》,《丛书集成新编》本。

102. 吴正伦:《养生类要前后集》,《四库全书存目丛书》景印万历十六年刻本。

103. 武之望:《济阳纲目》,收入苏礼等校注:《济阳济阴纲目》,北京:中国中医药出版社,1996 年。

104. 徐凤石著,郑金生、王铁策点校:《秘传音制本草大成药性赋》,《海外回归中医善本古籍丛书》,原撰于万历年间。

105. 徐春甫编著,崔仲平、王耀廷主校:《古今医统大全》,北京:人民卫生出版社,1991 年。

106. 徐大椿：《徐大椿医话三种》，上海：上海中医药大学出版社，2011年。

107. 许浚等：《东医宝鉴》，北京：人民卫生出版社，1982年。

108. 许希周：《药性粗评》，《中国本草全书》景印嘉靖三十年首刻本。

109. 许逊（托名）：《许真君石函记》，《道藏》本。

110. 叶梦得：《避暑录话》，《丛书集成初编》本。

111. 叶天士：《叶天士医学全书》，北京：中国中医药出版社，1996年。

112. 阴真君（伪托）：《阴真君金石五相类》，《道藏》本。

113. 张伯端撰，翁保元注，戴起宗疏：《悟真篇注疏》，《文渊阁四库全书》本。

114. 张岱：《石匮书后集》，《中国基本古籍库》。

115. 张杲：《医说》，《文渊阁四库全书》本。

116. 张璐：《本经逢原》，《四库全书存目丛书》景印日本文化元年思得堂刻本。

117. 张隐居：《张真人金石灵砂论》，《道藏》本。

118. 张元素：《医学启源》，北京：人民卫生出版社，1978年。

119. 张载著，章锡琛点校：《张载集》，北京：中华书局，1978年。

120. 张仲景著，刘蔼韵译注：《金匮要略译注》，上海：上海古籍出版社，2010年。

121. 郑复光：《费隐与知录》，清道光活字本。

122. 郑宁著，郑金生等点校：《药性要略大全》，《海外回归中医善本古籍丛书》本，初刊于嘉靖二十四年。

123. 郑思远：《真元妙道要略》，《道藏》本。

124. 郑玄注，常秉义编：《易纬》，乌鲁木齐：新疆人民出版社，2000年。

125. 周学海：《读医随笔》，南京：江苏科学技术出版社，1983年。

126. 周岩：《本草思辨录》，北京：人民军医出版社，2015年。

127. 朱丹溪：《朱丹溪医案》，上海：上海浦江教育出版社，2013年。

128. 朱熹：《四书章句集注》，上海：中华书局，1935年。

129. 朱熹著，郭齐、尹波点校：《朱熹集》，成都：四川教育出版社，1996年。

130. 朱震亨：《丹溪先生心法》，上海：上海古籍出版社，2011年。

三、中文专著

1. 蔡林波：《神药之殇：道教丹术转型的文化阐释》，成都：巴蜀书社，2008年。

2. 陈元明：《两宋尚医人士与儒医》，台北：台湾大学出版委员会，1997年。

3. 李建民：《发现古脉——中国古典医学与数术身体观》，北京：社会科学

　　　文献出版社,2007 年。

4. 李建民：《从医疗看中国史》,北京：中华书局,2012 年。

5. 罗伯特·汉著,禾木译：《疾病与治疗：人类学怎么看》,上海：东方出版中心,2010 年。

6. 丛春雨：《敦煌中医药全书》,北京：中医古籍出版社,1994 年。

7. 范家伟：《六朝隋唐医学之传承与整合》,香港：中文大学出版社,2004 年。

8. 范家伟：《大医精诚：唐代国家、信仰与医学》,台北：东大图书公司,2007 年。

9. 冈西为人：《宋以前医籍考》,北京：人民卫生出版社,1958 年。

10. 贡华南：《味与味道》,上海：上海人民出版社,2008 年。

11. 韩吉绍：《知识断裂与技术转移：炼丹术对古代科技的影响》,济南：山东文艺出版社,2009 年。

12. 贾志扬：《宋代科举》,台北：东大图书股份有限公司,1995 年。

13. 李建民：《发现古脉——中国古典医学与数术身体观》,北京：社会科学文献出版社,2007 年。

14. 李经纬：《中医史》,海口：海南出版社,2007 年。

15. 李盛华、张延昌编：《威武汉代医简研究集成》,合肥：安徽科学技术出版社,2014 年。

16. 梁其姿：《面对疾病：传统中国社会的医疗观念与组织》,北京：中国人民大学出版社,2011 年。

17. 廖育群：《医者意也：认识中医》,桂林：广西师范大学出版社,2006 年。

18. 廖育群：《重构秦汉医学图像》,上海：上海交通大学出版社,2012 年。

19. 罗振玉、王国维：《流沙坠简》,北京：中华书局,1993 年。

20. 马继兴：《马王堆古医书考释》,长沙：湖南科学技术出版社,1992 年。

21. 姜生、汤伟侠编：《中国道教科学技术史（汉魏两晋卷）》,北京：科学出版社,2002 年。

22. 欧阳兵、柳长华：《虚劳病实用方》,北京：人民卫生出版社,1999 年。

23. 魏启鹏、胡翔骅撰：《马王堆汉墓医书校释》,成都：成都出版社,1992 年。

24. 任继愈主编：《道藏提要》,北京：中国社会科学出版社,1991 年。

25. 任继愈：《中国道教史》,北京：中国社会科学出版社,2001 年。

26. 卿希泰：《中国道教》,上海：东方出版中心,1994 年。

27. 山田庆儿著,廖育群、李建民译：《中国古代医学的形成》,台北：东大图书公司,2003 年。

28. 陶御风、朱邦贤、洪丕谟：《历代笔记医事别录》，天津：天津科学技术出版社，1988年。

29. 瓦雷拉、汤普森、罗施著，李恒威等译：《具身心智——认知科学和人类经验》，杭州：浙江大学出版社，2010年。

30. 吴以义：《溪河溯源：吴以义科学史论集》，北京：新星出版社，2008年。

31. 薛英群：《居延汉简通论》，兰州：甘肃教育出版社，1991年。

32. 严世芸：《中国医籍通考》，上海：上海中医学院出版社，1991年。

33. 杨儒宾：《中国古代思想中的气论及身体观》，台北：巨流图书公司，1993年。

34. 张家驹：《沈括传》，上海：上海人民出版社，1962年。

35. 周嘉华、赵匡华：《中国化学史（古代卷）》，南宁：广西教育出版社，2003年。

四、中文论文

1. 蔡璧名：《身体认识：文化传统与医家——以〈黄帝内经素问〉为中心论古代思想传统中的身体观》，《中国典籍与文化论丛》，2000，6：219—255.

2. 蔡璧名：《重审阴阳五行理论：以本草学中的认识方法为中心》，《台大中文学报》，2000（12）：285—363.

3. 陈三川：《淮南王与秋石》，《发明与革新》，1994（1）：33.

4. 陈岳蓉、王水潮、郭全兴：《常用矿物药演变品与疑似品考订》，《青海医药杂志》，1996，126（10）：62—63.

5. 杜勇：《〈武威汉代医简〉考释》，《甘肃中医》，1998，11（1）：7.

6. 杜正胜：《从眉寿到长生——中国古代生命观念的转变》，《"中央研究院"历史语言研究所集刊》，1995，66（2）：408—409.

7. 方肇勤、杨雯、颜彦：《〈诸病源候论〉有关脾理论的研究》，《中华中医药杂志》，2018，33（6）：2523—2527.

8. 阜阳汉简整理组：《阜阳汉简〈万物〉》，《文物》，1998（4）：36—54.

9. 高志强、张秉伦：《秋石研究进展》，《中华医史杂志》，2004，34（2）：112—116.

10. 韩济生：《关于针刺研究的思考》，《科技导报》，2019，37（15）：1.

11. 胡道静：《〈苏沈内翰良方〉楚蜀判——分析本书每个方、论所属的作者："沈方"抑为"苏方"》，《社会科学战线》，1980，（3）：195—209.

12. 晋荣东：《推类理论与中国古代逻辑特殊性的证成》，《社会科学》，2014（4）：127—136.

13. 雷祥麟:《负责任的医生与有信仰的病人——中西医论争与医病关系在民国时期的转变》,《新史学》,2003,14(1):45—96.

14. 黎润红:《"523任务"与青蒿抗疟作用的再发现》,《中国科技史杂志》,2011,32(4):488—500.

15. 李怀之:《〈诸病源候论〉疼痛类词语例释》,《山东中医药大学学报》,2016,(4):363—365.

16. 李建民:《中国古代"禁方"考论》,《"中央研究院"历史语言研究所集刊》,1997,68(1):117—166.

17. 李建民:《明堂与阴阳——以〈五十二病方〉"灸其泰阴泰阳"为例》,《"中央研究院"历史语言研究所集刊》,1999,70(1):49—118.

18. 李建民:《〈本草纲目·火部〉考释》,《"中央研究院"历史语言研究所集刊》,2002,73(3):395—441.

19. 李建民:《督脉与中国早期养生实践——奇经八脉的新研究之二》,《"中央研究院"历史语言研究所集刊》,2005,76(2):249—313.

20. 李建民:《"阴门阵"新论——明清身体的文化小史》,《东华人文学报》,2012(21):45—76.

21. 李淑慧:《〈苏沈良方〉作者区分新考》,《中医文献杂志》,2010(3):15—19.

22. 李宗焜:《从甲骨文看商代的疾病与医疗》,《"中央研究院"历史语言研究所集刊》,2001,72(2):339—391.

23. 郦全民:《中国传统知识生成和传承的认知取向》,《河北学刊》,2015,35(3):8—14.

24. 廖育群:《中国古代禁咒疗法研究》,《自然科学史研究》,1993,12(4):373—383.

25. 林富士:《试释睡虎地秦简中的"疕"与"定杀"》,《史原》,1986,(15):8—14.

26. 刘广定:《从北宋人提炼性激素说谈科学对科技史研究的重要性》,《中国科学史论集》,台北:台湾大学出版社,2002年,第257—262页.

27. 刘增贵:《秦简〈日书〉中的出行礼俗与信仰》,《"中央研究院"历史语言研究所集刊》,2001,72(3):503—541.

28. 刘增贵:《睡虎地秦简〈日书土忌〉篇数术考释》,《"中央研究院"历史语言研究所集刊》,2007,78(4):671—704.

29. 刘增贵:《禁忌——秦汉信仰的一个侧面》,《新史学》,2007,18(4):1—70.

30. 孟乃昌：《秋石试议——关于中国古代甾体性激素制剂的制备》,《自然科学史研究》,1982,1(4)：289—299.

31. 孟乃昌：《炼丹书〈悬解录〉试解》,《化学通报》,1982(5)：53—58.

32. 孟庆云：《五运六气对中医理论的贡献》,《北京中医药》,2009,28(12)：937—940。

33. 孟锋、卢红蓉、王笑红：《刘完素脏腑六气病机探讨》,《中国中医基础医学杂志》,2017(3)：301—302。

34. 饶毅、黎润红、张大庆：《化毒为药：三氧化二砷对急性早幼粒白血病治疗作用的发现》,《中国科学：生命科学》,2013,43(8)：700—707。

35. 任定成、张欣怡：《浅田宗伯医案中的医患互动记载研究》,《科学技术哲学研究》,2015,32(4)：81—87。

36. 孙毅霖：《中国古代秋石提炼考》,《广西民族学院学报》(自然科学版),2005,11(4)：10—14。

37. 谈宇武、谈宇文：《〈五十二病方〉乌头中毒解救方药简析》,《中华医史杂志》,2002,32(4)：216—217。

38. 万芳、钟赣生：《〈万物〉与〈五十二病方〉有关药物内容的比较》,《中国医药学报》,1990,5(2)：55—58。

39. 王家葵：《论〈神农本草经〉成书的文化背景》,《中国医药学报》,1994,9(3)：7—10。

40. 杨存钟：《我国十一世纪在提取和应用性激素上的光辉成就》,《动物学报》,1976,22(2)：192—196。

41. 杨国荣：《关学的哲学意蕴——基于张载思想的考察》,《华东师范大学学报》(哲学社会科学版),2017(1)：21—25。

42. 杨国荣：《以人观之、以道观之与以类观之——以先秦为中心看中国文化的认知取向》,《中国社会科学》,2014(3)：64—79。

43. 余新忠：《"良医良相"说源流考论——兼论宋至清医生的社会地位》,《天津社会科学》,2011(4)：120—131。

44. 郁振华：《论道德—形上学的能力之知》,《中国社会科学》,2014(12)：22—41。

45. 章健：《宋代官刊方书和个人方书特点探讨》,《中华医史杂志》,2001,31(2)：75—77。

46. 张秉伦、高志强、叶青：《中国古代五种"秋石方"的模拟实验及研究》,《自然科学史研究》,2004,23(1)：1—15。

47. 张嘉凤：《爱身念重——〈折肱漫录〉(1635)中文人之疾与养》,《台大历史学报》,2013(51)：1—80。

48. 张桂赫、王春红、郭伟：《中西文化映照之下的中医身体观》,《医学与哲学》,2007,28(10)：64—65。

49. 张卫、张瑞贤：《从〈证类本草〉看道教对中药学的影响》,《中国中药杂志》,2010,35(20)：2782—2784。

50. 张文彩、袁立壮、陆运青、罗劲：《安慰剂效应研究实验设计的历史和发展》,《心理科学进展》,2011,8。

51. 甄雪燕：《历代秋石来源小考》,《中药材》,2003,26(增刊)：24—27。

52. 周云逸：《〈证类本草〉引小说考》,《清华大学学报》(哲学社会科学版),2013(4)：126—132。

53. 赵琰、屈会化、王庆国：《性味理论在组方配伍中的意义》,《北京中医药大学学报》,2005,28(2)：13—15。

54. 郑金生：《海外所藏及国内〈联目〉未载之本草古籍述略》,《中华医史杂志》,2001,31(1)：7—12。

55. 朱晶：《秋石研究的文献计量学分析》,《自然辩证法通讯》,2008,30(6)：67—74。

56. 朱晶：《秋石名称考》,《清华大学学报》(哲学社会科学版),2012,27(3)：145—154。

57. 朱晶：《秋石方的早期记载新考》,《中药材》,2012,35(1)：152—156。

58. 朱晶：《李约瑟问题难以求解但具引导性》,《中国社会科学报》,2012‑2‑27,A‑08。

59. 朱晶：《炼丹术研究的转向：从前化学到社会、文化与认知情境》,《科学技术哲学研究》,2013,30(4)：71—76。

60. 朱晶：《中国传统医学中的身体与信念：以丹药秋石为例》,《华东师范大学学报》(哲学社会科学版),2014,46(5)：68—74。

61. 朱晶：《复杂性哲学视角下的人工智能医学》,《哲学分析》,2018,9(5)：27—37。

62. 朱晶：《安慰剂效应中的方法论挑战与身心关系》,《自然辩证法通讯》,2020,42(4)：34—39。

五、外文文献

1. Barnes, L. *Needles, Herbs, Gods, and Ghosts: China, Healing, and the West to 1848.* Cambridge: Harvard University Press, 2005.

2. Beecher, H. The Powerful placebo. *Journal of the American Medical*

Association. 1955,159(17): 1602 - 1606.

3. Benedetti, F. *Placebo Effects: Understanding the Mechanisms in Health and Disease*. Oxford, New York: Oxford University Press, 2009.

4. Benedetti, F, Amanzio, M, Baldi, S, et al. Inducing placebo respiratory depressant responses in humans via opioid receptors. *European Journal of Neuroscience*. 1999,11: 625 - 631.

5. Basu, P. Trading on traditional medicines. *Nature Biotechnology*. 2004,22: 263 - 265.

6. Blease, C. , Annoni, M. . Overcoming disagreement: A roadmap for placebo studies. *Biology & Philosophy*. 2019,34(2): 18.

7. Bloor, D. . *Knowledge and Social Imagery*. University of Chicago Press, 1991.

8. Branthwaite, A. , Cooper, P. . Analgesic effects of branding in treatment of headaches. *British Medical Journal (Clinical Research Edition)*. 1981,282: 1576 - 1578.

9. Broadbent, A. . Prediction, understanding, and medicine. *Journal of Medicine and Philosophy*. 2018,43: 289 - 305.

10. Brody, H. . *Placebos and the Philosophy of Medicine: Clinical, Conceptual, and Ethical Issues*. Chicago: University of Chicago Press, 1980.

11. Brody, H. . Peabody's "care for the patient" and the nature of medical science. *Perspectives in Biology and Medicine*. 2014, 57 (3): 341 - 350.

12. Brokaw, C. . On the history of the book in China. In C. Brokaw, K. Chow (eds.). *Printing and Book Culture in Late Imperial China*. Berkeley: University of California Press, 2005.

13. Brokaw, C. . *Commerce in Culture: The Sibao Book Trade in the Qing and Republican Periods*. Cambridge: Harvard University Asia Center, 2007.

14. Cai, Y. , Luo, Q. , Sun, M. , et. al. Antioxidant activity and phenolic compounds of 112 traditional Chinese medicinal plants associated with anticancer. *Life Sciences*. 2004,74(17): 2157 - 2184.

15. Chen, X. , Pei, L. , Lu, J. Filling the gap between traditional Chinese medicine and modern medicine, are we heading to the right direction? *Complementary Therapies in Medicine*. 2013,21(3): 272 - 275.

16. Chiffi, D. , Zanotti, R. . Knowledge and belief in placebo effect. *Journal*

of Medicine and Philosophy. 2016,41(6): 70 – 85.

17. Colagiuri, B. , Schenk, L. A. , Kessler, M. D. , et al. The placebo effect: From concepts to genes. *Neuroscience*, 2015,307: 171 – 190.

18. Corner, G. W.. Early history of oestrogenic hormones. *Journal of Endocrinology*, 1964,31(2),R3 – 17.

19. Daston, L.. Objectivity and the escape from perspective. In Biagioli M (ed). *Science Studies Reader.* New York: Routledge, 1999, pp. 110 – 123.

20. Douglas, M.. *Natural Symbols: Explorations in Cosmology.* London: Routledge, 1996.

21. Enck, P. , Klosterhalfen, S. , Weimer, K.. Unsolved, forgotten, and ignored features of the placebo response in medicine. *Clinical Therapeutics.* 2017,39 (3): 458 – 468.

22. Eyferth, J.. Craft knowledge at the interface of written and oral cultures. *East Asian Science, Technology and Society: An International Journal.* 2010,4 (2): 185 – 205.

23. Ereshefsky, M.. Natural kinds, mind independence, and defeasibility. *Philosophy of Science.* 2018,85(5): 845 – 856.

24. Fan, F.. *British Naturalists in Qing China: Science, Empire, and Cultural Encounter.* Cambridge: Harvard University Press, 2004.

25. Farquhar, J.. *Knowing Practice: The Clinical Encounter of Chinese Medicine.* Boulder: Westview Press, 1994.

26. Farquhar, J. , Zhang, Q.. *Ten Thousand Things: Nurturing Life in Contemporary Beijing.* New York Zone Books, 2012.

27. Fava, G. A.. Evidence-based medicine was bound to fail: a report to Alvan Feistein. *Journal of Clinical Epidemiology.* 2017,84: 3 – 7.

28. Frenkel, O.. A phenomenology of the "placebo effect": Taking meaning from the mind to the body. *Journal of Medicine and Philosophy.* 2008, 33(1): 58 – 79.

29. Furth, C.. *A Flourishing Yin: Gender in China's Medical History, 960 – 1665.* Berkeley: University of California Press, 1999.

30. Gao, K. , Tian, G. , Ye, Q. , et al. Papers published from 1995 to 2012 by six traditional Chinese medicine universities in China: a bibliometric analysis based on science citation index. *Journal of Traditional Chinese*

Medicine. 2013,33(6): 832 - 844.

31. Gao, X.. Cultural differences between East Asian and North American in temporal orientation. *Review of General Psychology*. 2016, 20 (1): 118 - 127.

32. Genta, B. S.. How to think about analogical inferences: A reply to Norton. *Studies in History and Philosophy of Science*. In Press, https://doi. org/10. 1016/j. shpsa. 2019. 12. 001.

33. Glebkin, V. V.. The problem of cultural-historical typology from the four-level-cognitive-development theory perspective. *Journal of Cross-Cultural Psychology*. 2015,46(8): 1010 - 1022.

34. Goldschmidt, A. M.. *The Evolution of Chinese Medicine: Song Dynasty, 960 - 1200*. London/New York: Routledge, 2009.

35. Grant, J.. *A Chinese Physician. Wang Ji and the 'Stone Mountain Medical Case Histories'*. Needham Research Institute Series, 2, London: RoutledgeCurzon, 2003.

36. Han, J. , Pang X. , Liao B. , at al. An authenticity survey of herbal medicines from markets in China using DNA barcoding. *Scientific Reports*. 2016, 6: 18723.

37. Hanson, M.. *Inventing a Tradition in Chinese Medicine: From Universal to Local Medical Knowledge in South China, the Seventeenth to the Nineteenth Century*. Ph. D. dissertation, History and Sociology of Science, University of Pennsylvania, 1997.

38. Harrington, A.. The many meanings of the placebo effect. *BioSocieties*. 2006, 1(2): 181 - 193.

39. Harper, D. J.. *Early Chinese Medical Literature: the Mawangdui Medical Manuscripts*. London/New York: Kegan Paul International; New York: Distributed by Columbia University Press, 1998.

40. Harvey, A. , Edrada-Ebel, R. , Quinn, R.. The re-emergence of natural products for drug discovery in the genomics era. *Nature Review Drug Discovery*. 2015,14(2): 111 - 129.

41. Hooker, Cliff (ed). *Philosophy of Complex Systems*. Elsevier, 2011, pp. 675 - 719.

42. Hsu, E.. *The Transmission of Chinese Medicine*. Cambridge: Cambridge University Press, 1999.

43. Hutchinson, P. , Moerman, D. E.. The meaning response, "placebo," and methods. *Perspectives in Biology and Medicine.* 2018, 61 (3): 361 - 378.

44. Introduction: Thinking with cases. In Furth, C. , Zeitlin, J. , Hsiung, P. (eds). *Thinking with Cases: Specialist Knowledge in Chinese Cultural History.* Honolulu: University of Hawaii Press, 2007.

45. Ioannidis, J. P. A.. Evidence-based medicine has been hijacked: A report to David Sackett. *Journal of Clinical Epidemiology.* 2016, 73: 82e6.

46. Jepkert, J. Why alternative medicine can be scientifically evaluated: Countering the evasions of pseudoscience. In Massimo Pigliucci and Maarten Boudry ed. *Philosophy of Pseudoscience: Reconsidering the Demarcation Problem.* Chicago: The University of Chicago Press, 2013, pp. 305 - 320.

47. Jette, S. , Vertinsky, P.. Exercise is medicine: Understanding the exercise beliefs and practices of older Chinese women immigrants in British Columbia, Canada. *Journal of Aging Studies.* 2011, 25(3): 272 - 284.

48. Kaptchuk, T. J.. Intentional ignorance: A history of blind assessment and placebo controls in medicine. *Bulletin of the History of Medicine,* 1998, 72(3): 389 - 433.

49. Kaptchuk, T. J. , Miller, F. G.. Placebo effects in medicine. *New England Journal of Medicine.* 2015, 373(1): 8 - 9.

50. Kleinman, A.. *Patients and Healers in the Context of Culture: An Exploration of the Borderland between Anthropology, Medicine, and Psychiatry.* Berkeley: University of California Press, 1980.

51. Kleinman, A.. Medicine's symbolic reality: A central problem in the philosophy of medicine. *Inquiry.* 1973, 16: 206 - 213.

52. Kleinman, A.. From illness as culture to caregiving as moral experience. *New England Journal of Medicine.* 2013, 368(15): 1376 - 1377.

53. Kleinman, A.. The soul in medicine. *Lancet.* 2019, 394(10199): 24 - 30.

54. Kuriyama, S.. *The Expressiveness of the Body and the Divergence of Greek and Chinese Medicine,* New York: Zone Books, 2002.

55. Lei, S. H. L.. From Changshan to a new anti-malarial drug: Re-networking Chinese drugs and excluding Chinese doctors. *Social Studies of Science.* 1999, 29(3): 323 - 358.

56. de Vries L.. The dangers of 'warming and replenishing'(wenbu 温补) during the Ming to Qing epistemic transition. *Asian Medicine*. 2015,10 (1 - 2): 90 - 120.

57. Leung, Y.. From factitious to veridical attribution of virtue: How Wang Yangming can do a better job than Alfano in facilitating virture acquisition. *Journal of Value Inquiry*. 2019,53: 289 - 307.

58. Lin, W. , Law J.. A correlative STS: Lessons from a Chinese medical practice. *Social Studies of Science*, 2014,44(6): 801 - 824.

59. Liu, C. , Tang , W. , Wang, H.. How cancer patients build trust in traditional Chinese medicine. *European Journal of Integrative Medicine*. 2013,5(6): 495 - 500.

60. Lloyd, G. R. E. , Sivin, N.. *The Way and the Word: Science and Medicine in Early China and Greece*. New Haven/London: Yale University Press, 2002.

61. Lloyd, G. R. E.. *Ancient Worlds, Modern Reflections: Philosophical Perspectives on Greek and Chinese Science and Culture*. New York: Oxford University Press, 2004.

62. Lu, G. D. , Needham, J. Medieval preparations of urinary steroid hormones. *Nature*. 1963,200: 1047 - 1048.

63. Lu, G. D. , Needham, J. Medieval preparations of urinary steroid hormones. *Medical History*. 1964,(2): 101 - 121.

64. Lu, J. , Yao, Q. , Chen, C.. Ginseng compounds: An update on their molecular mechanisms and medical applications. *Current Vascular Pharmacology*. 2009,7(3): 293 - 302.

65. Mao, J. , Wang, C.. Cultural interpretation on Xiang thinking. *Journal of Traditional Chinese Medicine*. 2013,33(4): 545 - 548.

66. McCarney, R. W. , Brinkhaus, B. , Lasserson, T. J. , et al. Acupuncture for chronic asthma. *Cochrane Database of Systematic Reviews*. 2004,1.

67. McGeeney, B. E.. Acupuncture is all placebo and here is why. *Headache*. 2015,55(3): 465 - 469.

68. Merton, R. K.. *The Sociology of Science: Theoretical and Empirical Investigations*. Chicago: University of Chicago Press, 1973.

69. Moerman, D. E.. *Meaning, Medicine and the Placebo Effect*. Cambridge University Press, 2002.

70. Moerman, D. E.. Meaningful placebos-Controlling the uncontrollable. *New*

England Journal of Medicine. 2011,365(2): 171 - 172.

71. Motherby, G.. *A New Medical Dictionary*. 2nd ed. London: J. Johnson, 1785.

72. Needham, J., Ho, P. Y., Lu, G. D.. *Science and civilization in China*. Vol. 5, part 3, London: Cambridge University Press, 1976.

73. Needham, J, Lu, G. D.. *Science and Civilization in China*. Vol. 5, part 5, London: Cambridge University Press, 1983.

74. Needham, J, Lu, G. D., Sivin, N.. *Science and Civilisation in China*. Volume 6, part 6, London: Cambridge University Press, 2000.

75. Nersessian, N. J.. Opening the black box: cognitive science and history of science. *Osiris*. 1995,10: 194 - 211.

76. Nersessian, N. J.. The Cognitive-cultural systems of the research laboratory. *Organization Studies*. 2006,27(1): 125 - 145.

77. Newman, W., Principe, L.. Alchemy vs. chemistry: The etymological origins of a historiographical mistake. *Early Science and Medicine*. 1998,3(1): 32 - 65.

78. Normile, D.. Asian medicine: The new face of traditional Chinese medicine. *Science*. 2003,299(5604): 188 - 190.

79. Normile, D.. Nobel for antimalarial drug highlights East-West divide. *Science*. 2015,350(6258): 265.

80. Piaget, J.. *Psychogenese et Histoire des Sciences*. Flammarion, 1983.

81. Poo, M.. Images and ritual treatment of dangerous spirits. In Lagerwey J, Lu, P. (eds). *Early Chinese Religion. Part Two: The Period of Disunion (220 - 589 AD)*. Handbook of Oriental Studies, section 4, vols. 21 - 22. Leiden: Brill, 2010.

82. Price D., Finniss, D. G., Benedetti, F.. A comprehensive review of the placebo effect: Recent advances and current thought. *Annual Review of Psychology*. 2008,59: 565 - 590.

83. Pregadio, F.. Chinese alchemy: An annotated bibliography of works in western languages. *Monumenta Serica*. 1996,44: 439 - 473.

84. Qiu, J.. Traditional medicine: A culture in the balance. *Nature*. 2007, 448: 126 - 128.

85. Quah, S. R.. Traditional healing systems and the ethos of science. *Social Science & Medicine*. 2003,57(10): 1997 - 2012.

86. Rau, P. L. P. , Choong, Y. Y. , Salvendy, G. . A cross cultural study on knowledge representation and structure in human computer interfaces. *International Journal of Industrial Ergonomics*. 2004,34(2): 117 - 129.

87. Readers choose the "sanitary revolution" as greatest medical advance since 1840. *BMJ*. 2007,334: 111.

88. Resnik, D. . A pragmatic approach to the demarcation problem. *Studies in History and Philosophy of Science*. 2000,31(2): 249 - 267.

89. Rothman, K. J. . Placebo mania. *British Medical Journal*. 1996,313: 3 - 4.

90. Scheid, V. . *Chinese Medicine in Contemporary China: Plurality and Synthesis*. Durham: Duke University Press Books, 2002.

91. Skar, L. . *Golden Elixir alchemy: The formation of the southern lineage of Taoism and the transformation of medieval China*. Ph. D. dissertation, University of Pennsylvania, 2003.

92. Shapiro, A. K. . Semantics of the Placebo. *Psychiatric Quarterly*, 1968,42: 653 - 695.

93. Sinnott, J. D. . "A time for the condor and the eagle to fly together": Relations between spirit and adult development in healing techniques in several cultures. *Journal of Adult Development*. 2011,8(4): 241 - 247.

94. Sivin, N. . Chinese alchemy and the manipulation of time. *Isis*. 1976, 67(4): 512 - 526.

95. Sivin, N. , State, cosmos, and body in the last three centuries B. C. . *Harvard Journal of Asiatic Studies*. 1995,55(1): 5 - 37.

96. Sivin, N. . *Health Care in Eleventh-Century China*. Springer, 2015.

97. Slingerland, E. . *Effortless Action: Wu-wei as Conceptual Metaphor and Spiritual Ideal in Early China*. Oxford: Oxford University Press, 2003.

98. Slingerland, E. . *Trying Not to Try: Ancient China , Modern Science , and the Power of Spontaneity*. Crown, 2014.

99. Slingerland, E. . Metaphor and meaning in early China. *Dao: A Journal of Comparative Philosophy*. 2011,10(1): 1 - 30.

100. Sterner, B. . Review of Sabina Leonelli's data-centric biology: A philosophical study. *Philosophy of Science*. 2018,85: 540 - 550.

101. Stewart-Williams, S. , Podd, J. . The placebo effect: Dissolving the expectancy versus conditioning debate. *Psychological Bulletin*. 2004,

130(2): 324 - 340.

102. Tesio, L. Alternative medicines: Yes; Alternatives to medicine: No. *American Journal of Physical Medicine & Rehabilitation*. 2013,92(6): 542 - 545.

103. Thagard, P.. *How Scientists Explain Disease*. Princeton: University Press, 1999, p. 35.

104. Thagard, P. , Zhu J.. Acupuncture, incommensurability, and conceptual change. In Sinatra G. M. , Pintrich P. R. (eds). *Intentional Conceptual Change*. Mahwah: Lawrence Erlbaum Associates, 2003, pp. 79 - 102.

105. Tian, P.. Convergence: Where West meets East. *Nature*. 2011,480 (7378): S84 - S86.

106. Trachsel, M. , Holtforth, M. G.. How to strengthen patients' meaning response by an ethical informed consent in psychotherapy. *Frontiers in Psychology*. 2019,10: 1747.

107. Tu, Y.. The discovery of artemisinin (qinghaosu) and gifts from Chinese medicine. *Nature Medicine*. 2011,17: 1217 - 1220.

108. Unschuld, P. U.. *Huang Di Nei Jing Su Wen: Nature, Knowledge, Imagery in an Ancient Chinese Medical Text*. Berkeley, Los Angeles, London: University of California Press, 2003.

109. Wahlberg, A.. Above and beyond superstition-Western herbal medicine and the decriminalizing of placebo. *History of the Human Sciences*. 2008,21 (1): 77 - 101.

110. Waldram, J.. The efficacy of traditional Medicine: Current theoretical and methodological issues. *Medical Anthropology Quarterly*. 2000,14 (4): 603 - 625.

111. Wang, J. , Cui, M. , Jiao, H.. Content analysis of systematic reviews on effectiveness of Traditional Chinese Medicine. *Journal of Traditional Chinese Medicine*. 2013,33(2): 156 - 163.

112. Xu, Z.. Modernization: One step at a time. *Nature*. 2011,480(7378): S90 - S92.

113. Xue, T. , Roy R.. Studying traditional Chinese medicine. *Science*. 2003,300(5620): 740 - 741.

114. Yu, N.. Chinese metaphors of thinking. *Cognitive Linguistics*. 2003, 14(2 - 3): 141 - 165.

115. Yu, N.. The Chinese heart as the central faculty of cognition. *Applications of Cognitive Linguistics*. 2008,7: 131 – 168.

116. Yuan, R. , Lin, Y.. Traditional Chinese medicine: An approach to scientific proof and clinical validation. *Pharmacology & Therapeutics*. 2000,86(2): 191 – 198.

117. Zhang, X. , Yan, X. , Zhou, Z. , et al. Arsenic trioxide controls the fate of the PML-RARα oncoprotein by directly binding PML. *Science*. 2010,328 (5975): 240 – 243.

118. Zhang, Y.. Negotiating a path to efficacy at a clinic of traditional Chinese medicine. *Culture Medicine and Psychiatry*. 2007,31(1): 73 – 100.

119. Zhou, L. , Nunes, M. B.. *Knowledge Sharing in Chinese Hospitals: Identifying Sharing Barriers in Traditional Chinese and Western Medicine Collaboration*. Springer-Verlag Berlin Heidelberg, 2015.

120. Zhu, J.. Elixir, urine and hormone: A socio-cultural history of *Qiushi* (Autumn Mineral). *East Asian Science, Technology and Medicine*. 2018, 47: 19 – 54.

121. Zulman, D. M. , Haverfield, M. C. , Shaw, J. G. , et al. Practices to foster physician presence and connection with patients in the clinical encounter. *JAMA*. 2020,323(1): 70 – 81.